代用血漿剤

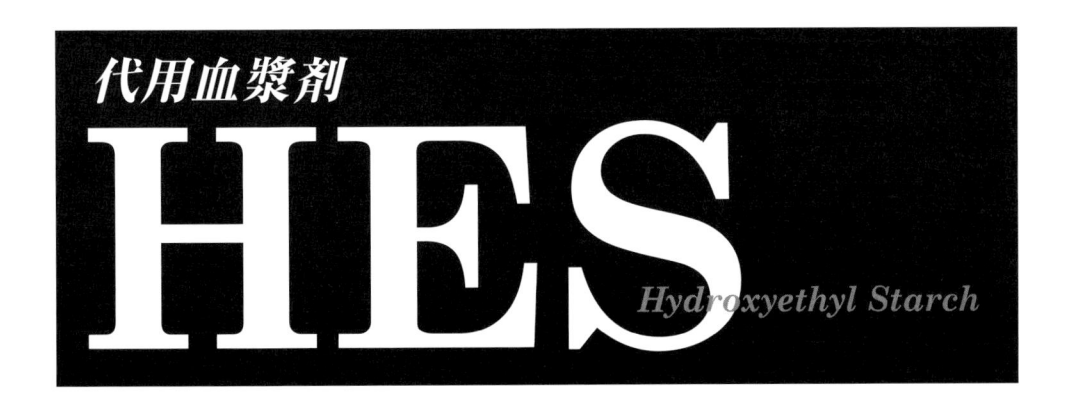

HES
Hydroxyethyl Starch

川崎医科大学名誉教授／東宝塚さとう病院名誉院長
高折益彦 著

克誠堂出版

序　文

　アルブミンは血漿蛋白の主要成分であり、血漿の膠質浸透圧を維持する重要な成分である。そして、その原材料はほとんどが献血によって提供された血液から分離されたヒト血漿から得られている。しかしながら、少子高齢化が進むわが国では将来は献血される血液量は制限され、それにともないヒト血漿も貴重な資源となってくる、あるいは供給不足となることも危惧される。平成20年にわが国で使用したアルブミンの50％は自国で得られた血漿で生産されたが、不足分は外国に供給を仰いだ状態にあった。幸いにして平成19年秋には酵母を用いた生物工学技術からリコンビナント・ヒト・アルブミンが生産されるようになり、平成20年からは市販されるようになった。しかし、それによって国外からの輸入血漿からのアルブミン生産を充足するには至っていない。そして、アルブミンの生産にかなりの経費が必要であることから、国の医療経済面にも問題を残している。さらに医療にかかわる関係者には、保険制度上の使用制限も負担となっている。

　欧米諸国においては、アルブミンに代わる代用血漿剤を使用することが1960年来変わることなく続いている。これに反して、わが国においては1970年代の経済成長を契機に代用血漿剤の臨床での使用は全く衰退し、現在では低分子デキストラン、低分子 hydroxyethyl starch（HES）製剤がわずかながら使用されている状態にある。しかも、これらの製品はいずれも主にその血流改善効果を期待した使用にとどまっている。少なくともアルブミンに代わる本来の目的、すなわち血漿量維持効果を期待しての使用はきわめて限られた状態にある。その理由の一つに、これら製品は比較的小分子で、容易に体外に排出されるため本来の循環血漿量維持、増量、ひいては血液量を維持することに欠けているためである。この現状にかんがみ従来から臨床医の一部から一般的な代用血漿剤の基準に適合した製品、とくにHES製剤の開発、導入を期待する声があった。幸い近年、わが国にもこのようなHES製剤を導入しようとする企業の動きが見られてきた。

　HES製剤もその分子量、hydroxyethylation の違いによって、その薬理学的性格が異なる。それにともない適応も異なり、それぞれの製品の適応範囲も拡大されて臨床に大きく役立つものと期待される。しかし、それには使用するHES製剤の性格、また実際の使用にともなう血液希釈の生理を十分理解することが大切である。そして、かつてわが国であった代用血漿剤にともなう不快な合併症の発生を防がねばならない。このような観点から今回、本書を企画・上梓して上記の目的に多少とも役立てたいと試みた。また1960年代、当初からHES製剤の開発にかかわってきた著者としては、その開発の歴史もふまえてかなり古い論文まで引用した。これら論文に示された研究は、最新の技術を駆使した新しい研究での詳細性、正確性には及ばない面もあるが、過去の研究者への敬意もふまえ、また将来における研究の参考になるとあえて引用した。

なお、この上梓に際して資料を一部借用した日本製薬研究部の方々、いくつかの助言をいただいた Fresenius Kabi 社の Dr. Bepperling に深甚の謝意を捧げたい。また、本書の企画に賛同、ご協力いただいた克誠堂出版の方々にも心から感謝する。

 2010 年 1 月

高折　益彦

◘ 読者の方々へ ◘

≪論文発表後における分子量、DS値の訂正、略語の記載について≫

　HES製剤の分子量、DS(degree of substitution)値の表示は当初発売された時点から2005年までの間で訂正が見られている。例えば、HES450/0.7となっていたものが、現在ではHES670/0.75となっている。しかし本書の執筆にあたり、原著論文を引用する際にはあくまで原著論文での記載に従ってHES450/0.7はそのままHES450/0.7と記載した。また論文が発表された後に分子量、DS値について確認されることなく市場から消失した製品もある。この場合でも、その論文での記載どおりの分子量、DS値を記述した。また、第5章で記載したHES製剤一覧表にも原文の名称、分子量などで記載した。

　hematocrit値、hemoglobin値など、きわめて一般的な略語に関してはHt値、Hb値と記載したが、多くの用語に関しては略語を使用することを避けた。

（著者）

目　次

第1章　代用血漿剤とHES製剤の開発　　1

第2章　代用血漿剤としての条件　　7
　　参考1：コロイド(colloid)／11

第3章　HES製剤の製造、物理・化学的性状　　15
　1　製造、分子構造 17
　2　分子量、分子サイズ 20
　　参考1：平均分子量と分散度／22　　参考2：HES製剤の分子量、DS値、C2/C6比の表示／23
　3　膠質浸透圧(colloid osmotic pressure) 23
　　参考3：膠質分子の表面電荷と膠質浸透圧／25
　4　粘度(viscosity) 26
　　参考4：粘度は摩擦抵抗か／29
　5　赤血球集合(erythrocyte aggregation) 31
　　参考5：血液型判定と赤血球集合／33　　参考6：viscosity gradient index (VGI)／33
　6　アミラーゼ作用 34
　7　体内分布・排泄 39
　　1 血漿中濃度／39　　**2** 臓器内濃度／45　　**3** 排泄／48
　8　血漿増量効果 50
　　1 膠質液の種類／50　　**2** 投与速度、投与時間／54　　**3** 生体の水分バランス／54
　　4 生体の血液量／55　　**5** 腎機能／57　　**6** 血管壁性状／57

第4章　HES製剤投与の生体への影響　　65
　1　止血機能 67
　　1 血小板付着能低下／67　　**2** 希釈にともなう凝固因子濃度低下／71　　**3** HES分子の結合にともなう凝固因子の機能低下／73　　**4** トロンビン・フィブリノゲン反応、フィブリン重合の低下／73　　**5** 脆弱凝血塊の発生／75　　**6** 血管壁、血管外組織との反応／76　　**7** 線維素溶解／77　　**8** 静脈圧の上昇／78　　**9** 末梢微小血管血流量の増加／78　　**10** 末梢微小血管の拡張・収縮性低下／78　　**11** HES分子量と止血機能／78　　**12** DS、C2/C6比と止血機能／80　　**13** HES製剤の溶媒(溶解液)の影響／81　　**14** 基剤澱粉／82　　**15** 臨床でのHES製剤使用と出血傾向発生に関する考察／83

- **2** 組織沈着 83
  - **1** 腎機能／84　　**2** 皮膚瘙痒症／90　　**3** 肝機能／92　　**4** 生体防御機能／94
- **3** 免疫、アレルギー反応 98
- **4** 栓効果 (sealing effect) 101
- **5** 高アミラーゼ血症 (hyperamylasemia) 105
- **6** 催奇形性 (teratogenicity) 107

第5章　HES 製剤　　　　　　　　　　　　　　　　　　　　　　　　　　　　117

- **1** トウモロコシ澱粉 HES (maize starch HES、corn starch HES) 119
  - **1** 分子量、DS、C2/C6 比／120　　**2** 溶媒・溶解液／123
- **2** 馬鈴薯澱粉 HES (potato starch HES) 126
  - **1** 血漿量維持効果／126　　**2** αアミラーゼ作用／127　　**3** 製剤粘度／127　　**4** 血液凝固／127　　**5** 高ビリルビン血症／128　　参考1：acetyl starch（アセチール澱粉：ACS）／130　　参考2：carboxymethyl starch（カルボキシメチール澱粉：CMS）／131

第6章　臨床応用　　　　　　　　　　　　　　　　　　　　　　　　　　　　139

- **1** 出血に対する使用 (blood volume replacement) 141
  - **1** 晶質液での循環血液量維持の限界／141　　**2** 急性期での HES 製剤使用の限界／143　　参考1：急性・大量出血、出血性ショックに対する赤血球製剤と HES 製剤の使用／145　　**3** 少量・慢性出血での使用／148
- **2** 硬膜外麻酔・くも膜下麻酔時の血圧低下予防 (preventive use for hypotension with spinal & epidural anesthesia) 148
- **3** 希釈式自己血輸血 (hemodilutional autologous blood transfusion) 149
  - **1** 実施方法／149　　**2** 適応／150　　参考2：血液型と出血傾向／150　　**3** 利点、欠点／151　　**4** モニター／151　　参考3：hypervolemic hemodilution／154
- **4** 末梢循環改善 (improvement of tissue & organ perfusion) 155
  - **1** 脳梗塞予防・治療／155　　**2** 下肢虚血・間欠性跛行／157　　**3** 皮膚移植、皮膚潰瘍治療 (skin transplantation & ulcer therapy)／157　　**4** 交感神経節ブロック／159
- **5** 敗血症性ショック治療 (treatment for septic shock) 161
- **6** 体外循環回路充填 (extracorporeal circuit priming) 163
- **7** 凍害防止 (cryoprotection)、臓器保存 (organ preservation) 167
- **8** 白血球回収 (leukapheresis) 168

索　引 181

第 1 章

代用血漿剤とHES製剤の開発

代用血漿剤、人工膠質液は初め動物の組織・臓器の灌流実験の際に、その臓器・組織・細胞の膨化を防止するために用いられた。すなわち1863年にLudwig[1]はアラビアゴムを電解質液に溶解して動物の組織、臓器灌流に用いることによって電解質液単独で生じる組織、臓器の水分貯留、細胞膨化を防止できることを認めた。また1894年にはCerny[2]がアラビアゴム、ゼラチン、卵蛋白、ペプトンなどを生理食塩液に溶解して動物に注入すると動物の血漿量を増加させ、血液量を維持して脱水にともなう症状を改善することを認めている。このような血液量を増加させる目的とした膠質液の臨床使用には1915年にHogan[3]が7症例の敗血症患者に対して生理食塩液と炭酸ナトリウム液の混合液にゼラチンを2.5％に溶解して用いた記録がある。また1917年にはHurwitz[4]がアラビアゴムをLocke液に5％に溶解して出血性ショック患者に用いた記録がある。また1918年にはBayliss[5]がアラビアゴム溶液を戦場で出血性ショックに陥った患者、あるいはその他のショック患者の治療に用いたことも記録されている。さらにこの血漿量増量効果については、Baylissはそれがアラビアゴムの有する膠質浸透圧の効果であって、電解質液ではその効果がないことを報告している。すなわち血漿蛋白、とりわけアルブミンに代わる膠質を電解質液に溶解して用いることによって血液の血漿を補填することを確認している。

　当初、このような膠質物質としてはもっぱらアラビアゴムが用いられていたが、すでにCerny[2]の発見のごとく種々の膠質がその目的に適合することが明らかになってきた。Hechtら[6]は1943年に化学的合成によったpolyvinylpyrrolidone（PVP）も同様な作用を有することから、これを代用血漿剤として戦病者の治療に用いた。またGrönwallら[7]は多糖類であるデキストランがそのような作用を有し、代用血漿剤として優れた膠質であることから、実地臨床に使用し多くの治療経験を得た。一方、わが国では九州大学[8]が海藻に含まれるマンヌロン酸を重合させてNa塩としたアルギン酸を開発した。またHogan[3]が用いたゼラチンについても、その後Campbellら[9]が原材料（主としてウシの軟骨性コラーゲン）から得られたゼラチンをペプタイドにまで加水分解し、これをコハク酸で再重合させて常温でのゲル化がない修飾ゼラチンを作ることに成功した。そして、この修飾ゼラチンは現在も臨床に用いられている。このように代用血漿剤として用いられる膠質物質としては表1のごとく4種類に大別することができる。

表1　代用血漿剤として開発されてきた膠質物質、製品

1．血液成分由来
　ヒト・ヘモグロビン、ヒト・グロブリン修飾体、牛アルブミン、Aminokrovin®、LL 103®（馬、山羊血液の発酵、加水分解物）、Aminol®（動物血液の発酵、加水分解物）
2．蛋白修飾体
　非修飾ゼラチン、修飾ゼラチン（Haemaccel®、Plasmagel®、Gelofusine®、Oxypolygelatin®）、Isinglasss®（鱒浮袋ゼラチン）、カゼイン、ケラチン
3．多糖類
　アカシヤ、ペクチン、澱粉、デキストラン、ヒドロキシ澱粉（HES）、methylcellulose、アルデヒド化デキストラン、Levan®（蔗糖重合体）、Glucomer®（ブドウ糖重合体）、アルギン酸Na（アルギノン®）
4．合成高分子
　polyvinylpyrrolidone（Plasgen®、Periston®）、polyvinylalcohol

（高折益彦．代用血漿剤の歴史．高折益彦，小堀正雄編著．代用血漿剤と臨床．東京：克誠堂出版；2004．p6より改変引用）

この中で穀物澱粉から開発されたものが、hydroxyethyl starch(HES)である。しかし、これに先立ち澱粉そのものを静脈内投与し1937年に発表したTerashima[10]の研究がある。この研究では澱粉を家兎の静脈内に投与しているが、代用血漿剤として使用する目的ではなかったようである。その際にTerashimaは注入した澱粉が血漿中のアミラーゼの作用により分解され、動物の血糖値が約50％上昇することを認めている。また、投与した澱粉の一部は腎臓を介して体外排泄があること、一部は臓器(肝臓)に移行して、そこに貯留することも認めている。このような結果から、その後暫くは澱粉を代用血漿剤に使用する試みはなされなかった。しかしTerashimaの論文発表の20年後の1957年にWiedersheim[11]はamyopectinを構成するグルコース環、すなわちglucopyranose環(以下pyranose環と略す)にhydroxyethyl基を導入することによって血漿中のα amyalseの作用を抑えることを発見した 註1 。すなわちhydroxyethyl starch(HES)の発見である。これにより血液中に投与された澱粉が分解されず、血糖値を上昇させることなく、また低分子化されず膠質浸透圧を維持することに成功した。

> 註1　その他hydroxypropyl基、hydroxybutyl基、carboxymethyl基、acetyl基、などを導入しても
> α amylaseの作用を抑制することができる。

　HESの開発が急速に発展した要因はベトナム戦争にあった。この時代に先立ち1960年にShires[12]が出血、外傷にともなう細胞外液のsequestration理論を発表した。すなわち出血、外傷にともなう細胞外液の"third space"へのsequestrationのために血漿量の減少を来し、同時に血液量減少が増悪されることを発表した。これに対して、大量の細胞外液補充液を投与すれば循環血液量が維持され循環動態の安定化が図れるとした。そのためベトナム戦争では外傷患者に大量の晶質液が投与された。しかし、その結果は"wet lung syndrome"、あるいは"Da Nang's syndrome" 註2 と呼ばれる呼吸不全を来す結果をもたらした[13]。しかし一方、Gutteridgeら[14]、Rutherfordら[15]は同時期に適当量の膠質液の使用により晶質液使用量を減らし、上記の呼吸障害を防止できると発表した。外傷性ショック、あるいは大量出血に対しての膠質液(デキストラン)の使用に関しては1955年の朝鮮戦争での経験があったが、デキストラン投与にともなうアナフィラキシーショックの発生や、大量投与により腎障害が発生した経験のため、ただちにデキストランの使用には踏み切れなかった。さらなる要因として、当時アメリカ合衆国では主としてスウェーデンから輸入されるデキストラン液が比較的高価であった。しかし、もし国内で過剰に生産されたトウモロコシ澱粉を利用してHES製剤を生産すれば、その価格はデキストランの約1/3となり医療費での大きな節減にもなることが予想された。またHESは本来天然界に存在するものでなく、それに対する抗体が存在しないと予測された。そこでアメリカ政府は、National Academy of Science、National Research Councilをして2回にわたり(Oct. 17～18. 1963、Mar. 25～26. 1965)にCommittee on Plasma and Plasma Substitutesなる会議を開催してHES製剤の開発を促進した。その結果、分子量450,000、hydroxyethyl基の導入率(DS値)0.7(約30年後には分子量は670,000、DSは0.75と訂正された)なる製品が作られ、Thompsonら[16][17]、Takaoriら[18][19]、Gollubら[20]、Silk[21]、Mauerら[22]、Brickmanら[23]が基礎的研究を行った。そして、Ballingerら[24]が1966年に初の臨床使用経験を報告した。また、これに続いてGollubら[25]、Solanke[26]、Leeら[27]も治験症例を報告した。

わが国においては Tamada ら[28]、入倉ら[29][30]、中条ら[31]、畑田ら[32]、丸山ら[33]、Goto ら[34]が基礎的、臨床的な研究を行った。当初、わが国では数社の製薬会社が HES 製剤の開発を試みたが、その中で杏林製薬が "Hespander®" として分子量 70,000(当時に発表された分子量は 40,000)の HES を商品化して 1974 年に発売した(註3)。この Hespander® は、その溶媒に Ca イオンを含有していて、輸血回路に接続できないことから溶媒を生理食塩液とした Salinhes® が同じ杏林製薬から追加発売されて現在に至っている。

しかしこの間、海外では後述するように分子量を 200kD とした中分子サイズの HES、hydroxyethylation 値を 0.4 としたもの、また pyranose 環での C6 位よりも C2 位への hydroxyethylation を多くしたもの、すなわち C2/C6 比を大きくしたもの、わが国の製品 Hespander® に類似した溶媒を多電解質(Ca、Mg を含有させた)としたもの、あるいは溶媒を高張生理食塩液としたものなど、各種の HES 製品が発売されてきた(第 5 章参照)。

註2 Da Nang はベトナム戦争での激戦地の一つである。
註3 DS 値も当時は 0.5 であったが現在は 0.55 と訂正されている。

引用文献

1) Ludwig C. 箕島　高 訳. 人工血液. 東京：医学書院；1968. p22

2) Cerny A. Versuch über Bluteindickung und ihre Folgen. Arch Exp Pathol Pharmakol 34：268-280, 1894

3) Hogan JJ. The intravenous use of colloidal(gelatin)solutions in shock. JAMA 64：721-726, 1915

4) Hurwitz SH. The intravenous injections of colloidal solution of acacia in hemorrhage. JAMA 68：699-701, 1917

5) Bayliss WM. Intravenous injection in wound shock. Br Med J 1：553-556, 1918

6) Hecht G, Weese H. Periston：Ein neuer Blutfluessigkeitsersatz. Münch Med Wschr 90：11-16, 1943

7) Grönwall A, Inglemann B. Untersuchungen über Dextran und sein Verhalten bei paraenteraler Zufuhr. Acta Physiol Scand 9：1-27, 1945

8) 桜井日出生. 代用血漿アルギン酸のアレルゲン性に関する実験的研究. 医学研究 20：252-261, 1950

9) Campbell DH, Koepfli W, Pauling L, Abrahamson N, Dandliker N, Feigen GA. The preparation and properties of a modified gelatin(oxypolygelatin)as an oncotic substitute for serum albumin. Texas Reports Biol Med 9：235-280, 1951

10) Terashima T. Nutritional significance after parenteral administration of polysaccharides. Jpn J Gastroenterol 9：273-287, 1937

11) Wiedersheim M. An investigation of oxyethylstarch as a new plasma volume expander in animals. Arch Int Pharmacodyn 11：353-361, 1957

12) Shires T, Brown FT, Canizaro PC, Somerville N. Distributional changes in extracellular fluid during acute hemorrhagic shock. Surg Forum 11：115-117, 1960

13) Mills M. The clinical syndrome. J Trauma 8：651-655, 1968

14) Gutteridge BH, Shaw AE. The use of natural and artificial plasma volume expanders and the wet-lung

syndrome. Med J Aust 1 : 1325-1327, 1971

15) Rutherford RB, Valenta J. An experimental study of "traumatic wet lung". J Trauma 11 : 146-166, 1971

16) Thompson WL, Walton RP. Circulatory responses to intravenous infusions of hydroxy-ethyl starch solution. J Pharmacol Exp Ther 146 : 359-364, 1964

17) Thompson WL, Britton JJ, Walton RP. Persistence of starch derivatives and dextran when infused after hemorrhage. J Pharmacol Exp Ther 136 : 125-132, 1962

18) Takaori M, Safar P, Galla SJ. Comparison of hydroxyethyl starch with plasma and dextrans in severe hemodilution. Can Anaesth Soc J 15 : 347-356, 1968

19) Takaori M, Safar P, Galla SJ. Changes in body fluid compartments during hemodilution with hydroxyethyl starch and dextran 40. Arch Surg 100 : 263-268, 1970

20) Gollub S, Schaefer C, Squitieri A. The bleeding tendency associated with plasma expanders. Surg Gynecol Obstet 124 : 1203-1211, 1967

21) Silk MR. The effect of dextran and hydroxyethyl starch on renal function hemodynamics. J Trauma 6 : 717-723, 1966

22) Mauer PH, Berardinelli B. Immunologic studies with hydroxyethyl starch (HES) A proposed plasma expander. Transfusion 8 : 265-268, 1968

23) Brickman RD, Murray GF, Thompson WL, Ballinger WF. The antigenicity of hydroxyethyl starch in humans : Studies in seven normal volunteers. JAMA 198 : 1277-1279, 1966

24) Ballinger WF, Solanke TF, Thompson WL. Preliminary report on the use of hydroxyethyl starch solution in man. J Surg Res 6 : 180-183, 1966

25) Gollub S, Schechter DC, Hirose T, Bailey CP. Use of hydroxyethyl starch solution in extensive surgical operations. Surg Gynecol Obstet 128 : 725-728, 1969

26) Solanke TF. Clinical trial of 6% hydroxyethyl starch (a new plasma expander). Br Med J 3 : 783, 1968

27) Lee WH, Cooper N, Weidner MG, Murner ES. Clinical evaluation of a new plasma expander, hydroxyethyl starch. J Trauma 8 : 381-393, 1968

28) Tamada T, Okada T, Ishida R, Irikura T, Kamishita K. Studies on hydroxyethyl starch as a plasma expander Ⅱ. Influence of molecualr weight of hydroxyethyl starch on its physicochemical and biological properties. Chem Pharmacol 19 : 286-291, 1971

29) 入倉　勉，工藤善隆，加藤篤行，平山隆士．代用血漿剤 Hydroxyethyl Starch 溶液 (Hespanser®) の研究 (第1報)　脱血ウサギにおける効果．応用薬理 6：985-990, 1972

30) 入倉　勉，平山隆士，工藤善隆．代用血漿剤　Hydroxyethyl Starch 溶液 (HESPANDER®) の研究 (第4報)　脱血ウサギの循環血液量に及ぼす効果．応用薬理 6：1013-1017, 1973

31) 中条信義，高折益彦，中西代志夫，美馬　昴，小林芳夫．代用血漿剤 Hydroxyethyl Starch 液の臨床応用．麻酔 21：138-147, 1972

32) 畑田昭雄，福地　坦，土師久幸，森本君子，小田武雄，高折益彦．代用血漿剤の血球凝集ならびに血液粘度に及ぼす影響．麻酔 21：138-147, 1972

33) 丸山圭一，石井良治，野田辰男，富田涛児．新しい血漿増量剤 hydroxyethyl starch (HES) の臨床効果—輸血非施行手術における検討．日輸学誌 19：9-20, 1972

34) Goto Y, Sakakura S, Hatta M, Sugiura Y, Kato T. Hemorheological effects of colloidal plasma substitutes infusion : A comparative study. Acta Anaesthesiol Scand 29 : 217-223, 1985

第2章
代用血漿剤としての条件

生理的血漿は多くの成分で構成され、その機能も極めて多岐にわたる。そのためこれらの成分、機能をすべて備えた人工血漿を合成することは不可能である。したがって一般臨床で使用する人工血漿、すなわち代用血漿剤とは生理的血漿電解質組成に近い溶媒にある種の膠質物質を溶解し、生理的血漿と同等の膠質浸透圧を有する人工膠質液（artificial colloid solution）である。さらに極論すれば、人工アルブミン代替液である。代用血漿剤の基本はコロイドである。そして、その投与により血漿量を維持、あるいは増加させることが必要条件となる。むろん、この条件とともにその製剤を生体に投与しても臨床的に認容できる程度の生体機能への影響にとどまることが必要条件である。

　1949年Bullら[1]は、1)溶液に含まれる膠質物質は血漿蛋白が生理的に充足されるまで循環血液内にとどまること、2)溶液の膠質浸透圧は生理的血漿のそれと同等であること、3)溶液の粘度は生理的血漿のそれと同等であること、4)溶液に含まれる膠質物質は長期にわたり生体組織に貯留、あるいは沈着しないこと、5)溶液投与にともない発熱、あるいは過敏反応を生じないこと、6)溶液投与が利尿をともなわないこと、7)溶液に含まれる膠質物質はその製造、精製の過程においてその組成、性状が常に一定であること、8)溶液、それに含まれる膠質物質は長期安定した性状を保ち、その保存に特殊条件を付帯しないこと（すなわち常温、常気圧保存など）の8条件を提示した。1952年にはGropperら[2]も、ほぼこの条件と同じ条件を提示した。1955年にSquireら[3]は、これに投与した人

表1　The properties of an ideal colloid

General
- Distributed to intravascular compartment only
- Readily available
- Long shelf life
- Inexpensive
- No special storage or infusion requirements
- No special limitations on volume that can be infused

Physical Properties
- Iso-oncotic with plasma
- Isotonic
- Low viscosity
- Contamination easy to detect

Pharmacokinetic Properties
- Half-life should be 6 to 12 hours
- Should be metabolised or excreted & not stored in the body

Non-Toxic & No Adverse Effect on Body Systems
- No interference with organ function even with repeated administration
- Non-pyrogenic, non-allergic & non-antigenic
- No interference with hemostasis or coagulation
- No effect on immune function including resistance to infection
- Not causing acid-base disorders

〔Suttner S. Synthetic colloids (dextran, gelatin, hydroxyethylstarch). In：Boldt J, editor. Volume Replacement. Uni-Med Verlag：Bremen；2004. p 41-49 より引用〕

表2 代用血漿剤としての条件

1. 製剤は生理的血漿と同等の膠質浸透圧を有すること
2. 製剤は生理的血漿の同等の粘度を有すること
3. 循環血液内に投与された製剤は一定時間血管内にとどまること
4. 製剤中の膠質物質の血液中半減期は6〜12時間であること
5. 製剤中の膠質物質は投与後1週間以内に代謝、排泄により生体内から消失すること
6. 製剤の投与にともない生体に発熱反応も過敏反応も生じないこと
7. 製剤は生体の免疫機能に影響を与えず、生体に対して抗原性を持たないこと
8. 製剤は生体の肝腎機能、止血機能など生体の各種生理機能に影響を与えないこと
9. 製剤の滅菌、大量生産が容易で、再現性が高いこと
10. 製剤は常温にて長期間安定した状態を保ち、特殊な保存条件を必要としないこと

製剤＝代用血漿剤溶液

工膠質の50％は投与後12時間は血液中にとどまり、25％以上が尿中に排泄されないことを加えている。安全性に関しての追加条件として1951年のHartman[4]は、投与した人工膠質が生体の組織に長期沈着しないこと、臓器障害を来さないことを強調している。そしてさらに1964年に米国のNational Academy of Science、National Research Councilが指名したPlasma and Plasma Substitute Committee[5]は、1)投与した人工膠質物質の50％以上が6時間以上血液中にとどまること、2)通常使用量で止血機能に障害をもたらさないこと、3)赤血球に凝集、溶血を発生させることなく、血液型判定に障害を来さないこと、4)造血機能、感染防御機能に障害をもたらさないこと、5)血液酸塩基平衡に影響なく、生体機能、とくに腎機能を障害しないこと、6)製品製造過程において容易にウイルス、細菌の不活化が可能であること、を追加している。また2004年になりSuttner[6]は 表1 に示す条件を提示している。この中で製品の粘度は低いことが挙げられている。しかし、代用血漿剤の使用量が少ない場合は問題とはならないが、使用量が増加し、すなわち血液希釈が進行してHt値が15〜20％以下となった場合に低粘度の血漿で構成された血液では微小循環に不全を来すことがGabralesら[7]、Tsaiら[8]によって報告されている。そのため使用量が多くなる場合、すなわち中程度以上の血液希釈が発生する場合には、むしろ生理的血漿の粘度よりも高値であって、血液全体として生理的血液の粘度を維持できるものが好ましいとされている。また投与された膠質物質が血管内のみに分布、とどまることは理想的であるが、血管壁の内皮細胞の結合間隙には赤血球さえ通過する広さのものもあり、実際にはアルブミン分子と同等の血管外移行であれば容認されるとするのが現実的である。これらを総合して、著者は 表2 のごとく代用血漿剤の条件を設定している。

参考1 コロイド (colloid)

　コロイドとは均質な媒質（分散媒：dispersion medium）に分散体（dispersed particle：dispersant）が分散している状態である。液体、気体、そして固体の物質すべてが媒質となりうる。そして、粒子となる物質をコロイド物質、膠質物質（colloid substance）、液状コロイドをコロイド液、媒質が気体の場合にはエアゾール（aerosol）と呼ぶ。この中で、とくに液体の粒子が他の液体中に分散している状態のものをエマルジョン（emulsion：乳濁液）という。

　媒質に分散している粒子はその形状に応じて球状コロイドと線状コロイドに大別される。粒子の形状が球形、卵形、短悍状、そして肉厚葉状のものを球状コロイドという。一方、長悍状、鎖状、分枝鎖状、コイル状のものを線状コロイドという。

　また、媒質に分散している粒子の空間への伸展状態からコロイドを分類する場合もある。すなわち、空間のすべての方向に同じ伸展性をもつものを等軸性（isometric）コロイド、空間の一方向、あるいは二方向に伸展性を示すものを非等軸性（anisometric）コロイドという。前者は球形コロイド、あるいは多面体コロイドであり、後者は多く線状コロイドである[9]。アルブミン、グリコーゲンは球状コロイドであり、デキストラン、ゼラチンは線状コロイドである。HES分子の基本、すなわち澱粉分子は線状構造であるブドウ糖鎖（1、4結合）から構成されるが、その中でも amyopectin は2つの pyranose 環の1、6結合で生じる分枝鎖があるために分子サイズが大となると等軸性、球状コロイドに類似してくる 註1 。医学領域で使用される代表的な膠質物質の大きさは 表3 、図1 のごとく比較的大きな分子である。さらに媒質（水分子）が膠質物質の分子内、また表面に付着するため粒子サイズは数倍、あるいはそれ以上に増大する。膠質物質単位重量あたり結合する水分量を水抱合能（water binding capacity）という。水抱合能が大きい膠質物質ほど血漿量増大効果が大きい。すなわち、高い膠質浸透圧を有することになる。

表3　血漿蛋白分子，Dxの分子形状

Substance	Molecular weight	Dimensions of ellipsoidal model	
		Length Å	Thickness Å
Serum albumin	69,000	150	38
Serum γ-globulin	156,000	235	44
Fibrinogen	400,000	700	38
Dextran			
D_I, low molecular fraction	36,000	340	14
D_{II}, mean molecular fraction	69,000	465	17
D_{III}, high molecular fraction	156,000	650	19

(Ogston AG, Woods EF. Trans Far Soc 50：635, 1954 cited from Grönwall A. Dextran and its Use in Colloidal Infusion Solutions. Stockholm：Almqvist & Wiksell；1957. p 46 より引用)

註1 デキストランも基本構造においては pyranose 環を有し HES と異なるところがない。ただデキストランでの pyranose 環の結合は 1、6 結合である。そしてデキストラン pyranose 環には分枝鎖が少ない。そのため線状コロイドとして見なされる。

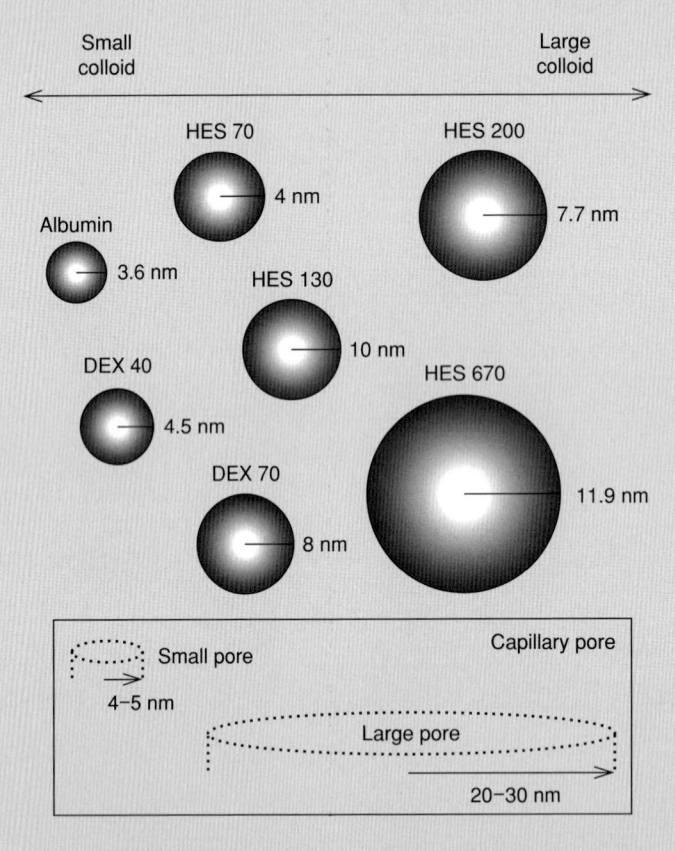

図1　代用血漿剤の Stokes-Einstein 直径と毛細管間隙との比較

DEX 40、DEX 79：分子量 40、70 kD デキストラン 40、70
HES 60、HES 130、HES 200、HES 670：分子量 70、130、200、670 kD hydroxyethyl starch

（多田羅恒夫．膠質浸透圧に基づいた周術期のハイドロキシエチルスターチ製剤の選択．体液動態シミュレーションによる分析．人工血液 17：6-28, 2009 より引用）

引用文献

1) Bull JP, Ricketts CR, Squire JR, Maycock Wd'A, Sooner SJL, Mollison PL. Dextran as a plasma substitute. Lancet 2：134-143, 1949

2) Gropper AL, Raisz LG, Amspacher W. Plasma expanders. Surg Gynecol Obstet 95：521-535, 1952

3) Squire JR, Ball JP, Maycock Wd'A, Ricketts CR. Dextran. Its properties and use in medicine. Thomas CC Springfield III ; 1955. p55

4) Hartman FW. Tissue changes following the use of plasma substitute. Arch Surg 63：728-738, 1951

5) National Research Council, National Academy of Science. Criteria of safisfactory plasma volume expanders. Washington D. C.：Mar. 26th 1965

6) Suttner S. Synthetic colloids (dextran, gelatin, hydroxyethylstarch). In：Boldt J, editor. Volume Replacement Uni-Med Verlag：Bremen；2004. p41-49

7) Cabrales P, Tsai AG, Intaglietta M. Microvascular pressure and functional capillary density in extreme hemodilution with low- and high-viscosity dextran and a low-viscosity Hb-based O-2 carrier. Am J Physiol 287：H363-H373, 2004

8) Tsai AG, Acero C, Nance PR, Cabrales P, Frangos JA, Buerk DG, Intaglietta M. Elevated plasma viscosity in extreme hemodilution increases perivascular nitric oxide concentration and microvascular perfusion. Am J Physiol 288：H1730-H1739, 2005

9) ヤンゲーソンス B, ストラウマニス ME（原著）．玉虫文一，蓮　精，玉木国夫（訳）．コロイド化学．東京：培風館；1967．p3-10, p187-192

第3章

HES製剤の製造、物理・化学的性状

1 製造、分子構造

　HES製造の原材料となる澱粉はトウモロコシ、また一部はジャガイモからも得ている 註1 。トウモロコシ(corn、maize)澱粉は27％のamyloseと73％のamylopectinからなっている。amyloseは線状の分子構造であるが、amylopectinの96％は1-4αD-glucanで、4％が1-6αD-glucanであって、1-6αD-glucan部分が側鎖となって分枝構造を呈する 図1 。そのためHES分子の形状はグリコーゲンと同様に球状を呈する。しかしamylopectinはグリコーゲンよりも分枝密度が密であるため、これを水溶液とした場合には分子量比較で15倍の粘度を呈する。amyloseもamylopectinも酸を加えて加熱するか、あるいは酵素αアミラーゼ(α amylase)、βアミラーゼ(β amylase)、amyloglucosidaseを作用させると分解される[1]。HESはこの酵素分解を防ぐためにhydroxyethyl基をamylopectinの基本型であるglucopyranose環に導入している 註2 。このhydroxyethylationはWiedersheim[2]が発表した当初はglucopyranose環の6位のみに行われるとされていたが、その後、 図2 のごとく2位、3位にも導入されることがSrivastavaら[3]によって明らかになった。製造に際してhydroxyethylationを行う前に原料となるトウモロコシ澱粉(waxy maize starch)をまずアルカリ処理して夾雑する蛋白成分、ならびに色素(主として粒状澱粉)を除去する。次に酸を添加して中和し、さらに酸を加えて酸性として50℃にて大分子澱粉を所定の分子サイズに加水分解をする。そして再びアルカリ(NaOH)を添加して中和して、イソプロピールアルコールとともに2℃でガス状のエチレンオキサイドと24時間反応させてhydroxyethylationを行う。このhydroxyethylationによって 図3 のごとく、glucopyranose環(pyranose環)にある6位炭素分子側鎖、CH_2-

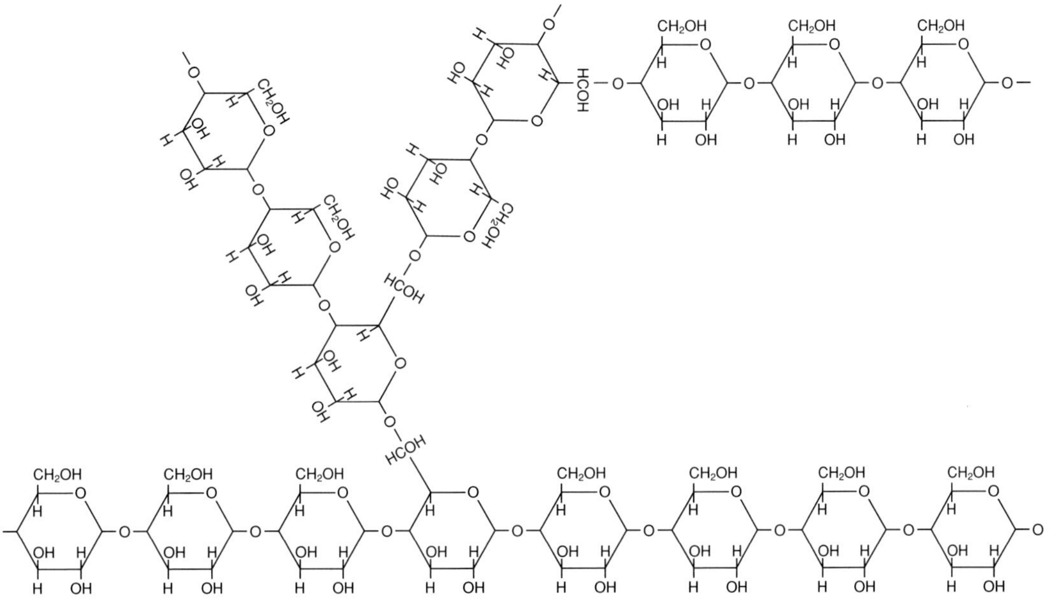

図1　amylopectin澱粉の分枝模型図
　pyranose環連鎖の一部において他のpyranose環と1-6結合を来して側鎖を生じる。そのため分子全体は球状を呈するようになる。

OHのOH部分にエチレンオキサイド分子がそのまま挿入された状態になる。この反応は氷酢酸を添加して終了させる。このhydroxyethylationされたものから、さらに活性炭素で夾雑物(特に色素化合物)を除去する。次にイソプロピールアルコールにて洗浄し、アセトン、エタノールでグリコール、酢酸Naを除去する。そしてフィルターで濾過した後にスプレードライ法にて乾燥させて製品化する。

註1 馬鈴薯から製造されるHESに関しては第5章に記載する。現在市販され、臨床にて使用されているすべてのHESはトウモロコシ澱粉を原料としている。

註2 その他hydroxypropyl基、hydroxybutyl基、carboxymethyl基、acetyl基、などを導入してもamylaseの作用を抑制することができる。そのためacetyl澱粉でもhydroxyethyl澱粉と同様の血漿量維持ができることも報告されている[4]。ただ今後これらが臨床に用いられる可能性は不明確である。たとえばacetyl基を導入した製品ではその製品の溶液のpHのため保存中にpyranose環間で開裂を来して小分子化が生じる。

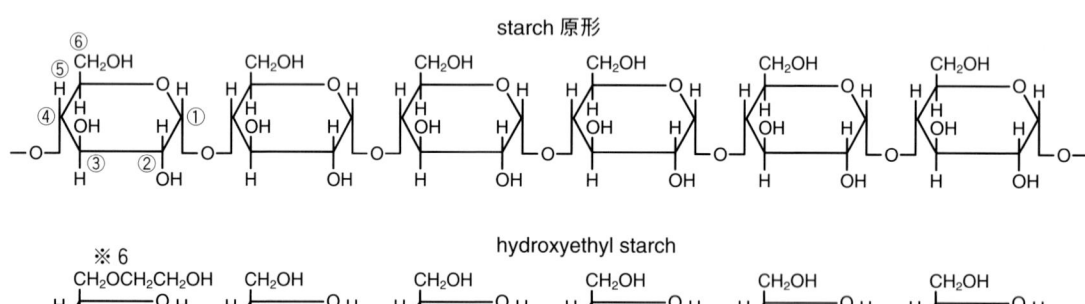

図2

澱粉分子へのhydroxyethylation(CH_2CH_2OH)は※6、※3、※2のOH基に行われる。このうち※3へのhydroxyethylationは少ない。

図3　pyranose環のOH部分にエチレンオキサイドの挿入

この図では C6部分へのhydroxyethylationが示されているが、C2、C3についても同様である。また未反応反応、過剰に存在するエチレンオキサイドは水と反応してエチレングリコールを発生させる。このエチレングリコールは、洗浄して除去する。

澱粉の pyranose 環に hydroxyethylation が行われる程度を表現するのに molar substituion (MS)、あるいは degree of substitution (DS) の表示が用いられる。W_H を分子中の hydroxyethylation が行われているものの重量とすると MS 値は次式をもって算出される。すなわち、

$$MS = 162/44 \left(\frac{W_H}{1-W_H} \right)$$

また DS 値は W_G を hydroxyethylation が行われていない pyranose 環の重量、Wp を全重量とすれば、次式にて表される。すなわち、

$$DS = 1 - [0.9W_G(162+44MS)/162Wp]$$

hydroxyethylation の程度はエチレンオキサイドとの反応条件により澱粉のほとんどすべての分子に及ぶものから、その 40% 程度になるものが生じる。また pyranose 環の C2、C3、C6 炭素原子への hydroxyethyl 化の割合にも変化が生じる。図4 は Mishler[5] が Yoshida ら[6] の研究を基本に作成、表示したもので、この図のごとく 1 つの pyranose 環へ複数 hydroxyethyl 基が導入されるものもあり、このような多 hydroxyethylation は MS 値が上昇すると当然増加する。しかし、C3 炭素原子への hydroxyethylation は MS 値に影響されにくい。一方、C2 炭素原子への hydroxyethylation は MS 値が小さい場合に多い。また C6 炭素原子への hydroxyethylation を多くすると、C3 炭素原子への hydroxyethylation は少なくなる。一般に MS 値が 0.6〜0.7 である場合を高 MS、0.4〜0.5 である場合を低 MS という[7]。

MS 値の測定は、ethylester をアルキールヨードと反応させて測定する Morgan[8] の方法、あるい

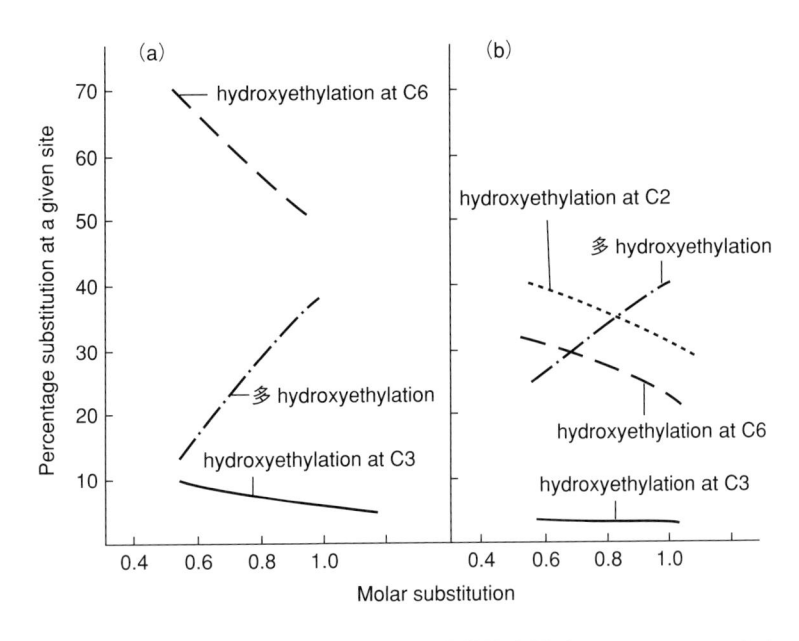

図4 MS (molar substitution) と C2、C3、C6、そして複数炭素原子への hydroxyethylation の頻度分布

(Mishler JM Ⅳ. Pharmacology of Hydroxyethyl Starch. Oxford UK : Oxford University Press ; 1982. p15 より引用)

は400℃で生じるpyrolytic産物をガスクロマトグラフィーを用いて測定するTaiら[9]の方法が用いられる。また、C2/C6比の測定にはガスクロマトグラフィーによるYoshidaら[6]の方法が一般に用いられる。

註3 DS値の決定する方法では、hydroxyethylationが行われなかったpyranose環の数を計算する。そのためMS値決定の考え方とは異なる。また常にMS＞DSである。またαアミラーゼが作用可能な部分はhydroxyethyl化されたpyranose環から3個以上離れた1-4結合部である[10]。そのため、もしDS＝0.75であった場合に3個以上離れたpyranose環にhydroxyethylationされる確率は$(1-0.75)^3$となる。さらに4個以上離れる確率は$(1-0.75)^4$となるので、アミラーゼの作用を防ぐためにDS値を必要以上に大とする意味がない。

C2/C6比は後述するようにアミラーゼによるHES分子の分解に影響する。すなわち、この値が高い場合にはアミラーゼの作用が抑制される（アミラーゼ作用の項参照）。そのため血液中HES濃度を比較的長時間維持し、血漿量増量効果を維持することになる。しかしアミラーゼの作用に及ぼすC2/C6比とDS値とを比較すればDS値の作用が大きく、とりわけDS＝0.55を境界としてDS値が大きな影響を示している。換言すればDS＜0.5ではC2/C6比の影響も無視できなくなる（血漿増量効果の項参照）。

2 分子量、分子サイズ

原材料となるトウモロコシ澱粉の分子量は少なくとも1,000kD以上である。しかしHES製造過程において小分子化されるため現在のHES製剤として用いられているものはMW＝670kD以下のものである **表1**。ただ、この分子量にも分散がある。多くは1つの製品について低分子量から高分子量までのものの分子数は **図5** のごとくガウス分布に類似して分布する。この図に示されるように高分子部を加水分解し、適切な分子量サイズに調整するため、小分子サイズのものの数は一定の分子量にとどまる。しかし高分子部分はかなりの範囲まで残存する。HES製品の分子量を表すのにもっぱら数分子量（Mn）、または重量分子量（Mw）を用いる。そしてその測定は、現在ではもっぱらBiogel p-300®、Sephadex G-75®、あるいはSagarose 600®などを用いた限外ゲル濾過法（molecular exclusion filtration：MEF）法で行っている。そして一般にMwが130～270kDのHESを中分子HES、450kDよりも高分子のHESを高分子HES、Mwが70kD以下のHESを低分子HESと称している。

なお血液中のHES量を測定するのには、多くanthrone試薬が用いられている[11]。すなわち、血液などに含まれている場合には三塩化酢酸を加えて除蛋白し、その上澄み液に十分量（1：10程度）のエタノールを添加しHESを沈殿させる。エタノールを蒸発させて沈殿物を水溶液とした後にanthrone試薬（anthrone濃硫酸液）を添加し80～90℃に加温し、その発色度を分光光度計にて標準濃度HES液との間で比色測定する。

代用血漿剤としての膠質物質の分子量の重要性は、ⅰ）その膠質物質溶液の粘度、ⅱ）そのものが

表1 各種HES製剤の物理・化学的性状

HES	Concentration (%)	Mw(kD)	MS	C2:C6	Volume efficacy (%)	Volume effect (hours)	Degradation
450/0.7	6	450	0.7	4.6:1	100	5〜6	Slow
200/0.62	6	200	0.62	9:1	100	5〜6	Slow
200/0.5	10	200	0.5	6:1	130〜150	3〜4	Slow
260/0.5							
200/0.5	6	200	0.5	6:1	100	3〜4	Rapid
130/0.4	6	130	0.4	9:1	100	3〜4	Rapid
70/0.5	6	70	0.5	4:1	80〜90	1〜2	Rapid

Mw:molecular weight, MS:molar substitution ratio, HES:hydroxyethyl starch.

(Yuruk K, Almac E, Ince C. Hydroxyethyl starch solutions and their effect on the microcirculation and their oxygenation. Transfus Alternat Transfus Med 9:164-172, 2007 より引用)

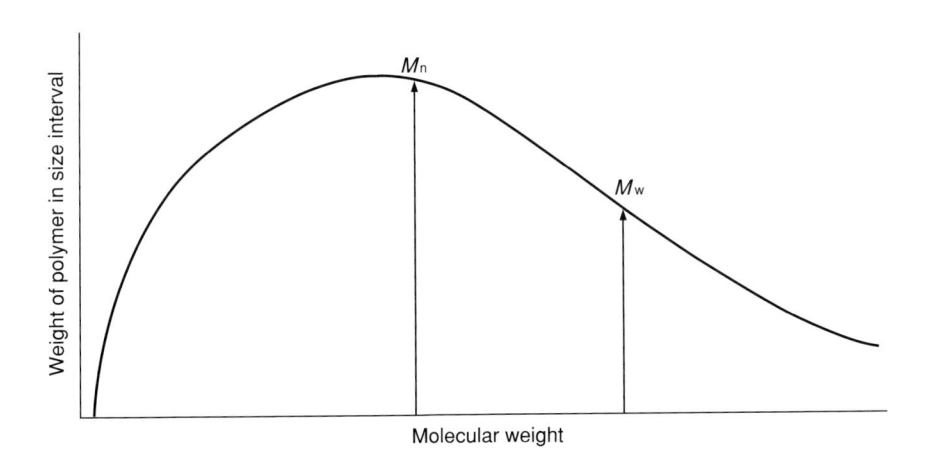

図5 一般的な分子量分布

Mn:数平均分子量、Mw:重量平均分子量
Mnは一般的にはもっとも頻度の高い部分に相当する。またMwは常にMnよりも分子量が大なる位置にある。

血液と混合された場合の赤血球沈降速度、ⅲ)水抱合能(water binding capacity)、すなわち血漿量増量効果、ⅳ)血管内滞留時間、を決定することにある。

一般に膠質物質溶液の粘度(η)とその分子量との間には、以下の関係式が成立する。すなわち、

$$\eta = Ka\ M^a$$

で、粘度は分子量(M)の指数関数で決定される。ここでKaはその膠質物質に特有な常数、またMの指数となるaもその膠質物質に特有な常数であり、分子量が大となるに比例してその溶液の粘度も上昇する。また、その傾向は線状物質(線状コロイド)の場合に大きく、HESのような球状物質(球状コロイド)では小さい[12]。一方、球状コロイドでは分子サイズが小さくなると比較的粘度は大

きくなる。

また赤血球沈降速度(S_0)と分子量との関係は、次式のごとく表される。すなわち、

$$S_0 = Kb\, M^b$$

で、Kb、および b はその物質の常数である。それぞれの上記2つの指数関数の常数で a、および b は、ⅰ）HES 分子の分枝の程度、ⅱ）溶液中の分子形（コイル状となった場合の柔軟性：flexibility：Gaussian coil）、ⅲ）物質と溶媒との相互作用によって変化する。

参考1　平均分子量と分散度

　　トウモロコシから得られた澱粉の分子サイズはすべて一定ではなく、大分子のものから巨大分子まで、ほぼ正規分布をしている。しかし製品化の過程で加水分解を行うため小分子化され、その分子サイズ、分子量分布は 図5 に示すようにガウス分布に近い分布を呈する。そのため、その分子量を示すために種々の平均分子量表示が用いられている。Mi 分子量のものの分子数が Ni（個）あるとした場合に

$$\text{重量平均分子量(Mw)} = \Sigma(Ni \times Mi^2)/\Sigma(Ni \times Mi)$$

$$\text{数平均分子量(Mn)} = \Sigma(Ni \times Mi)/\Sigma Ni$$

$$\text{Z 平均分子量(Mz)} = \Sigma(Ni \times Mi^3)/\Sigma(Ni \times Mi^2)$$

$$\text{粘度平均分子量(Mn)} = [\Sigma(Ni \times Mi^{1+a})/\Sigma(Ni \times Mi)]^{1/2}$$
$$\text{粘度}(\eta) = k(M\nu)^a \qquad 0.5 < a < 1.0$$

などで表される。重量平均分子量は光散乱法で、数平均分子量は氷点降下法、浸透圧法、凝固点降下法、末端基測定法で測定される。また Z 平均分子量は沈降平衡法で、粘度平均分子量は粘度測定から測定する。一般に、

$$Mn < Mw < Mz、Mn < M\nu < Mw$$

となる。Guidet[13]の記載によると、高分子の HES 製剤での Mw が 450 kD であっても Mn は 85 kD となり、中分子 HES 製剤での Mw が 200〜280 kD のものでは Mn で 60 kD、Mw が 130 kD の場合、Mn が 50 kD となるという。アルブミンのようにどの分子量もすべて 69 kD の場合には Mw＝Mn となる。しかし、HES の場合には上記のごとく Mn＜Mw であるので、Mw/Mn＞1 となる。この Mw/Mn 比を分散度と定義し、これが大となるほどガウス分布での分散度、すなわち Mn 値から数多くのサイズ分子が大きく分布することを示すことになる。平均分子量が 200 kD の Pentafraction®は同じ分子量の Pentastarch®に比較して Mw/Mn 比が小で、ほぼ Mn を中心に狭い範囲での正規分布に近い分子量分布を示している。

> **参考2** HES製剤の分子量、DS値、C2/C6比の表示
>
> 　分子量(Mw)が670kD、DS値が0.75で、C2/C6値が4.6：1であるHES製剤の場合、HES670/0.75/4.6：1と表示する。

3 膠質浸透圧 (colloid osmotic pressure)

　生理的血漿と同等、あるいはそれに近い膠質浸透圧を有することは、代用血漿剤としてもっとも重要な条件である。膠質物質を溶媒に溶解したときに発生する膠質浸透圧は、半透膜を介して発生する圧力である。すなわち、膠質物質を含まない溶媒(水)が膠質物質は通らないが、溶媒は通る半透膜を通過して膠質物質に抱合されようとする力、圧力である。すなわち、その膠質物質の水抱合能と密接な関係がある。**表2**はデキストラン分子量と標準ヒト血漿と等しい膠質浸透圧を呈するデキストラン濃度、そしてその水抱合能を示したものであるが、これで見られるように分子量が大となるに従い膠質浸透圧は低下する。この関係は以下のvan't Hoffの式で示される。

$$P = RT \times (c/M)$$

　すなわち、Rはvan't Hoff係数で、膠質浸透圧(P)はその膠質物質の濃度c(g/L)と絶対温度(T)に比例し、膠質物質の分子量(M)に反比例する。そのため膠質浸透圧を測定して、その膠質物質の分子量を推定することとができる。この関係は**表3**に示した山崎[14]のデータからも認められる。上記の式で示されるように、分子量が大となれば膠質浸透圧は小となる。また、その物質の1分子の質量(m)、nをcグラムの分子数、Nを1グラム中の分子数(アボガドロ数 6.02×10^{22})とすると、上式は

$$P = RT \times n \times m/N \times m = RT \times n/N$$

となり、膠質浸透圧、Pはその溶液に存在する物質の分子数によって決定される[12]。しかしながら膠質浸透圧は、溶存する膠質物質の分子の形状によっても変化する。HES分子はすでに述べたごとく球状分子であるので、上記の式は比較的よく適応する。これに反して線状分子であるデキストランの膠質浸透圧は、その分子量に比較してHESのそれよりも低値を示す。

　実際に膠質浸透圧を測定した場合は、その測定に使用した測定器、それに付属した半透膜の記載が必要となる。また標準ヒト血漿、あるいは既存の膠質溶液の膠質浸透圧との対比値が必要となる。Linkoら[15]がOrion社製のHES120の6％食塩液溶解製剤(Plasmafusion®)の膠質浸透圧を測定して34.6cmH₂Oと報告(使用機器、半透膜名記載なし)しているが、同じ製品をHiippalaら[16]が合成高分子膜(Dialfo PM10®、Diaflo PM30®)で測定してそれぞれ40.8cmH₂O、30.5cmH₂Oと報告している。またFresenius-France社の6％HES200/0.5製剤をLinkoら[15]らが測定して35.1cmH₂Oと報告している。そしてFresenius社の内部資料[17]によると、6％HES130/0.4の膠質浸透圧は36cmH₂Oであるとされている。わが国の杏林製薬が製造し、発売している6％HES70/0.55(Hespander®)の膠

表2 ヒト血清を含む各種膠質液のCOP測定値

Fluids	COP(mean±s.d.) mmHg(kPa)	Albumin conc. (g/dl)	Total prot. conc. (g/dl)
Serum, men	27.6±2.3(3.7±0.3)		
Serum, women	27.3±3.0(3.6±0.4)		
4% Octapharma	13.4±0.6(1.8±0.1)	3.9	3.9
4% CTRS	13.7±0.4(1.8±0.1)	3.9	4.0
4% Nordisk	13.7±0.8(1.8±0.1)	3.9	3.9
20% Octapharma	197.5±2.9(26.3±0.4)	19.5	19.6
20% CTRS	186.3±10.8(24.8±1.4)	18.6	18.6
20% Nordisk	206.8±18.9(27.6±2.5)	19.5	19.2
Donor plasma	18.1±1.3(2.4±0.2)	34.5	58.0
Octaplas	14.8±0.3(2.0±0.0)	29.0	50.0
Dextran 70	58.8±4.8(7.8±0.6)		
Ringer-dextran 60	22.0±0.0(2.9±0.0)		
Dextran 40	—		
Ringer	0.0±0.0(0.0±0.0)		
Haemaccel	—		
Hemofusin	80.8±4.3(10.8±0.6)		
Plasmafusin	29.0±0.0(3.9±0.0)		
Expafusin	>44		
Haes steril 3%	12.0±0.0(1.6±0.0)		
Haes steril 6%	34.0±0.0(4.5±0.0)		
Haes steril 10%	80.0±2.0(10.7±0.3)		
Plasmasteril	32.0±0.0(4.3±0.0)		

HES製剤、Haes steril 3%、6%、10%のCOP値は濃度上昇にともないほぼ二次関数的に上昇している。

(Tonnessen T, Tollofsrud S, Kopngsgaard UE, Noddeland H. Colloid osmotic pressure of plasma replacement fluids. Acta Anaesthesiol Scand 37 : 424-426, 1993 より引用)

質浸透圧は18.6mmHg(25.1cmH$_2$O)となっているが、Fresenius社の内部資料[17]に基づくと6%生理食塩液HES70/0.50-0.55(Rheohes®)の膠質浸透圧は24cmH$_2$Oとなっている。また1973年に山崎[14]が測定発表したデータでは、表3のごとくHES40/0.4(Hespander®)の膠質浸透圧は78cmH$_2$Oとかなり高値となっている。またTonnessenら[18]が測定した各種代用血漿剤の膠質浸透圧は表2のごとくで、ヒト血漿に比較してHES製剤(6% Haes steril®)は高膠質浸透圧を示している。

膠質液の膠質浸透圧は表2、図6に示されるごとく、濃度に比例して二次関数的に上昇する。膠質浸透圧が高い場合には、血管外から血管内に水分を吸収して血漿量が増量する。しかしながらHES製剤投与後の生体血漿量変化はHES分子の腎からの排出、あるいは血液中α amylaseによる分解などの影響、さらに生体の体液量などの影響も受けて複雑に変化する(血漿量増量効果の項参照)。さらに高膠質浸透圧液の投与は、腎における水分の再吸収を促進し[19]、肺においては水分の血管外流出を阻止する[20]。

表3 デキストラン製剤、HES製剤の膠質浸透圧
（ヒトアルブミン製剤との比較）

膠質液	分子量 (×10³ dalton)	濃度 (%)	膠質浸透圧 (cmH$_2$O)
dextran-40	40	10	312*
dextran-70	70	6	108
HES-40	40	6	78
HES-450	450	6	59
plasma fraction**	40	5	30

現在、表中の HES-40 は HES70、HES-450 は HES670 と訂正されている。

（山崎裕充. 正常成人血液及び dextran, hydroxyethyl starch の colloid 浸透圧. 麻酔 22：1349-1355, 1973 より引用）

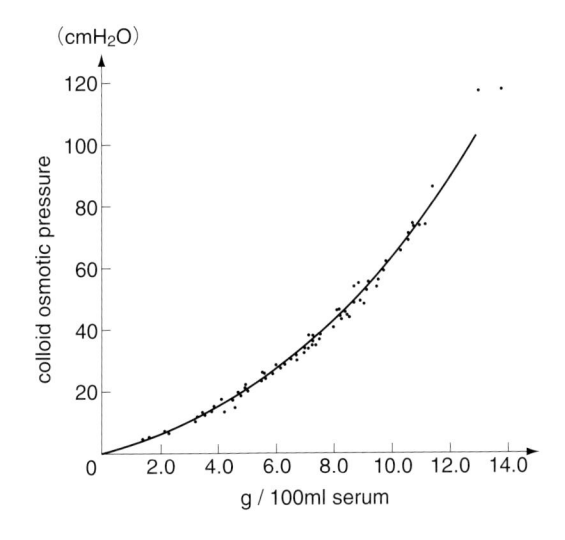

図6 膠質液（血漿蛋白液）の濃度と膠質浸透圧値
濃度上昇にともない COP は二次関数的に上昇する。

(Worning C, Steven K. Serum protein concentration and oncotic pressure relationship in the rat of plasma replacement fluids. Pflug Arch 340：77-80, 1973 より引用)

参考3　膠質分子の表面電荷と膠質浸透圧

　HES 分子表面は、電気的にはほぼ中性である。しかし、アルブミンは陰性に荷電している。Rügheimer ら[21]によれば、この荷電はアルブミンの膠質浸透圧の 1/3 に作用しているといわれる。

4　粘度（viscosity）

　代用血漿剤の粘度も、その臨床応用、有効性を決定する一因子である。Suttner[22]が示した代用血漿剤の条件では、代用血漿剤の粘度は血漿のそれよりも低値であることが望ましいとしている。しかし必ずしもこの条件が適切とは思われない（註4）。これに反し血漿の粘度よりも高値（1.5倍以上）であることは著しい血液希釈時以外、多くの場合で望まれない。

註4　出血に対して膠質液を投与して血漿量、循環血液量を維持しても、その際の血液の粘度が低下すると、末梢組織に酸素を供給する機能的毛細血管密度（functional capillary density）が少なくなり、組織の酸素分圧の低下をもたらす。しかしこの際、粘度が高い膠質液を使用すると、このような障害を防止することができる[23)24)]。すなわち血液の粘度は微小循環血管、毛細血管の臨界開放圧（critical openning pressure）を維持する一要因となっている。極度の血液希釈時においては、赤血球が血液粘度に影響する割合が減少して血液粘度は血漿粘度に近似してくるためである。

　膠質液の粘度を決定する因子で、もっとも大きな因子はその膠質液の濃度である。すなわち溶存

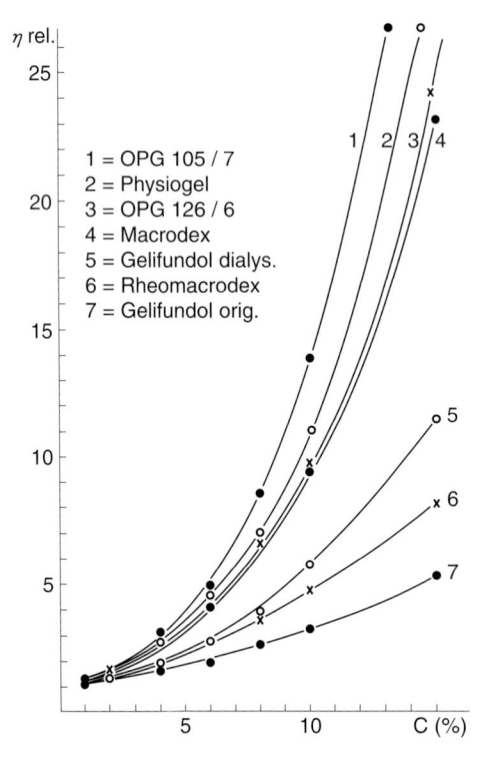

図7　各種代用血漿剤における濃度と粘度との関係
濃度上昇にともない粘度は指数関数的に上昇する。

（Stoll HR, Nittschmann Hs. Comprative physico-chemical studies of plasma substitutes. In：Lundsgaard-Hansen P, Haessig A, Nitschmann Hs, editors. Modified Gelatins as Plasma Substitutes. Basel & New York：S. Karger；1969. p96-110 より引用）

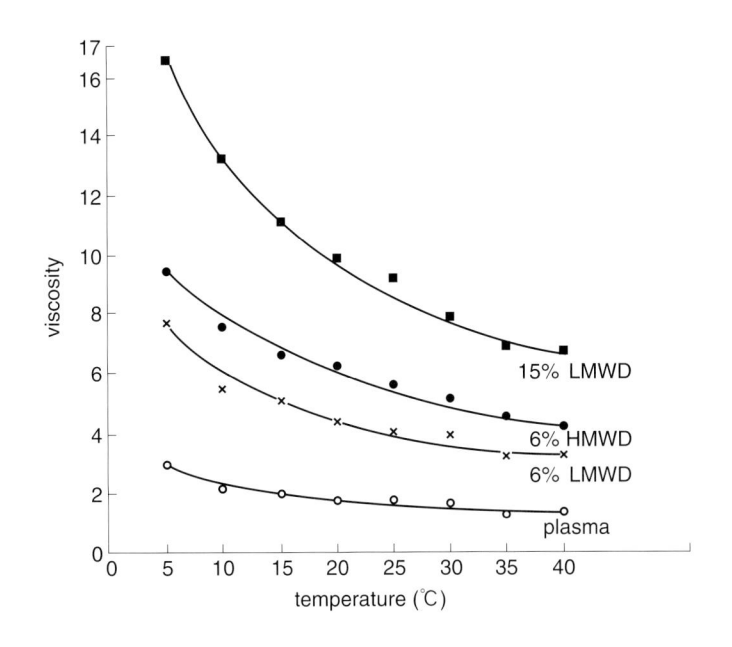

図8 膠質液における測定時温度と粘度との関係

同一膠質(デキストラン)でも高分子(HMWD)は低分子(LMWD)に比して粘度が高いことも示されている。また血漿の場合を含めて10℃よりも低温で粘度の上昇が著しい。

(Reetsma K, Creech O. Viscosity studies of blood, plasma and plasma substitutes. J Thorac Cardiovasc Surg 44：674-680, 1962 より引用)

する膠質の濃度が上昇すれば、その粘度は上昇する。一般に球状分子膠質液では高濃度に達するまでは直線的に上昇し、一定濃度に達してからは指数関数的に急上昇を来す。これに反して線状分子では図7に見られるごとく、比較的低濃度から濃度上昇にともない急速な粘度上昇が認められる。また線状分子では図8のごとく、分子量の大なる膠質の溶液粘度は一般に高値を示す。これに反してHESのような球状分子の溶液では、この関係は著明に認められない。Granathら[25]はHESの分子量と粘度との関係を

$$\eta = 2.91 \cdot 10^{-3} \cdot Mw^{0.35}$$

と報告しているが、Tamadaら[26]は

$$\eta = 4.72 \cdot 10^{-6} \cdot M^{0.52}$$

と報告している。この差異についてMishler[5]は、両者の分子量測定法の差によるものと解釈している。すなわち前者は光散乱法にて測定し、後者は超遠心法にて測定している。

さらに粘度は図8にも示されるごとく、温度の影響を強く受ける。すなわち温度低下は粘度を上昇させる[12]。Eckmannら[27]が6% HES400～550/0.7(Hetastarch®：Abbott Lab.)を回転円盤型粘度計で測定した粘度と温度との関係は図9のごとくで、15℃以上の温度では粘度に著明な変化が認められないが、15℃以下の温度では直線的に粘度の上昇が認められる。Jungら[28]は in vitro でのC2/C6比の粘度への影響は少ないが、生体に投与した際にはC2/C6比に比例して血液粘度値の上

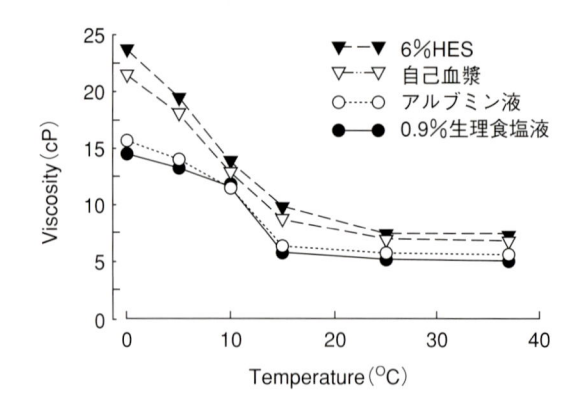

図9 粘度に及ぼす温度の影響
HES 液では 15℃ 以下において粘度が直線的に上昇する。

(Eckmann DM, Bowers S, Stecker M, Cheung AT. Hematocrit, volume expander, temperature, and shear rate effects on blood viscosity. Anesth Analg 91：539-545, 2000 より引用)

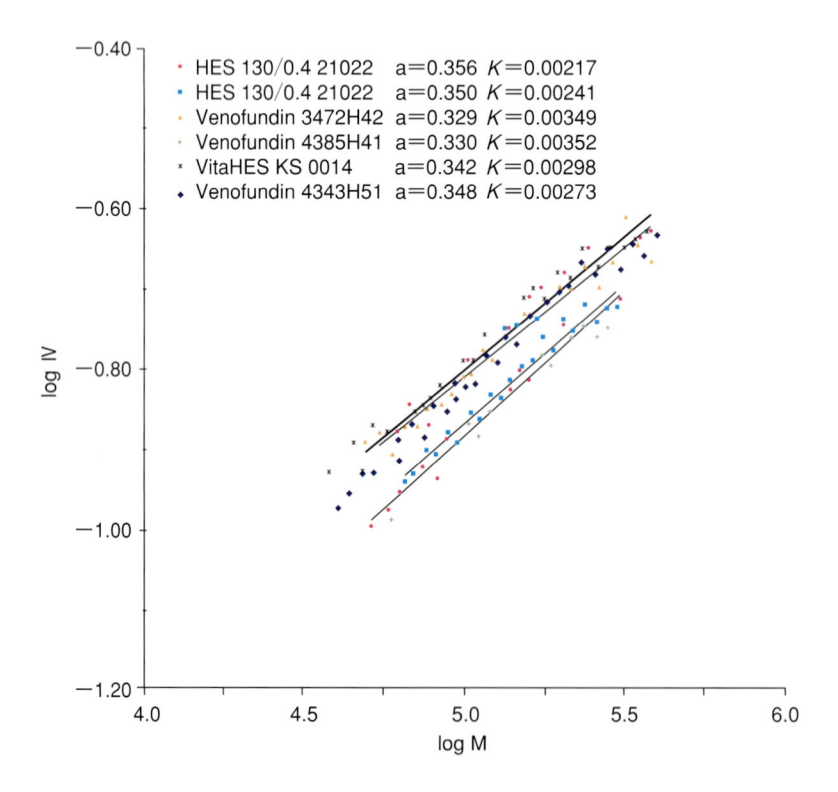

図10 potato starch HES と maize starch HES の粘度比較

Mark-Houwink plot は log(limiting viscosity) と log Mw との関係を示す。この図に見られるごとく、Venofundin 3772H42、VitaHES KS 0014、Venofundin 4343H51 などの potato starch HES での plot は maize starch HES のものより上方にある。

(Sommermeyer K, Cech F, Schossow R. Differences in chemical structures between waxy maize-and potato starch-based hydroxyethyl starch volume therapy. Transfus Altern Transfus Med 9：127-133, 2007 より引用)

昇があると報告している。HES製造の原料とした澱粉による粘度への影響に関して、それぞれのDS（0.39〜0.41 vs 0.34）、C2/C6比（6.9〜7.7 vs 9.0）においてはほとんど差を認めないにもかかわらず馬鈴薯澱粉から製造したHESはトウモロコシ澱粉から製造したHESに比して分子量に対する粘度（Mark-Houwink plot）比において**図10**のごとく高値を示す[29]。これは前者のpyranose鎖の分枝が後者に比して少なく、わずかながら線状コロイドの性格に近いためと考えられる。

参考4　粘度は摩擦抵抗か

粘度は液体自身の変形摩擦係数にたとえられる。粘度係数（viscosity coefficient：η）はコロイドの流れにともなうコロイド内部の摩擦抵抗といえる。すなわち単位流量（$1\,cm \cdot sec^{-1}$）を得るための単位面積（$1\,cm^2$）あたりの変形抵抗である。絶対粘度（absolute viscosity）はpoiseで表し、その次元は$dyn \cdot cm^{-1} \cdot sec^{-1}$、または$g \cdot cm^{-1} \cdot sec^{-1}$である。ちなみに水の絶対粘度は20.5℃で0.0100 poise、すなわち1.00 centipoise（cp）である。相対粘度（relative viscosity：η_{sp}）とはその膠質物質を溶解する溶媒の粘度と、それに膠質物質を溶解したときの粘度との比で表したものである。また比粘度（viscosity number）は絶対粘度をその溶液の濃度で除した値で、還元粘度ともいわれる。固有粘度（intrinsic viscosity）とはその膠質物質溶液の濃度を限りなく0に近付けたときに予想される比粘度を示す[12]。一般に低流量での粘度は上昇する。この傾向は赤血球の混合があれば**図11**のごとく、さらに著しくなる。

HES製剤を使用した際のHES製剤固有の粘度の重要性が現れるのは使用したHES製剤により生体の血液が希釈され、そのHt値が20％以下になった場合である。一方、Ht値がこれ以上高値である場合には**図12**に示されるごとく、血漿成分の粘度よりも血液中に存在する赤血球濃度（Ht値）、すなわち赤血球同士の摩擦係数が血液粘度として大きく影響する。上述した

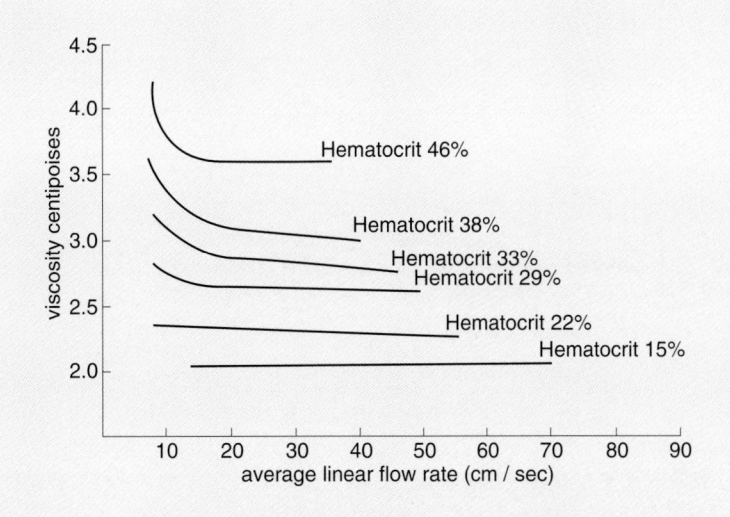

図11　血流速度（shear rate）と粘度との関係
Ht値が高くなると低shear rateで粘度が上昇することが認められる。

（Barras J-P. Blood Rheology-General Review. In：Lundsgaard-Hansen P, Haessig A, Nitschmann Hs, editors. Modified Gelatins as Plasma Substitutes. Basel & New York：S. Karger；1969. p227-297より引用）

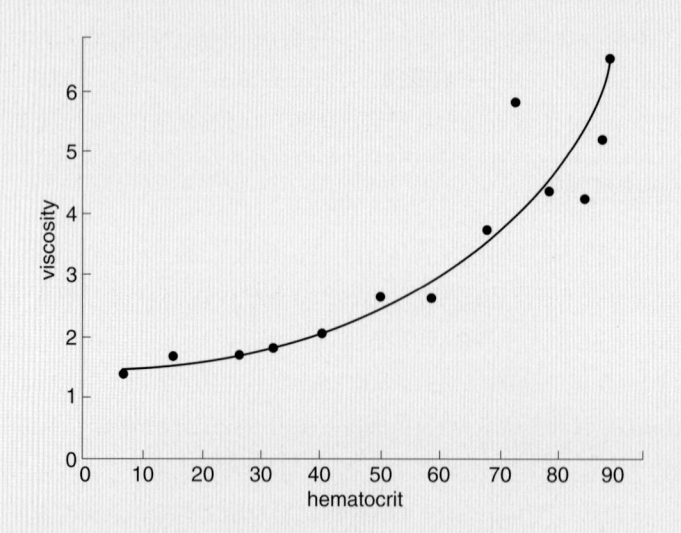

図12 血液粘度に及ぼす赤血球の影響

Ht 値が 20％以下ではむしろ血漿固有の粘度の影響が大となる。しかし Ht 値が 20％以上では赤血球の影響が大となり Ht 値に対して指数関数的に上昇する。

（Reetsma K Creech O. Viscosity studies of blood, plasma and plasma substitutes. J Thorac Cardiovasc Surg 44：674-680, 1962 より引用）

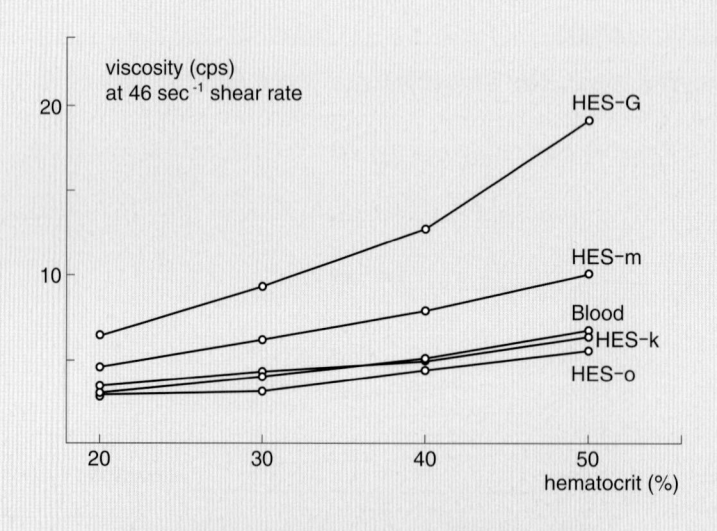

図13 異なる分子量の HES の血液粘度への影響

HES-o（Mw＝40〜60kD）、HES-k（Mw＝60〜80kD）、HES-m（Mw＝80〜150kD）、HES-G（Mw＝150〜400kD）に雑種成犬から得た赤血球を 20〜40％になるように浮遊させたものの粘度。HES-o、HES-k は本来の血漿とほぼ同等の粘度効果を赤血球に与えた。

（畑田昭雄，福地　坦，土師久幸，森本君子，小田武雄，高折益彦．代用血漿剤の血球凝集ならびに血液粘度におよぼす影響．麻酔 21：11-18，1972 より引用）

ごとく HES のような球状分子では、その粘度は分子量に影響を受けることが少ないが、それでも 図13 のごとく、Ht 値が 20％以上となった場合の血液粘度で見られるごとく高分子 HES では高値を示す。これは次項に示すごとく、高分子 HES での赤血球の集合発生にともなう血液粘度の上昇が生じるためである。また臨床では HES 製剤を臓器・組織循環改善に使用することがあるが、この際も HES 製剤使用にともなう血液希釈、すなわち Ht 値の低下(20％以上)が主体であって HES 製剤の固有粘度の影響はほとんど認められない。さらに膠質物質が混入した血液では、その膠質物質により赤血球が集合(aggregation)が発生し、それにより血液粘度が上昇する。この影響は実地臨床面で重要である。図13 での HES-G(分子量：150～400kD)混合血液の粘度は Ht 値上昇とともに著しくなる。これは HES-G が共存する赤血球に集合を発生させているためと考えられる。

5 赤血球集合(erythrocyte aggregation)

生理的な赤血球の表面はマイナスに荷電していて赤血球同士は反発し合っている。さらに赤血球膜の柔軟性ともいえるも皺曲力(membrane bending force)、そして血流による解離力も加わり流血中で赤血球同士が結合することは生じにくい。しかし比較的分子量の大きな膠質が赤血球表面に付着する[30]と表面荷電が失われ、また赤血球膜の皺曲力も少なくなり流血中でも赤血球の数個が集まり一塊となる現象が見られる。このような現象を赤血球の集合という 註5 。このような赤血球の集合は血流速度が低下すると著しくなり、連銭現象、泥化(sludging)現象といわれる状態を発生する。赤血球の集合はそれを発生させる膠質物質の種類、濃度に関係している。Goto ら[31]によると 図14 のごとく、修飾ゼラチン、中分子デキストランでは赤血球の集合を発生させるが、HES40/

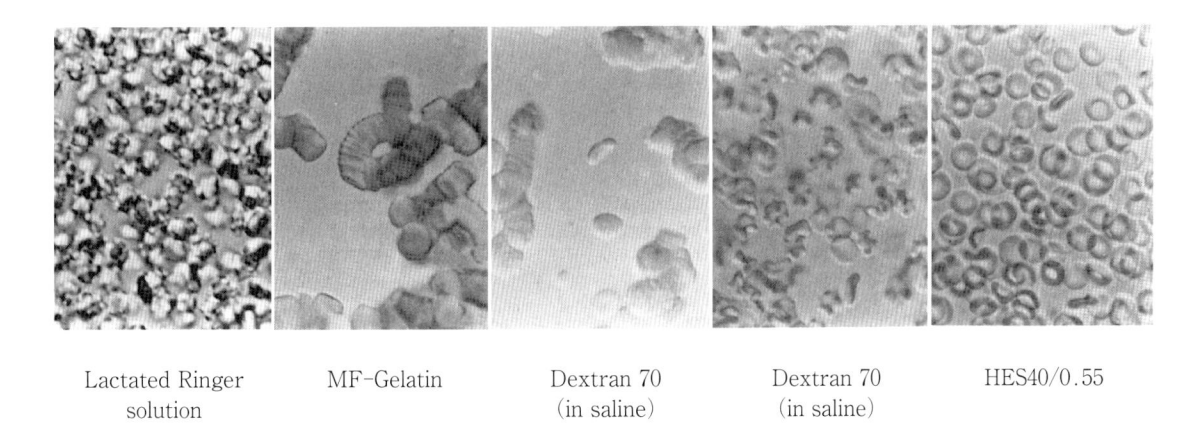

| Lactated Ringer solution | MF-Gelatin | Dextran 70 (in saline) | Dextran 70 (in saline) | HES40/0.55 |

図14 雑種成犬において各種輸液剤を用いて血液希釈を行った際の血液で見られた赤血球集合

(Goto Y, Sakakura S, Hatta M, Sugiura Y, Kato T. Hemorheological effects of colloidal plasma substitutes infusion：A comparative study. Acta Anaesthesiol Scand 29：217-223, 1985 より引用)

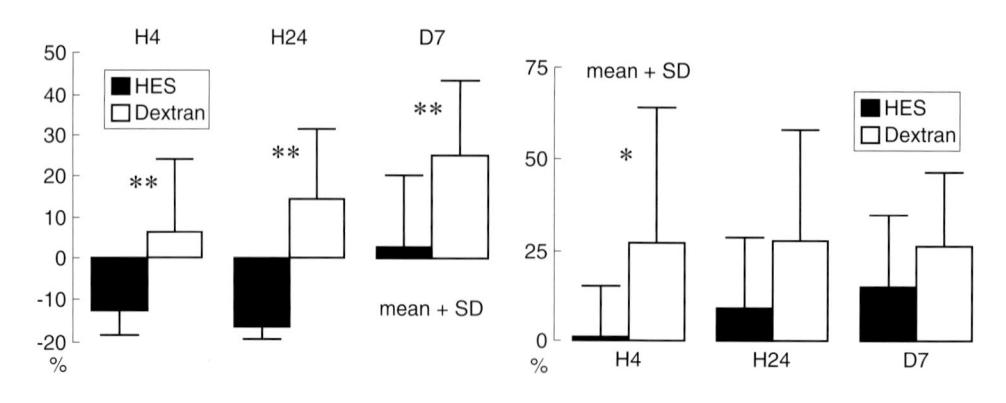

図15 術前血液希釈後の赤血球集合性、血液粘度の変化

血液希釈4時間後(H4)、24時間後(H24)、7日後(D7)におけるHES200/0.6液、デキストラン60液の比較

(Lartigue B, Barre J, Nguyen P, Potron G. Comparative study of hydroxyethylstarch 200/0.62 versus dextran 60 in hemodilution during total hip replacement: Influences on hemorheological parameters. Clin Hemorheol 13：779-789, 1993 より引用)

0.55(Hespander®)では集合が認められないことを報告している。またAudibertら[32]は成人患者を対象として1,130mlの6％HES200液で術前血液希釈を行いcouette粘度計(LS Contraves社)で血液粘度測定した。その結果、粘度は1.15mPa/sから1.22mPa/sに上昇したが、赤血球集合計(erythrocyte aggregometer：Affibo社)で測定した赤血球の集合性には変化が認められなかったと報告している。一方、Lartigueら[33]も術前血液希釈に20ml/kgの6％HES200/0.6液、および6％デキストラン60液を使用して、Audibertら[32]と同じ機器を用いて血液粘度、赤血球集合性を観察した。その結果は図15に示すごとく、HES液使用では希釈4時間、24時間後まで赤血球集合はむしろ抑制され、血液粘度の上昇も軽度であった。これに反しデキストラン60液の使用では、HES液使用に比較して赤血球集合性、粘度ともに上昇していた。

このような赤血球の集合は赤血球沈降速度と平行している[34]。Neffら[35]は図16に示すように、使用したHES製剤の血漿中濃度の上昇とともに二次関数的に赤血球沈降速度が上昇することを認めている。そして、その傾向はHES130/0.4に比してHES200/0.5で著しいことも認めた。したがって臨床的には赤血球集合計を使用しなくても、赤血球沈降速度を測定して赤血球の集合の程度を推測することができる。

註5 赤血球の集合(aggregation)は凝集(agglutination)とは異なり、集合を発生させている条件が消失すると再びそれぞれの赤血球に分離する。すなわち、この現象は可逆的である。ある種の膠質液は赤血球のみならず白血球にも集合を発生させる。この性質を白血球回収(leukapheresis)の際に利用する。一般に高分子になるに従い集合を発生させる傾向を示し、また線状分子(コロイド)ほどその傾向が大となる。

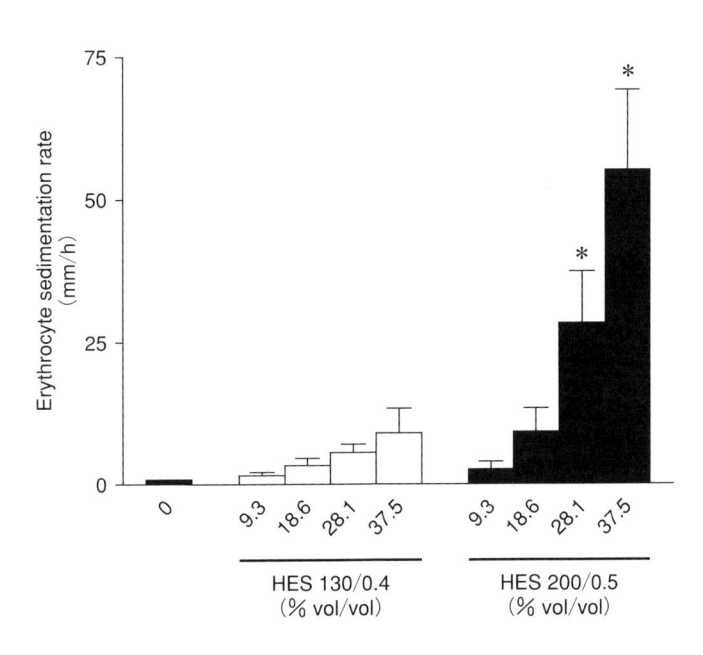

図16 Ht＝25％に調整した血液中の異なる分子量HESの濃度と赤血球沈降速度との関係
（HES130/0.4とHES200/0.5との比較）
平均値±標準偏差，＊：P＜0.001

〔Neff TA, Fischer L, Mark M, Stocker R, Reinhart WH. The influence of two different hydroxyethyl starch solutions（6％ 130/0.4 and 200/0.5）on blood viscosity. Anesth Analg 100：1773-1780, 2005 より引用〕

参考5 血液型判定と赤血球集合

　HES製剤、とりわけ比較的分子量が大である（MW＞200kD）HES製剤使用で生じる赤血球集合が血液型判定を障害することがある。Jamesら[36]はHES450を使用した場合、その血液中濃度が575mg/dl以上となると赤血球の集合が生じ、これとその赤血球と抗血清との反応で生じた凝集（agglutination）との判別を困難にすると報告している。このように凝集の疑陽性が疑われる場合にはHES分子が混在する血液に十分量の生理食塩液を添加し、赤血球を洗浄して赤血球に付着したHESを取り除いた後で血液型判定を行うと正しく判定することができる。

参考6 viscosity gradient index（VGI）

　血液はnon-Newtonian性（非ニュートン流体性）、すなわち流速が低いときには高い粘度を示す。低いズリ速度（shear rate）で測定した粘度値を高いズリ速度で除した値を viscosity gradient index（VGI）という。この値が大となるほど非ニュートン流体性が著明となる。非ニュートン流体では微小循環系での血流速度が著しく低下したとき、あるいは微小循環系中の血液のHt値が低下したときに赤血球の集団と他の赤血球集団との間に血漿のみの部分が生じる。いわゆる血漿スキミング（plasma skimming）の状態を生じる。

6 アミラーゼ作用

澱粉は α アミラーゼ、β アミラーゼによって分解される。これらの中で β アミラーゼは澱粉のブドウ糖鎖(pyranose 鎖)の末端から分解する酵素(exo-enzyme)である。一方、α アミラーゼはブドウ糖鎖の中間点から分解する酵素(end-enzyme)である(図17)。しかしながら hydroxyethyl 基の導入によりその分解は抑制される。とくに β アミラーゼによる分解は α アミラーゼに比して著しく抑制される。Thompson ら[37]によると図18のごとく、HES 製造のもとになる澱粉の分解速度はブドウ糖のそれよりも速やかで 90 分でほぼ完全に分解される。しかしこれに hydroxyethyl 基を導入(DS:0.66〜0.75)して成犬に投与した場合、最初の 20〜30 分間は低分子 HES 分画の尿中への排泄によると思われる血液中 HES 濃度の比較的急速な低下を示したが、その後はアミラーゼによる分解と思われるほぼ直線的でやや緩徐な低下を示した。このような hydroxyethyl の効果はそれが澱粉分子に多く導入されると、すなわち DS 値が 0.9 以上になると、ほとんど α アミラーゼの作用を受けなくなる。Husemann ら[38]によると、MS 値が 1.03 になると完全に分解が抑制されるという。Yoshida ら[6]は hydroxyethyl 基の導入は比較的ランダムに行われることを示唆し、そのため MS が 1.03 にならないかぎりブドウ糖鎖の各所に α アミラーゼが作用して分解は発生すると報告している。また DS が大となれば分解開始も遅れ、同一分解率を得るのに長時間を要することが Banks ら[10]によって認められている。また C2/C6 比が大となれば DS 値が等しくても分解は抑制される[6)15)]。しかし C2/C6 値が一定値に達すると、それ以上では一定の分解抑制となる。すなわち図19に示されるごとく、C2/C6 比が 3.0 以上では分解率は変化しない[6]。一方、DS 値が 0.4〜

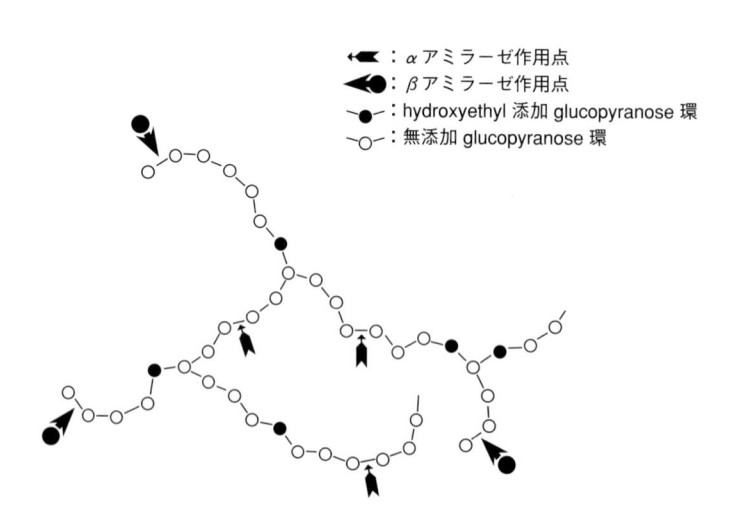

図17 アミラーゼによるブドウ糖連鎖分解作用点

β アミラーゼはブドウ糖連鎖の末端のみに作用する。これに反して α アミラーゼは連鎖中間点に作用する。また、いずれも hydroxyethyl 基が添加された glucopyranose 環から少なくとも 2 連鎖離れた箇所に作用する。

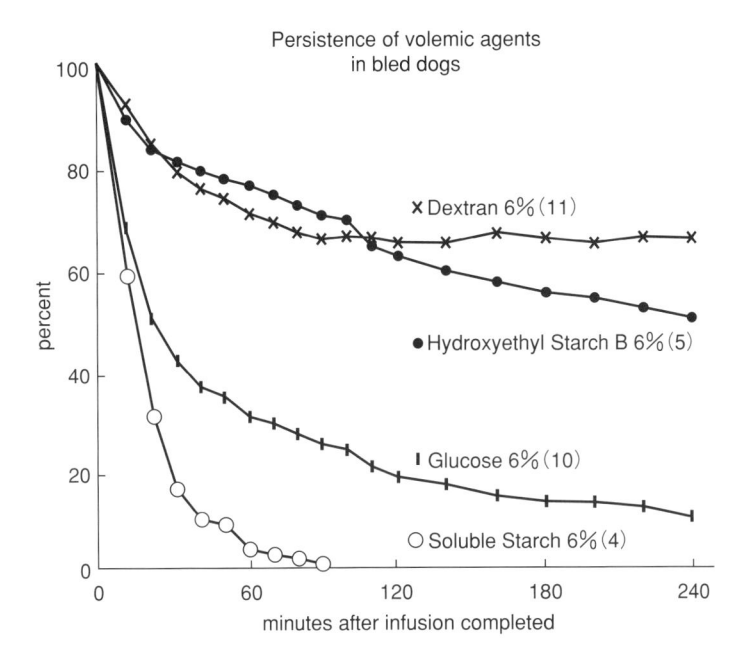

図18 生体に投与した澱粉、ブドウ糖、HES、デキストランの血液中濃度変化
（ ）内は実験回数。

(Thompson WL, Britton JJ, Walton RP. Persistence of starch derivatives and dextran when infused after hemorrhage. J Pharmacol Exp Ther 136：125-132, 1962 より引用)

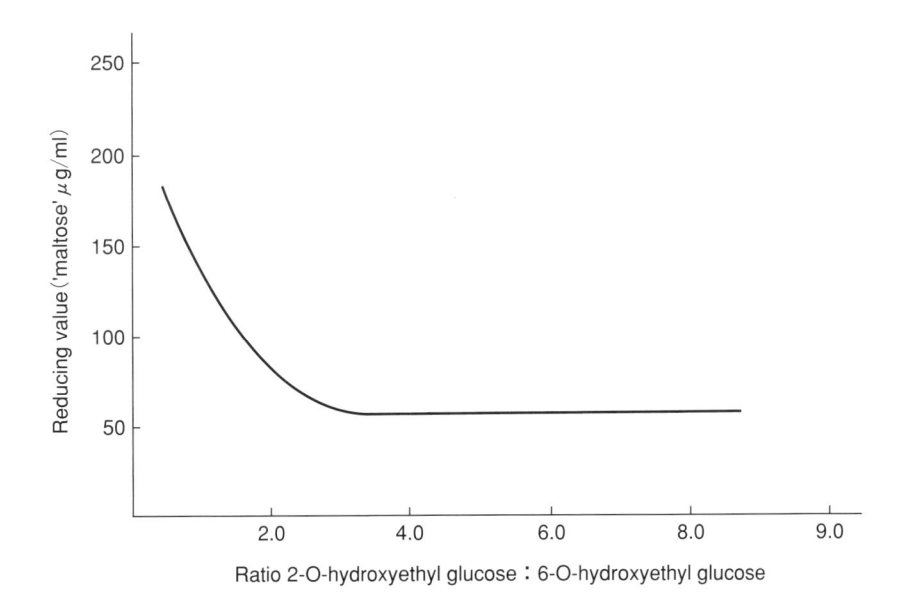

図19 C2/C6 比が HES 分解に及ぼす影響

〔Yoshida M, Yamashita T, Matsuo J, Kishikawa T. Enzymatic degradation of hydroxyethyl starch Part Ⅰ. Influence of the distribution of hydroxyethyl groups on the enzymatic degradation of hydroxyethyl starch. Stärke 25：373-376, 1973 より得られたデータを Mishler JM (Mishler JM. Pharmacology of Hydroxyethyl Starch. Oxford：Oxford University Press；1982. p30) が改変して引用〕

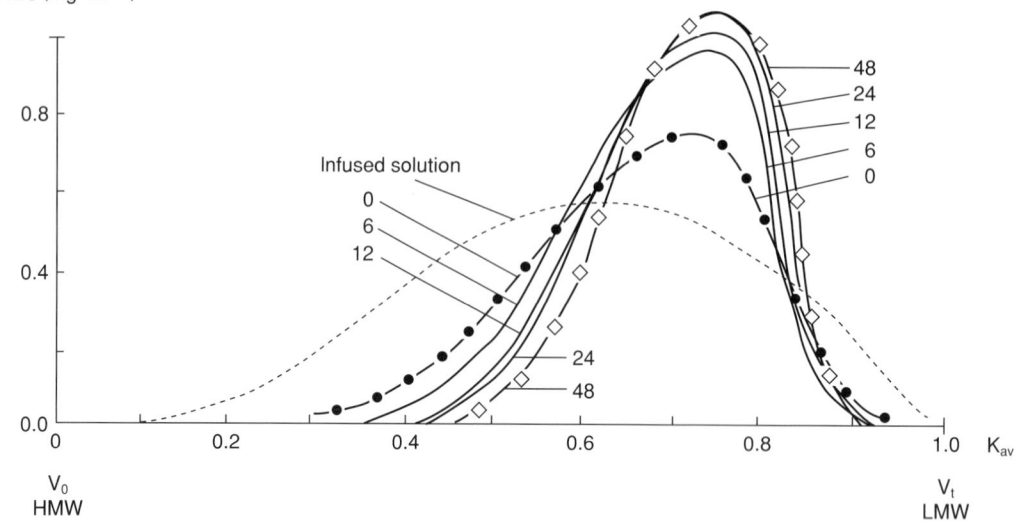

図20　HES 350/0.06 を健康人に投与した後の血漿中の HES 分子量分画濃度変化

　Sepharose CL-4B にて各分子量分画を分離して，その濃度を測定している。各曲線に付された数字は投与後の時間(hr)を示している。低分子分画は尿中への排泄により速やかに濃度低下を示し，比較的高分子分画の HES はアミラーゼの作用により低分子分画化し，尿中への排泄が速やかでない一定の高分子分画（図中では $0.75〜0.8K_{av}$）に集積していることが認められる。この図では高分子分画（HMW）が左に，低分子分画（LMW）が右に位置している。

(Mishler JM, Parry ES, Borberg H. Changes in the molecular size distribution and posttransfusion survival of hydroxyethyl starch 350/0.60 as influenced by a lower degree of hydroxyethylation. A study in normal man. J Clin Pathol 33：880-884, 1980 より引用)

0.5 では比較的速やかに分解されるので，それにともない血液中の HES 分子の分子量分布が変化する。一方，投与された HES の低分子分画は速やかに尿中に排出されるので，アミラーゼにより分解された HES の中でも高分子分画のもののみが血液中に残存し，これが血液中から検出される。Mishler ら[39]は 6％ HES350/0.6（HES 量として $30g/m^2$）を健康成人に 52〜67 分間で投与し，その後の各分子量分画分布から見た血液中濃度変化を観察した。図20 に見られるごとく，低分子分画 HES はアミラーゼに分解されるとともに，腎臓から尿中に排出されて速やかに血漿中から消失している。一方，高分子分画はアミラーゼにより分解されて低分子化されるが，なお比較的高分子分画にあるため尿中に速やかに排出されない。そのため図中の $0.8K_{av}$ の分子量分画に集積が見られるようになる。実際に hydroxyethyl 化がアミラーゼによる分解を抑制して，HES 血液中濃度に及ぼす影響は 表4 のごとく，DS=0.5 のものの投与 24 時間後の血液中濃度は投与 30 分後のものの 14％であったが，DS 値を 0.60〜0.66 とすることによって約 50％に上昇している。なお両者には C2/C6 比に差が認められるが，ともに C2/C6 比が 3.0 以上であって 図19 に示したごとく，C2/C6 比の影響はほとんど受けていない。すでに Yoshida ら[40]は C2 位に hydroxyethylation された HES 分子は C6 位のそれに比してアミラーゼの作用に抵抗性があることを報告している。事実，Jung ら[28]によれば 表5 に示されるごとく，C2/C6 比が 4.6 から 10.8 に上昇することによってわずか

表4　静脈内投与したHESの血液内濃度に及ぼすDSの影響

HES	Time after end of infusion				
	0.5h	1h	3h	6h	24h
6% HES200/0.5/4.8	431±33	376±28	245±36	170±29	59±10
6% HES200/0.6〜0.66/9.5	620±44	578±70	502±43	424±50	312±45

HES200/0.5/4.8(HES分子量/DS値/C2/C6比)
HES200/0.5〜0.66/9.5(HES分子量/DS値/C2/C6比)

(Jung F, Koscielny J, Mrowwietz C, Pindur G, Foerster H, Schimetta W, Kieswetter H, Wenzel E. Elimination kinetics of different hydroxyethyl starchs and effects on blood fluidity. Clin Hemorheol 14：189-202, 1994 より引用)

表5　C2/C6値がアミラーゼによるHES分解に及ぼす影響

HES	Time after end of infusion				
	0.5h	1h	3h	6h	24h
10% HES200/0.5/4.6	812±99	759±94	491±68	359±54	108±27
10% HES200/0.5/5.8	883±78	768±76	587±46	419±39	144±20
10% HES200/0.5/10.8	1,025±85	935±69	747±58	608±52	321±35

(Jung F, Koscielny J, Mrowwietz C, Pindur G, Foerster H, Schimetta W, Kieswetter H, Wenzel E. Elimination kinetics of different hydroxyethyl starchs and effects on blood fluidity. Clin Hemorheol 14：189-202, 1994 より引用)

ながら投与後のHES分子の血液中残存量の上昇、すなわち分解率の低下が認められる。またTreibら[41]が10日間にわたり連日一定量のHES製剤を投与した症例での2、3の臨床研究を総合して検討した結果では表6のごとく、C2/C6比が高いものでは同一DS値のものに比して血液中濃度が維持されることが示されている。

なお、HES製剤の生体への投与にともない血漿中のアミラーゼ濃度の上昇が認められる(第4章高アミラーゼ血症参照)。中條ら[42]が手術中の出血に対してHES液を使用し、これをデキストラン使用群と比較したところHES群において血漿中のアミラーゼ値に有意な上昇が認められた。またDurrら[43]は500mlの6% HES液投与にともない、血漿アミラーゼ値の上昇と尿中へのアミラーゼ排出を認めた。同様にKöhlerら[44]も臨床例でHES製剤投与にともない、血漿中のアミラーゼ値が投与前値の2倍に上昇することを認めている。しかしKöhlerらは、投与したHESは血漿中のアミラーゼと結合体(amylase-starch complex)を作るため、尿中アミラーゼ値の上昇は生じないとしている。そして図21のごとく、血漿中のHES濃度が低下とともに血漿中のアミラーゼ濃度も低下することをJungheinrichら[45]も認めている。

表6 毎日連続HES投与症例におけるC2/C6比のHES血液中濃度変化に及ぼす影響

	Type of HES			
	200/0.62	200/0.5/13	200/0.5/6	70/0.5
Total amount infused in grams	500	750	750	450
In vivo MW in kDa on day 10	120.6	95.0	84.1	57.5
Comparative degradation rate	Slow	Slow	Fast	Fast
Serum concentration after 10 days in g/*l*	25.3	12.0	5.8	2.6
Volume effect gauged as decrease in hematocrit(%)	19.0	22.4	22.3	16.0

10日間、毎日連続してHES液を脳循環改善を目的に投与した臨床成績報告数論文を総合して作成したデータ。200/0.5/13と200/0.5/6との比較においてC2/C6比の血中濃度への影響が見られる。

(Treib J, Baron J-E, Grauer MT, Strauss RG. An international view of hydroxyethyl starches. Intensive Care Med 25：258-268, 1999 より引用)

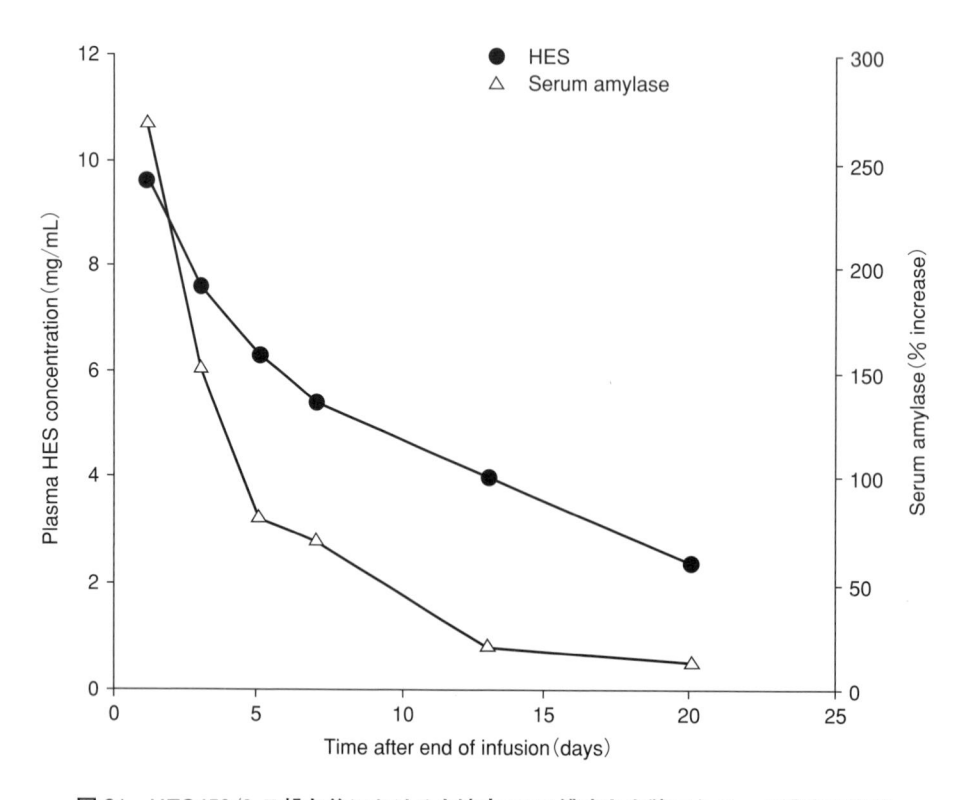

図21 HES450/0.7投与後における血液中HES濃度と血漿アミラーゼ濃度の推移

(Jungheinrich C, Neff TA. Pharmacokinetics of hydroxyethyl starch. Clin Pharmacokinet 44：681-700, 2005 より引用)

7 体内分布・排泄

1 血漿中濃度

　血液中に投与された HES の濃度推移は、その HES の分子量、DS 値、C2/C6 比、さらに投与量、生体の体液量、腎機能などにより多様に変化する。Bogan ら[46]が成犬にアイソトープを標識した HES（MW：50〜2,000 kD）の 6％溶液、2.0〜2.7 ml を投与した際の血液中 HES 濃度の推移は 表7 のごとくで、その半減期はほぼ 6 時間であったと報告している。また Thompson ら[47]が 25 ml/kg の HES435/0.7 を 6％液として成犬に投与した際の半減期は 図22 のごとく、12 時間と推定している。その後、Klotz ら[48]は 1987 年までに発表された諸家の報告での半減期を 表8 にまとめた。これによると、その分子量、DS 値により血液中半減期（$t_{1/2}$）は 2.7 時間から 48 日にまで分散していた。中條ら[42]は手術中の出血に対して 6％ HES450/0.7 液を使用し、その血液中濃度推移を 6％デキストラン 70 液の投与と比較した。その結果は 表9 に見られるごとく、投与後 168 時間ま

表7　HES（MW：50〜2,000 kD）の 6％溶液、2.0〜2.7 ml を投与した際の血液中 HES 濃度の推移（血中半減期は 6 時間と推定される）

Time	Blood (% of initial level)	Urine (% of total injected-cumulative values)
0.5 hr	61±1.3[a]	—
1　hr	50±1.3	46.0±2.5[a]
2　hr	42±1.4	58.2±0.6
3　hr	37±1.7	65.7±1.4
4　hr	31±0.8	—
5　hr	27	74.3±0.9
8　hr	20±0.8	79.6±0.4
12　hr	15.1±0.5	82.1±1.5
1　day	9.4±0.1	—
2　days	4.8±0.5	—
4　days	2.3±0.15	—
6　days	1.4±0.2	—
8　days	1.0±0.1[b]	—
10　days	0.6[c]	—
13　days	0.2[c]	—
22　days	0.1[c]	—

[a] Mean±SE, [b] Values for 2 dogs, [c] Values for 1 dog

（Bogan RK, Gale GR, Walton RP. Fate of 14C-labeled hydroxyethyl strach in animals. Toxicol Appl Pharmacol 15：206-211, 1969 より引用）

表8 諸家の報告でのHES血液中半減期($t_{1/2}$)

Authors	Analytical methods	Subjects	Starch species	Duration of observation (days)	1% level[a]	$t_{1/2}$	Urinary excretion % of dose (time)
Boon et al. (1976)	Anthrone SRID	5V	450/0.7	119	>1% after 17 weeks	30 days	
Hulse et al. (1983)	?	8P (renal insuff.)	450/0.7	28		15.2 days	42 (48h)
Köhler et al. (1977)	Anthrone GPC	45P (renal insuff.)	450/0.7	2		1.5 days, if GFR>2ml 2.0 days in dial. out-P 8.5 days in dial. in-P	no restriction, if GFR>30ml
Förster et al. (1981)	Modified glycogen	? V	450/0.7	10			45 (48h)
Maguire et al. (1981)	Anthrone	14V (leucapheresis)	450/0.7	9 mo		48 days	
Metcalf et al. (1970)	Anthrone	16P (minor surgery)	450/0.7	3	16 days	67 hours	46.8 (48h)
Mishler et al. (1977[b])	Anthrone	4V	450/0.7[b]	20		31.2 days	
Mishler et al. (1977[a])	Anthrone	4V	450/0.7[b]	20			41～46 (168h)
Mishler et al. (1980)	Anthrone GPC	5V	450/0.7	119	<1% after 17 weeks		
Yacobi et al. (1982)	Anthrone	10V	450/0.7	83	<3% after 63 days	48 days	46 (48h)
Köhler et al. (1982)	Anthrone	10V	200/0.5	35	3～4 weeks	21 days	53.7 (24h)
Mishler (1980)	Anthrone	6V (nonfasting) 6V (fasting)	200/0.5	4		3.9 hours 2.7 hours	50 (24h) 66 (24h)
Own unpublished results	HPLC	4V	200/0.5	42		5.2 days	40 (48h)
Korttila et al. (1984)	Anthrone	6V	40/0.7 125/0.7	2			57 (48h) 32 (48h)
Mishler et al. (1978)	Anthrone	7V	150/0.7	4			50 (72h)

[a]：投与量の1%レベル、[b]：3日の投与量
測定法　SRID：single radial immunodiffusion法、GPC：ゲル透過クロマトグラフィー法、HPLC：高圧液体クロマトグラフィー法、GFR：glomerular filtration rate、P：患者、V：健康志願者

(Klotz U, Kroemer H. Clinical pharmacokinetic considerations in the use of plasma expanders. Clin Pharmacokinet 12：123-135, 1987より引用)

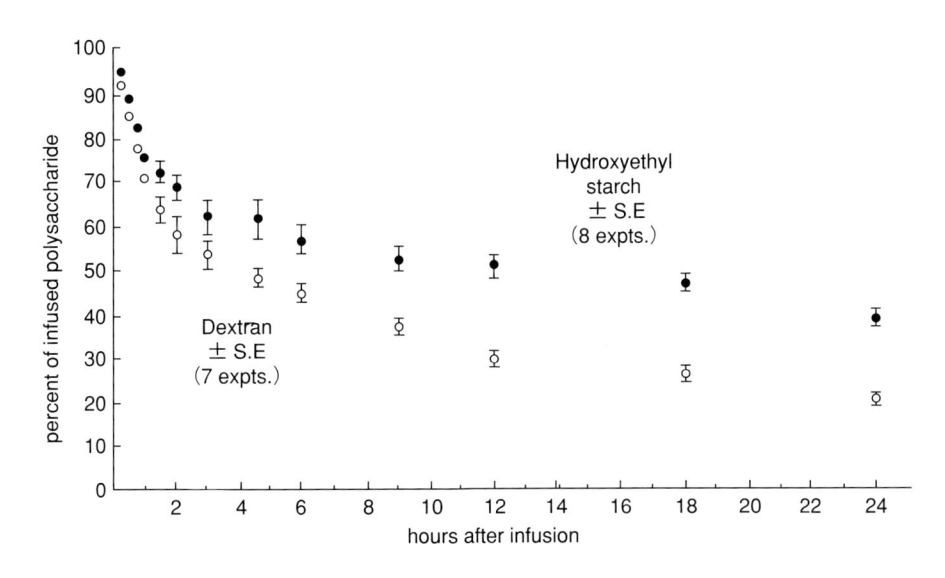

図22 成犬にHES435/0.7の1.5g/kg投与後における血液中HES濃度推移（デキストラン70との比較）
HES血中濃度の半減期は12時間と推定される。

(Thompson WL, Fukushima T, Rutherford RB, Walton RP. Intravascular persistence, tissue storage, and excretion of hydroxyethyl starch. Surg Gynecol Obstet 131：965-972, 1970 より引用)

表9　HES450/0.7投与後における血液中濃度（デキストラン70との比較）

研究群	直後	注入後時間				
		1時間	2時間	24時間	72時間	168時間
Dx	115±19	93±15	83±13	26±4	9±6	1±1
HES	116±23	105±19	100±17	37±7	19±3	11±2

Dx：デキストラン70、HES：HES450/0.7

(中條信義, 高折益彦, 中西代志夫, 美馬　昴, 小林芳夫. 代用血漿剤 Hydroxyethyl Starch 液の臨床応用. 麻酔 21：138-147, 1972 より引用)

で常にHESの血液中濃度は高く、さらにHESの血液中滞留時間が長いことが認められた。そしてHES450/0.7の半減期は10時間と推定した。近年、HES130/0.4、あるいはHES200/0.5などの比較的低DS値のHES製剤が生産されているが、Jungheinrichら[45]の報告ではHES130/0.4で投与後8～10日の血液中濃度は初期投与量の0.0005％、HES200/0.5で0.012％、そして24～28日ではそれぞれ0.0002％、0.010％となり、さらに52日には0.0001％、0.003％ときわめて低濃度となることが観察されている。またLeuschnerら[49]の報告では表10のごとく、HES130/0.4の0.7g/kg量を18日間にわたり毎日投与した場合でも、その最終投与3日後では投与量の0.0007％が血液中に残存し、その半減期は11時間と推測されている。なおHES200/0.5の同様な投与では3日後0.0081％、10日後にはそれぞれ0.0005％、0.0021％となっていた。諸家の報告[50]～[52]を総合して提示したJungheinrichら[53]のHES450/0.7との比較では図23のごとく、DS値が0.5以上のHESで

表10 HES130/0.4およびHES200/0.5をラットに14日間投与した後の血漿中、臓器内HES濃度

Organ	Days after the last administration								
	3		10		24		52	
	HES130 (n=8)	HES200 (n=8)	HES130 (n=8)	HES200 (n=8)	HES130 (n=4)	HES200 (n=4)	HES130 (n=4)	HES200 (n=4)
Carcass	3.032±0.238	6.021±0.615[a]	1.560±0.191	3.285±0.332[a]	1.093±0.048	2.333±0.447[a]	0.487±0.165	2.034±0.353[a]
Liver	1.086±0.211	1.439±0.152[a]	0.365±0.057	0.564±0.132[a]	0.236±0.060	0.453±0.060[a]	0.049±0.009	0.259±0.168
Kidney	0.111±0.014	0.125±0.016	0.053±0.009	0.047±0.006	0.024±0.001	0.025±0.006	0.019±0.006	0.019±0.005
Spleen	0.074±0.025	0.119±0.038[a]	0.048±0.009	0.059±0.024	0.027±0.006	0.035±0.006	0.029±0.003	0.058±0.022
Lymph node	0.019±0.008	0.013±0.007	0.011±0.006	0.012±0.006	0.003±0.000	0.010±0.007	0.062±0.011	0.078±0.053
Plasma (% of dose/mL)	0.0007	0.0081	0.0005	0.0021	0.0002	0.0008	0.0001	0.0003
Excretion/24h (urine and faeces)	0.171	0.219	0.055	0.052	0.030	0.039	0.017	0.020

[a]: Significant (both Student's t-test and Wilcoxon's test), $P<0.01$.

[Leuschner J, Opitz J, Winkler A, Scharpf R, Bepperling F. Tissues storage of ^{14}C labelled hydroxyethyl starch (HES) 130/0.4 and HES200/0.5 after repeated intraveous administration to rats. Drug R & D 4 : 331–338, 2003 より引用]

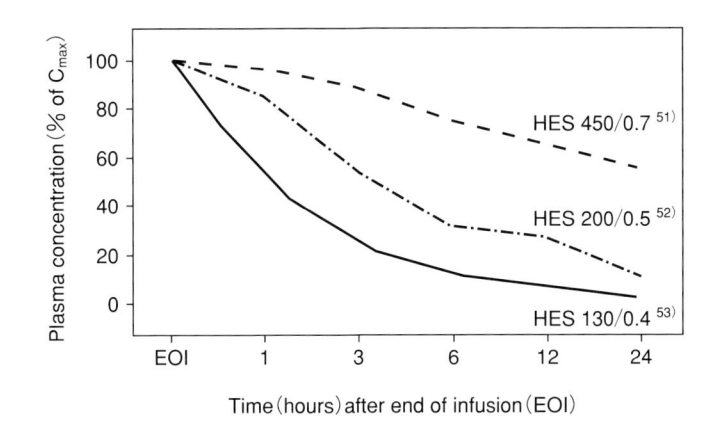

図23　6% HES450/0.7、HES200/0.5、HES130/0.4液の500mlを成人志願者に投与した際の
血漿中各HES濃度の24時間推移

HES450/0.7：Mishler 本文引用論文50)、HES130/0.4：Köhler 本文引用論文51)、HES130/0.4：Waitzinger 本文引用論文52)の論文のデータを著者 Jungheinrich が総合して作成し、比較している。

(Jungheinrich C. The starch family : Are they all equal? Pharmacokinetics and pharmacodynamics of hydroxyethyl starches. Transfus Alter Transfus Med 9：152-163, 2007 より引用)

は血漿内への蓄積が認められる。また Leuschner ら[49)]のラットに10% HES130/0.5液、10% HES200/0.5液を18日間投与した後での血漿中濃度の推移は表10のごとく、HES200/0.5の血漿中濃度の低下が著しいことが認められている。Wiedler ら[54)]は健康成人志願者に500mlの10% HES200/0.5液、あるいはHES量としては同量の6% HES200/0.62液を投与した結果、その血漿中濃度変化は2相分画モデル（two compartment model）で表されることを認めた。第1相でのHES200/0.5の半減期は3.35時間、HES 200/0.62では5.08時間であった。そして第2相での半減期は前者で30.61時間、後者では69.69時間と認められた。すなわち、後者では第2相の半減期が前者に比して延長する傾向が見られた。これには投与されたHES製剤の濃度の影響も存在することが認められた。

以上は単回投与の場合での血漿中HES濃度推移であったが、反復投与した場合の血漿中濃度についても検討されている。Mishler ら[50)]は6% HES450/0.7液を毎日500ml、3日間連続して健康成人志願者に投与した場合、表11に見られるごとく2日目の投与直後のHES血清濃度は前日のそれより高く、さらに3日目でのそれは2日目のそれを上回ることを認めた。しかし12時間までのその濃度低下はほぼ平行していた。そして同時に測定した血漿中アミラーゼ値は次第に上昇しHESのクリアランスが亢進されるものと解釈した。Kroemer ら[55)]は10% HES200/0.5液（Haes steril®）を投与開始から5日までは1,000ml、それ以後は500mlを成人患者を対象として投与し、その血液中濃度を図24のごとく、10%デキストラン40（Rheomacrodex®）の投与のそれと比較検討した。その結果はデキストラン40液では蓄積と思われる血漿中濃度の上昇が見られたが、HES200/0.5では認められなかった。一方、Lehmann ら[56)]は低分子で、かつDS値の低い6% HES70/0.5液の835mlを毎日、4時間の注入速度で5日間、健康成人志願者に投与した結果、図25に見られるごとく、わずかながらHESの血液中蓄積が認められた。この反復投与にともな

表11　500mlの6% HES450/0.7を健康成人志願者に毎日15ml/minで点滴投与した際の血清濃度変化

	1 day	2 day	3 day
Serum Concentration (mg/ml)			
Immediat. after infusion	7.95	10.27	14.78
6 hours after	5.30	8.25	12.70
12 hours after	4.54	6.34	10.05
Clearance (mg/ml/h)	0.128	0.147	0.204
Serum amylase (% of the initial)	72	206	288

成績の一部は図にて提示されたデータを引用者が数値化した。

(Mishler JM, Borberg H, Emerson PM, Grosss R. Hydroxyethyl starch：An agent for hypovolemic shock treatment Ⅰ. Serum concentration in normal volunteers following three consecutive daily infusion. J Surg Res 23：239-245, 1977 より引用)

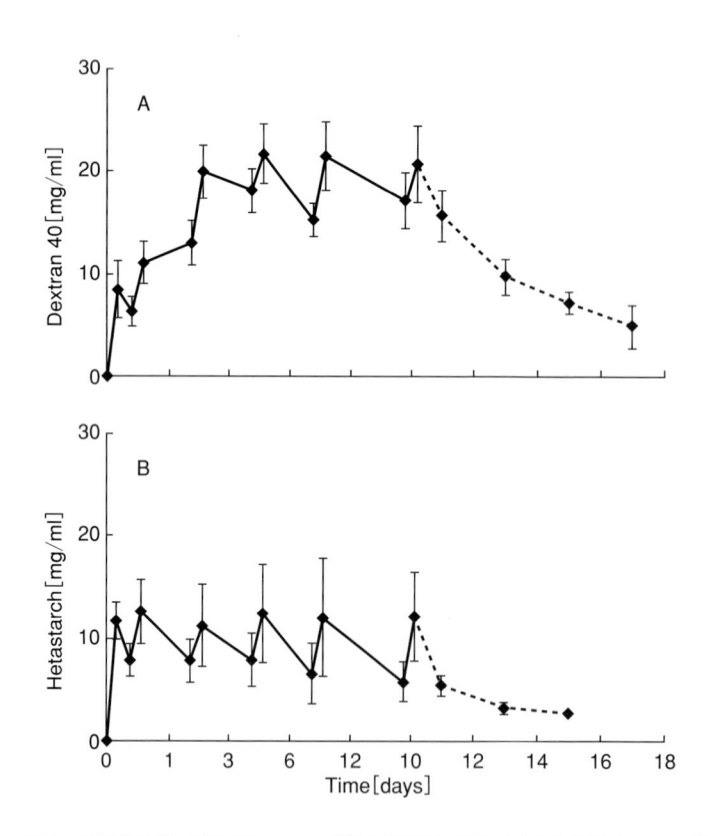

図24　10% HES200/0.5液(Haes steril®)反復投与後における血液中HES濃度変化
〔10%デキストラン40(Rheomacrodex®)との比較〕

成人患者を対象としてそれぞれの膠質液を投与開始から5日までは2×500ml/day、以後10日までは1×500ml/day投与した。

(Kroemer H, Haass A, Mueller K, Jaeger H, Wagner EM, Heimburg P, Klotz U. Haemodilution therapy in ischemic stroke：plasma cencentrations and plasma viscosity during long-term infusion of dextran 40 or hydroxyethyl starch 200/0.5. Eur J Clin Pharmacol 31：705-710, 1987 より引用)

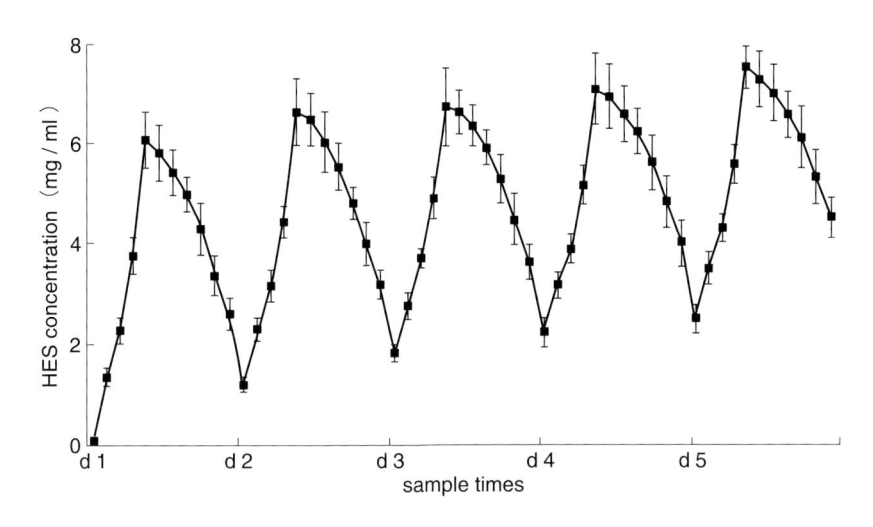

図25　6％HES70/0.5液の反復投与後における血液中HES濃度変化
成人志願者を対象として5日まで毎日835ml/4hを投与した。

〔Lehmann G, Asskali F, Foester H. Pharmacokinetics of hydroxyethyl starch (70/0.5) following repeated infusions. Transfus Med Hemother 30：72-77, 2003 より引用〕

う血液中HES濃度変化の相違はKroemerら[55]のHES投与間隔が第2回目から2日、あるいは3日となったためと思われる。しかし10％HES130/0.4液の500mlを毎日、10日間連続投与したWaitzingerら[57]の成績では、初回投与後のHES血漿中濃度は7.78mg/ml、10日目のそれは7.38mg/mlであり、またこの10日間での尿中HES排泄量も30〜33g/dayで蓄積傾向は認められなかった。すなわち、反復投与時の血液中濃度推移は投与されたHES分子サイズ、DS値、そして投与量、投与間隔によって影響を受け、複雑に変化する。

2 臓器内濃度

Boganら[46]は[14]C標識HES450/0.7〜0.8の5.7〜6.0％溶液、0.4〜1.0mlのをラットに投与し、6時間後のその体内分布を観察した。その結果は**表12**の組織重量あたりの濃度に見られるごとく、投与されたHES450は肝臓、腎臓、肺臓に比較的多く集積し、これに次いで心筋に多く認められた。ただ腎臓に関しては腎臓内の尿も含まれるため実質組織には肺臓、心筋のそれよりは少ないものと思われた。

Thompsonら[47]は6％HES435/0.7液の200〜1,000mlを雑種成犬に静脈内投与し各種臓器での濃度変化を観察した。その結果は**図26**のごとく、肝臓、腎臓、脾臓に投与初期ではほぼ同等の濃度で分布した。そして脾臓では比較的速やかに低下した。しかし肝臓の濃度低下度はその後比較的緩徐であった。一方、心筋のHESの濃度は他の臓器のそれに比して投与直後は比較的低値であって、しかも初期には比較的速やかに低下した。しかし、その後の低下度は緩徐となり、一定濃度が長期にわたり持続することが認められた。また、これら臓器以外の組織（carcass）でのHES濃度は脾臓よりは短かったが比較的高濃度に、長時間存続した。すなわち、他の臓器からのHES分子の移行があったように思われる。

表12 ¹⁴C標識 HES450/0.7〜0.8 液投与6時間後における各臓器内濃度
(対照とした¹⁴C標識ブドウ糖の臓器分布との比較)

Tissue	HES-¹⁴C % of total injected	Concentration (μCi/mg)[a]	D-Glucose-1-¹⁴C % of total injected
Blood	50.6±4.7[b]	79.4±12.4[b]	2.5[c]
Urine	25.8±1.7	—	3.6
Muscle	8.3±0.6	3.0±0.2	23.2
Liver	8.7±1.0	20.2±1.4	0.73
Intestine	3.8±1.1	9.0±0.8	0.6
Kidney	3.0±0.2	17.5±1.1	0.12
Feces	1.5±0.7	5.7±1.4	0.73
Lungs	1.1±0.2	16.1±1.3	0.03
Heart	0.47±0.03	11.7±0.8	0.05
Spleen	0.30±0.03	8.3±1.0	0.08
Expired CO_2	0.046±0.003	—	57.1

[a] To facilitate comparison, values have been adjusted to correspond to the largest injected dose (1.0 ml of 0.4 μCi/ml). The smallest dose was 0.4 ml of the same solution.
[b] Mean ± SE of 6 mice.
[c] Mean of 2 mice.

(Bogan RK, Gale GR, Walton RP. Fate of 14C-labeled hydroxyethyl strach in animals. Toxicol Appl Pharmacol 15：206-211, 1969 より引用)

　Hulseら[58]は 0.9g/kg 量の¹⁴C標識 HES450/0.7 を6％液としてラットに投与した結果、表13 のごとく投与後8日目の脾臓には投与HESがもっとも多く蓄積し、さらに28日目にはその2倍に増加していた。同様に睾丸でも組織重量あたりのHES量は比較的多く、かつその濃度の低下傾向は投与後28日までの観察中認められなかった。しかし他の臓器では投与8日を最高に18日、28日とそれぞれの臓器中濃度の漸減傾向を示した。

　Leuschnerら[49]がラットに10％ HES130/0.5、10％ HES200/0.5 液を18日間投与した後での臓器HES濃度変化は表10のごとくで、脾臓の52日間での濃度低下速度はいずれのHES製剤を投与してももっとも遅かったが、その他の組織（carcass）での濃度低下に関してはHES200/0.5での低下速度はHES130/0.5のそれに比して著しく遅延していた。また、リンパ節内濃度が52日後において上昇していることも注目される。

　以上の結果から、投与されたHESは主として肝臓、脾臓に蓄積すると思われる。またHES450/0.7投与後の臓器内濃度はHES130/0.5に比して高値を示すことが認められた。

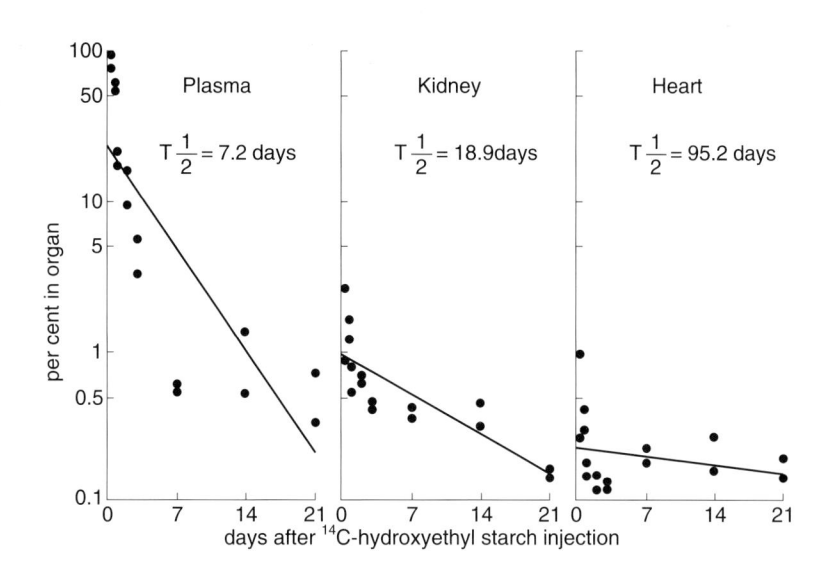

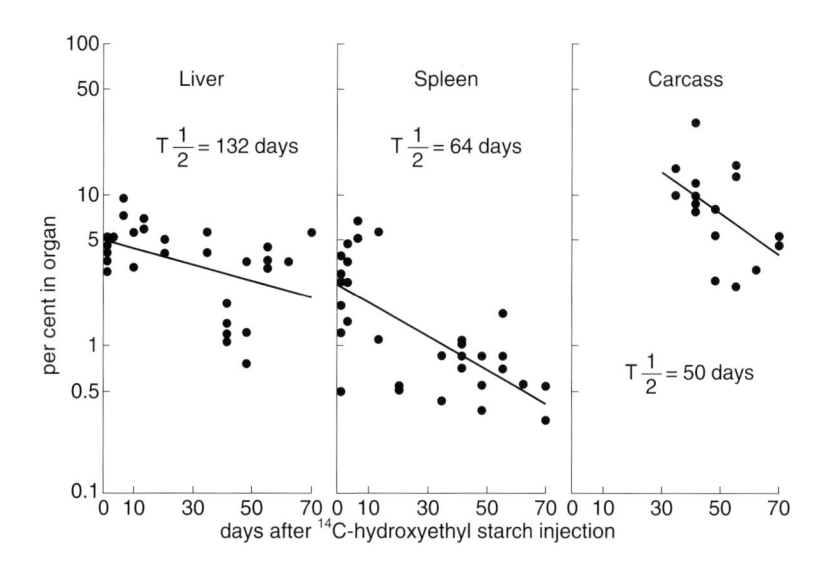

図26 平均体重270gのラットに1.2mlの6% HES435/0.7液を投与した後の
各種臓器へのHES分布とその時間的推移

(Thompson WL, Fukushima T, Rutherford RB, Walton RP. Intravascular persistence, tissue storage, and excretion of hydroxyethyl starch. Surg Gynecol Obstet 131：965-972, 1970 より引用)

表13　0.9g/kg量の¹⁴C標識HES450/0.7（Hespan®）をラット[a]に注入
8日、18日、28日後での各臓器濃度推移

Tissue	Mean tissue content μCi/g×1000		
	8 days (n=3)	18 days (n=3)	28 days (n=4)
Liver	42.9	27.1	25.8
Kidney	16.0	10.9	8.77
Spleen	249.0	301.0	437.0
Heart	25.5	21.6	15.9
Lung	37.6	32.2	24.5
Stomach	3.58	1.18	2.60
Small intest	8.85	4.67	5.83
Large intest	9.78	6.73	5.08
Testes	38.2	43.8	42.0
Brain	0.46	0.40	0.253
Serum	18.9	8.30	6.89
Carcass	—	—	1.99

[a] Rats were given 0.9g/kg ¹⁴C-HMW-HES (0.83mCi/kg) in 6% Hespan® solution via tail vein.

(Hulse JD, Stoll RG, Yacobi A, Gupta SD, Lai CM. Elimination of high molcecular weight hydroxyethyl strach in rats. Res Commun Chem Pathol Pharmacol 29：149-158, 1980 より引用)

3 排泄

　Thompson ら[47]は6% HES435/0.91、ならびに6%デキストラン70を成犬に投与して尿中へのそれぞれの排泄量を観察した。その結果は 図27 のごとく、投与24時間で投与量の30%のHESが排泄され、その量はデキストラン70の排泄量の3/4量であった。中條ら[42]は平均体重50kgの手術症例の出血に対応して平均590mlの6% HES450/0.7液を投与して、手術直後の尿中HES濃度は760mg/dl、72時間後のそれは6mg/dlであり、この72時間中の累積尿中排泄量は投与量の32%であったと報告している。Yacobiら[59]は健康志願者の10人を対象として500mlのHES450/0.7液（Hespan®）を投与して28日間にわたり、その尿中排泄HES量を観察した。それによると 図28 のごとく、投与後2日で投与量の50%が排泄され、そして28日間で約80%が排出されることを認めた。Waitzingerら[57]は前述したように、10% HES130/0.4液の500mlを毎日、10日間連続投与した場合でも1日の尿中排泄量は前日投与量の60〜66%であったと報告している。またHulseら[58]は0.9g/kg量のHES450/0.7を投与したときの尿中、糞便中へのHES移行は 図29 のごとくであった。すなわち投与2日後、8日後から28日まで尿中でのHES回収量はそれぞれ投与量の55%から60%と70%に増加し、糞便中には3%から7%、11%への増加を示した。一方、Lenzら[60]は総量として50gの10% HES200/0.5を男性志願者に投与して、3、10、24時間後の尿、および糞便中排泄量をhexokinase法にて測定した。そして尿中排泄量はそれぞれ0.02、14.91、20.20g、総排泄量35.12gであった。これに対して糞便中へは、それぞれ0.03、0.10、0.10g、総量0.23gであった。この糞便中への排泄量は過去の諸家の報告での報告量に比較してかなり低値で、そのため

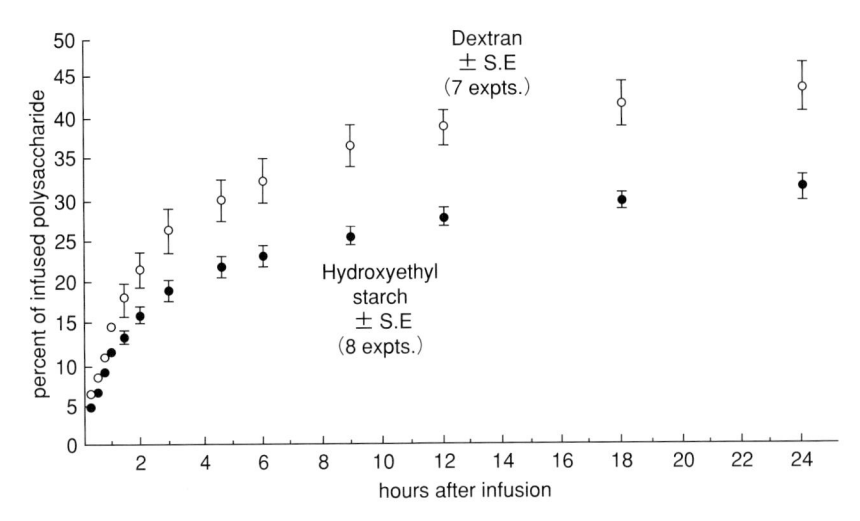

図27 成犬にHES435/0.7の1.5g/kg投与後における尿中HES排泄量推移(デキストラン70との比較)

(Thompson WL, Fukushima T, Rutherford RB, Walton RP. Intravascular persistence, tissue storage, and excretion of hydroxyethyl starch. Surg Gynecol Obstet 131：965-972, 1970 より引用)

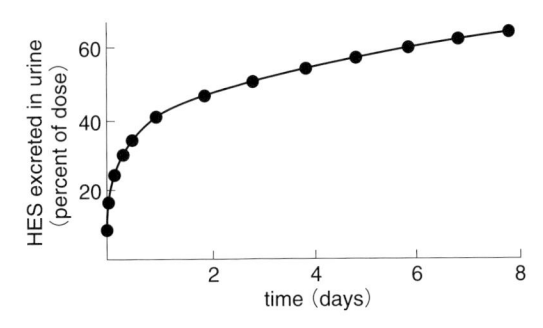

図28 成人志願者を対象として6％HES450/0.7(Hespan®)液の500mlを
投与した後の尿中HES累積排泄量(投与HESの％量として提示)

(Yacobi A, Stoll RG, Sum CY, Lai C-M, Gupta SD, Hules JD. Pharmacokinetics of hydroxyethyl starch in normal subjects. J Clin Pharmacol 22：106-212, 1982 より引用)

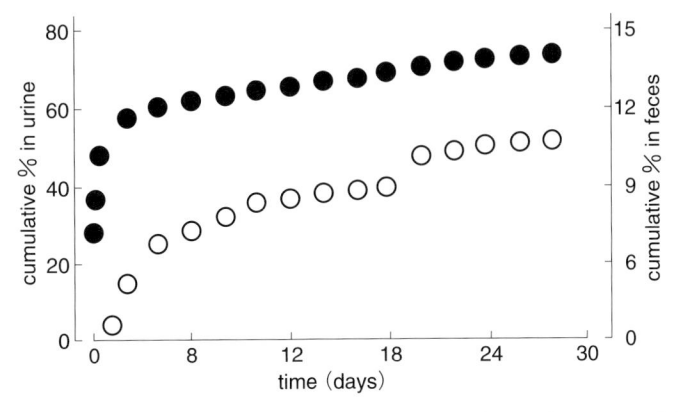

図29 6％ 14C標識HES450/0.7(Hespan®)液のラット静脈内投与後における尿中、糞便中への
HES排泄量(HES累積排泄量として提示)

(Hulse JD, Stoll RG, Yacobi A, Gupta SD, Lai CM. Elimination of high molecular weight hydroxyethyl strach in rats. Res Commun Chem Pathol Pharmacol 29：149-158, 1980 より引用)

Lenzらは HES の腸管への直接排泄はないと結論している。ただ Lenz らは投与した HES の体内分布に関しては、なお不明なところが多いと述べている。以上のように、HES 分子はそのほとんどが腎から体外に除去される。したがって腎機能障害のある場合には、HES 製剤の投与は一般的に避けなければならないとされている。また、うっ血性心不全症状のある症例への HES 製剤の投与も、その血漿量増加効果とともに腎クリアランス低下の点から注意しなければならない。

8 血漿増量効果

HES 製剤を生体に投与したときには、その投与水分量に加えて HES 自身の膠質浸透圧により血管外から血管内に移動した水分量が加算されて理論的には投与量以上の血漿量増加が期待できる。**図30**は Mishler ら[61]が健康人を対象として 14％ HES264（MS＝0.43）の 0.7g/kg（50ml/kg）を投与した際の血漿量変化である。この場合には血漿量は投与した HES 製剤容量の約 1.2 倍の増加を示している。しかし HES 投与を含めて、膠質液投与後の血漿量変化は**表14**に示すような種々の因子によって影響を受ける。そのため、これらの因子を規定しなければ血漿量増量効果、あるいは血漿量維持効果を予測することができない。

1 膠質液の種類

（1）膠質浸透圧

血管内の膠質浸透圧が上昇すれば、血管外から組織間液、さらに一部は細胞内液をも血管内に導入するため血漿量が増加する。膠質液の濃度についてはすでに**表1**に提示したように、6％ HES200/0.5 液と 10％ HES200/0.5 液とでは後者の溶液濃度は前者の 1.7 倍であるので、その容量

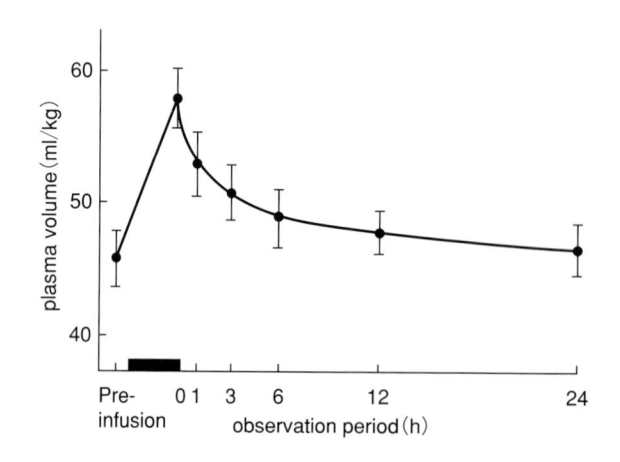

図30　健康成人に 14％ HES264 液の 50ml/kg 投与にともなう血漿量変化
　　　　■ 投与期間、平均値±標準誤差

（Mishler JM, Parry ES, Sutherland BA, Bushrod JR. A clinical study of low molecular weight-hydroxyethyl starch, a new plasma expander. Br J Clin Pharmacol 7：619-622, 1979 より引用）

表14　血漿量増量効果

1．膠質液の種類
　1）膠質液浸透圧(溶液濃度、分子量)
　2）代謝速度
　3）排泄速度
　4）溶解液の種類
2．投与速度
3．投与量
4．生体の水分バランス
5．生体の血液量(静脈圧)
6．生体の腎機能
7．生体の血管壁性状

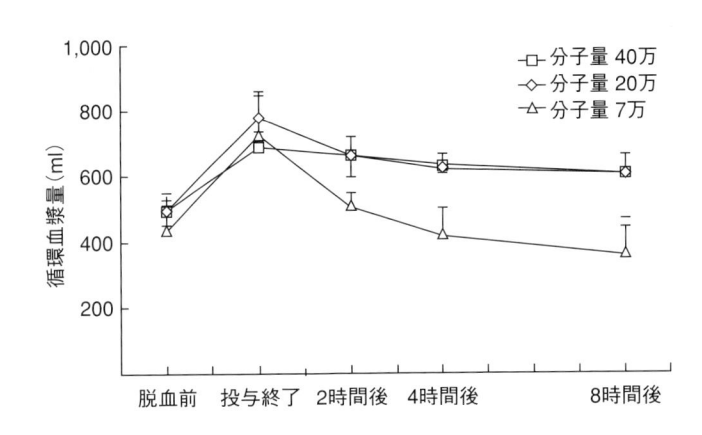

図31　異なる分子量の6％HES溶液投与後の血漿量増量効果

雑種成犬において6％HES400/0.7、6％HES200/0.62、6％HES70/0.55で40ml/kgの血液交換を行った投与直後の血漿量は、HES70/0.55にて最大の増量が認められ、HES400/0.7では最小であった。一方、HES200/0.62ではそれらの中間として認められるが、HES70/0.55のそれとの差は少ない。

(日本製薬社内資料．日本製薬大阪研究所の好意により掲載許可を得る)

効果(volume expanding effect)は130〜150/100(1.3〜1.5)倍となっている[7]。また膠質物質がコロイドとなった際の膠質浸透圧については前述したごとく(膠質浸透圧の項参照)、膠質の分子量が5kD以上では分子量の上昇とともに膠質浸透圧は低下する。そのため**図31**のごとく、分子量が大となるに従って血漿増量効果が減少する。すなわち雑種成犬で40ml/kgの血液交換を比較的小分子である6％HES70/0.55液で行った際には、大きな血漿量増量が血液交換直後に認められる。さらに、それよりも分子量が大である6％HES400/0.7液の投与の場合には血液交換中での尿中排泄、あるいはアミラーゼによる分解が少ないにもかかわらず血漿量増量効果はもっとも小さいことが認められる。そして、これらの中間分子量にある6％HES200/0.62液の血漿増量効果は両者の中間となっている。

(2)代謝速度

血漿中のHESは血液中のαアミラーゼの作用により分解されるため、その血漿量増量効果はそ

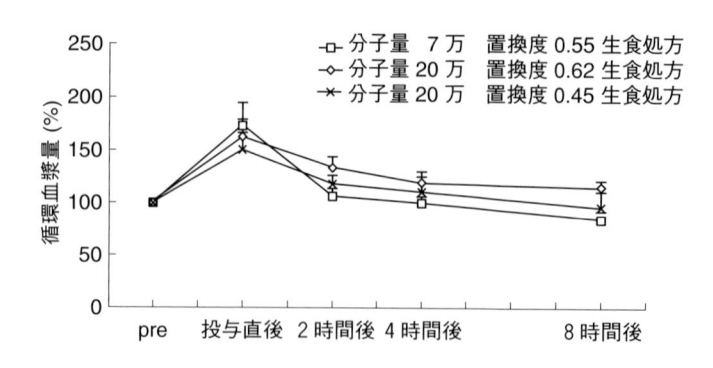

図32 HES分子のDS差による血漿量増加持続効果

雑種成犬で6% HES200/0.62と6% HES200/0.45とで40ml/kgの血液交換を施行した後の循環血漿量変化では、血液交換中にも投与HESが分解されて血漿量増量効果に差が認められるが、その後においては両者間の差が拡大されてくる。

(日本製薬社内資料．日本製薬大阪研究所の好意により掲載許可を得る)

の分解速度に応じて変化する。**図32**に見られるごとく、雑種成犬で40ml/kgの血液交換を6% HES200/0.62液と同分子量ではあるがDSが0.62に対して0.45と低いHES200/0.45液とで行った場合、すでに血液交換終了後においてHES200/0.45液での血漿量増量効果はHES200/0.65液のそれよりも少なく、さらにその後もその傾向が持続している。これは投与されたHES200/0.45分子が血液中のαアミラーゼの作用によって分解されて低分子化されるので速やかに尿中に排出され、そのため血液中にとどまる量が少なくなるための血漿量の低下と解釈できる。

(3) 排泄速度

前述したごとく分子サイズ(分子量)が小であると速やかに尿中に排泄される。そのため血漿量増量効果も持続しない。また投与中からすでに小分子分画は排泄されるので、投与直後の血漿量増量も少なくなる。**表1**に見られるごとく、HES200/0.5液投与での容量効果は3～4時間であるがHES70/0.5液のそれは1～2時間と短い。すなわちαアミラーゼによる分解速度は同等であっても、後者の腎臓からの排泄速度が前者に比較して速やかであるため、血漿量増量・維持効果ともに短縮される。一方、HES分子の腎からの排泄が少なくなれば、その増量効果は維持される。腎機能障害者では水分排泄量も減少していて、それにともなうHESの排泄量も腎機能障害者では減少している。そのため**図33**のごとく、同一量のHES液投与にともない健康人に比して大きな血漿量増量・維持効果が認められる。しかし24時間経過とともに一般に投与前血液量に回復している。一方、健康人では容量血管系の予備量が大きいために、24時間後においても投与前以上の血漿量に保たれるものと解釈されている。

(4) 溶媒・溶解液

膠質液投与にともなう血漿量変化は、膠質物質の物理・化学的性格とともに投与される溶解液の種類、その溶液の代謝によって影響される。すなわち膠質が低張液(低Na濃度)に溶解されている場合には投与された生体の血漿晶質浸透圧が低下し、抗利尿ホルモンの分泌を抑制して利尿を生じる。そのため体水分量の減少、それに比例して血漿量の減少をもたらす。小田ら[62]は5%ブドウ糖液に溶解したデキストラン60液と生理食塩液に溶解したデキストラン60液を使用して、雑種成犬

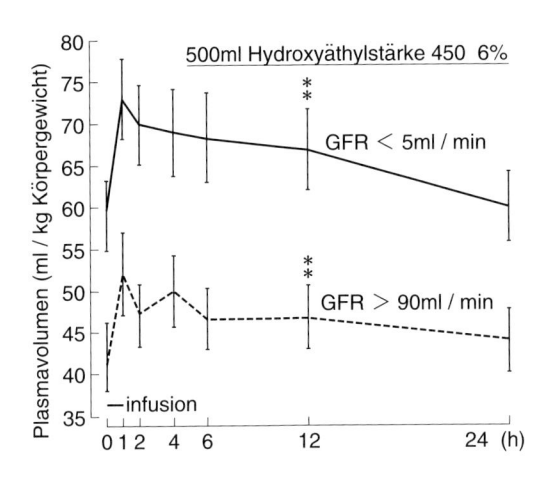

図33　腎機能低下者（GFR＜5ml/min）における HES450/0.7 投与での血漿量変化
（健康人：GFR＞90ml/min との比較）
＊＊：P＜0.01

(Köhler H, Kirsch W, Klein H, Distler A. Die Volumenwirkung von 6％ Hydroxyäthylstärke 450/0.7, 10％ Dextran 40 und 3.5％ isozyanatvernetzter Gelatin bei patienten mit terminaler Niereninsuffizienz. Anaesthesist 27：421-426, 1978 より引用)

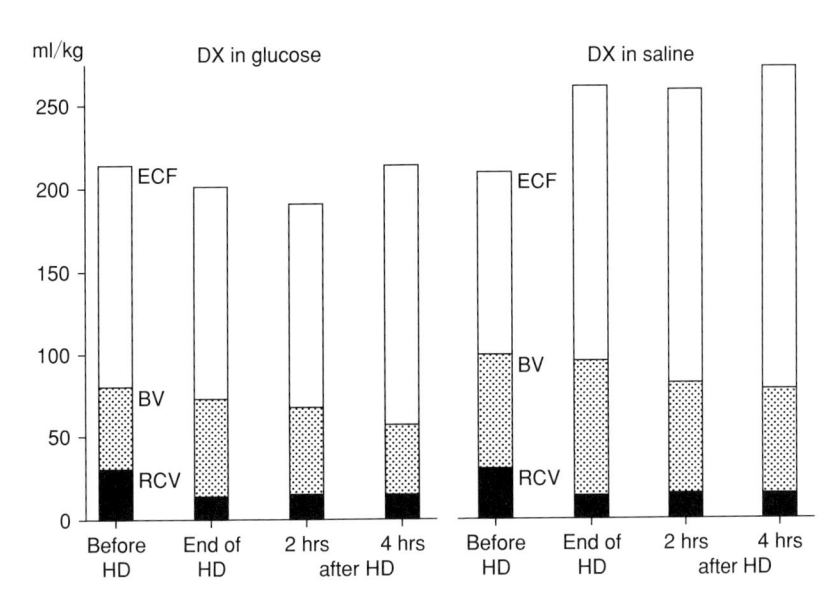

図34　5％ブドウ糖液、生理食塩液、それぞれを溶媒としたデキストラン 60 による血液希釈後の体液量変化
　赤血球量の減少は両群同等であるが BV－RCV＝plasma volume において5％ブドウ糖溶媒群（DX in glucose）で減少が見られる。そして ECF においては5％ブドウ糖溶媒群で減少傾向、生理食塩群（DX in saline）では著しい増加が見られる。
　HD：血液希釈、ECF：細胞外液量、BV：循環血液量、RCV：赤血球量

(小田武雄，高折益彦．出血に対するデキストラン投与後の体内水分分布—とくに溶媒に関する研究．医学のあゆみ 66：179-186, 1968 より引用)

でHt値が希釈前の50％になるような血液希釈を行い両群の循環血液量の変化を比較した。その結果 図34 に見られるように、5％ブドウ糖液に溶解したデキストラン60液群においては血漿量の増加が認められず、赤血球量減少量に相当した循環血液量の減少が認められた。これに対して生理食塩液に溶解したデキストラン60液群では、血漿量の増加が認められて循環血液量を希釈前値に維持していた。この際、生理食塩液に溶解したデキストラン60液群では細胞内から膠質浸透圧で導入したと思われる水分量にともない細胞外液量変化が増加しているが、5％ブドウ糖液に溶解したデキストラン60液群ではブドウ糖代謝にともなう血清浸透圧の低下から利尿を来し体水分量の減少、すなわち細胞外液の減少、ひいては血漿量の減少を来したものと解釈できる 註6 。さらに杉本ら[63)64)]は5％ブドウ糖液に溶解した膠質物質(デキストラン)での血液希釈実験で追試し、小田ら[65)]の臨床的研究での血漿量減少の機序を追試、確認した。これらの事実から、膠質液の溶媒・溶解液が等浸透圧であることの重要性が認められている。

註6 　少量蘇生液(small volume resuscitation fluid)として高張食塩液を溶媒としたHES製剤(Hyper-Haes®：Fresenius)が国外では市販されている。しかし、これらの高張食塩液溶媒HES製剤は高Na液の本来の生理的作用に晶質・膠質浸透圧による血漿量増量効果を付加したものであり、上記の抗利尿ホルモンに関連したものではない。

2 投与速度、投与時間

　Takaoriら[66)]は雑種成犬でHES450/0.7液を用いて10ml/kgの等量血液交換を10分ごとに行う血液希釈でそのHtの絶対値を10％に低下させた場合、循環血液量が希釈前の1.35倍となったことを発表している。一方、中條ら[42)]は手術症例の出血に対して出血量の1.5倍量のHES450/0.7液を使用して循環血液量の維持に努め、約3時間の手術終了時にHt値は手術開始前の88％に低下し、循環血液量は91％に低下したことを認めた。これら報告での血液量変化の差異は、前者での血液交換量は比較的大きく、すなわち比較的大量のHES液が使用され、それにともない血管外から血管内への組織液の流入量も大きく、かつ血液交換時間(約80分)は後者に比して短時間であって、投与された後もなお十分量のHES分子が血管内にとどまっていたと推測される。これに反して後者では、手術の出血とそれに対するHES製剤投与による血液交換時間は動物実験のそれに比べて比較的長く、血液交換を行っている間に投与されたHES分子の一部は血管外に移行してしまったために血液量での減少が見られたものと解釈される。すなわち一般臨床でのHES製剤など代用血漿剤投与にともなう循環血液量(血漿量)変化では、一般的な動物モデル実験での血液量変化とでは類似性が得られない。臨床でのHES製剤の投与にともなう血漿量変化、血液量変化に関しては、その投与速度、投与時間の考慮が必要となる。

3 生体の水分バランス

　膠質液を投与して血液量に増加をもたらす機序の一つにすでに述べたごとく、膠質液の膠質浸透圧により血管外から水分を血管内に誘導することにある。しかしながら脱水状態などのごとく、生体の水分バランスが負となっている場合には血管外の晶質浸透圧、膠質浸透圧ともに上昇していて

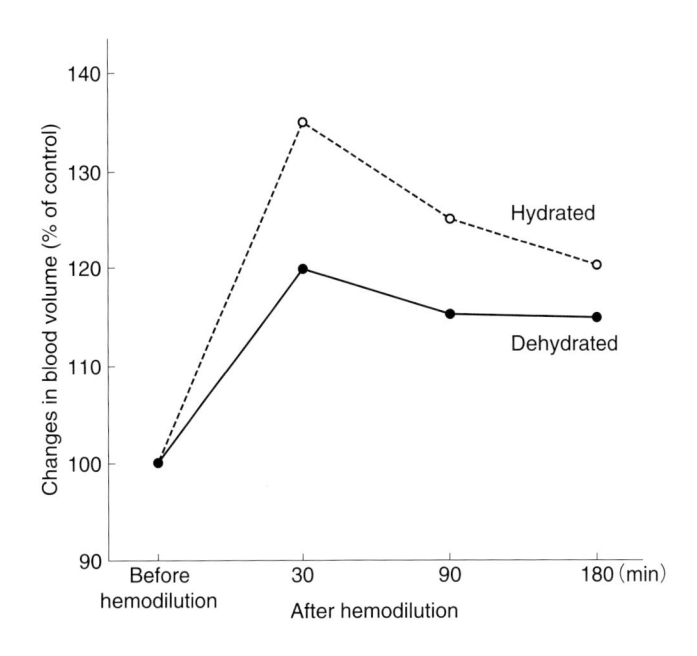

図35 脱水状態(Dehydrated)に対して血液希釈のため膠質液を投与した際の血液量変化
〔十分な水分補給が行われていた(Hydrated)動物との比較〕

(高折益彦．血液希釈．循環制御 1：93-106，1980 より引用)

予想される血管内外での水分移動が生じない。すなわち膠質液の晶質浸透圧は等張であるのに反して血管外の組織、すなわち組織間液の晶質浸透圧はこれよりも上昇していて、むしろ水分の血管外流失の可能性さえ想定できる。高折は[67]は図35に示すごとく、正常水分バランスが得られている動物、4日間の水分補給を行わず脱水状態においた動物で希釈前値からそのHt値を50％とする血液希釈をデキストラン70液で行い、脱水状態の動物では血液量の増加が抑制されることを認めている。同様な現象はHES製剤の使用でも見られると予想される。すなわち脱水状態で搬入された緊急手術症例におけるHES液使用においては、適切量の晶質液投与後においてHES製剤を投与することが望まれる。これによって血漿量増加が期待できる。なお、このような脱水状態患者には少なくとも500〜1,000 ml の晶質液の投与が望まれる。Hiippalaら[68]も血漿量維持には膠質液と同時に投与される晶質液の量、質に左右されることを認めている。

4 生体の血液量

血管内外の水分の移動はStarlingの法則に従い膠質浸透圧のみならず血管内外の静水圧により支配される。したがってHES液の投与による血管内圧の上昇は血漿量にネガティブ・フィードバック効果をもたらす。すなわち出血がない正常血液量の生体にHES液を投与した場合と、出血により減少した循環血液量を補うためにHES液を投与した場合とでの血液量(血漿量)の増加を比較すれば、同量のHES液投与でありながら前者での増加量は後者に劣る。このような事実はすでにWassermanら[69]によってデキストラン液投与時において認められている。また表15に見られるTakaoriら[66]が行ったHES450/0.7液で血液交換を行い血液希釈を導入した際の血液量は、希釈直

表15　6% HES450/0.7液によりHt値を10%まで低下させる血液希釈モデルでの各体液分画量変化
（デキストラン40との比較）

Factor	Plasma Substitute	Stage 1	Stage 2	Stage 3	Stage 4	Stage 5
Plasma volume, ml/kg	Dextran 40	55±2	122±5	98±8	70±2	62±4
	HES	49±2	98±4	87±3	73±3	69±7
Hematocrit, percent	Dextran 40	40±1	10±0	12±1	17±1	23±1
	HES	43±2	9±1	11±1	13±1	17±2
Volume of erythrocyte mass, ml/kg	Dextran 40	33±2	13±1	13±1	15±1	18±1
	HES	35±2	10±1	10±1	11±1	13±1
TBV, ml/kg	Dextran 40	84±3	134±6	109±8	83±3	78±5
	HES	79±3	107±4	97±3	83±3	81±7
CBV, ml/kg	Dextran 40	19.6±0.3	22.9±2.0	19.5±2.4	17.8±1.6	15.6±1.7
	HES	16.6±0.3	16.4±0.9	15.5±1.4	17.0±0.7	17.3±1.5
CBV/TBV ratio	Dextran 40	0.22	0.17	0.18	0.21	0.20
	HES	0.20	0.15	0.16	0.20	0.21
Extracellular fluid volume, ml/kg	Dextran 40	195±14	246±12	237±6	242±16	210±14
	HES	174±6	240±7	231±11	216±12	210±22
Interstitial fluid volume, ml/kg	Dextran 40	140±16	124±9	139±8	172±13	148±14
	HES	125±7	142±10	144±9	143±9	141±18

Stage 1：希釈前、Stage 2：希釈直後、Stage 3：希釈2時間後、Stage 4：希釈24時間後、Stage 5：希釈1週間後
TBV：total blood volume、CBV：central blood volume

(Takaori M, Safar P, Galla SJ. Changes in body fluid compartments during hemodilution with hydroxyethyl starch and dextran 40. Arch Surg 100：263-268, 1970 より引用)

後に希釈前の1.3倍に、血漿量は2.0倍に増加している。そして血漿量の増加は24時間後では1.5倍、1週間後にも1.4倍となっていた。この際に中心血液量（右房-大動脈基部）は希釈直後において希釈前と変化なく、その後1週間後まで変動は認められていなかった。この変化を反映して24時間後、1週間後の右室拡張期圧は希釈前のそれぞれ60%、79%と低下していた。一方、Mishlerら[61]が14% HES264（MS=0.43）液で50ml/kg（HES量として0.7g/kg）を健康志願者に投与した場合、すなわち出血をともなわない状態へ投与した場合には図30のごとく速やかな血漿量の低下、すなわち投与前値への復帰が見られる。Christensenら[70]は患者の血液量の増加を図るために6% HES200/0.5/5：1液の500mlを22.5分間で投与したときの血液量増加は、投与終了時で470ml、4時間後、8時間後でそれぞれ265ml、120mlであったと報告している。これらの研究データには循環動態に関する記載がないが、当然、右心系での内圧の上昇、静脈系内圧での上昇がともない、それが血漿量低下を速やかにしたものと推測できる。この変化は上記のTakaoriら[66]の成績と矛盾するようではあるが、前者、Takaoriの研究では中心血液量に変化がなく、右房圧の上昇もなく、増加した血液のほとんどが末梢血管内に移行したためと推定される。一方、後者Christensenら[70]で

の研究では中心血液量の増加をともない右心系内圧の上昇があったと推定され、Takaoriら[66]の成績と異なるHES投与後の循環血液量変化を示したものと推定できる。

5 腎機能

Köhlerら[71]の報告ですでに述べたごとく、腎機能低下がある症例では代用血漿剤(HES、修飾ゲラチン、デキストラン)の投与後の血漿量の増加は健康人のそれに比して大きく、かつその持続時間も延長している。その機序は膠質物質の排出が低下しているばかりでなく、膠質液投与前から体液バランスが正に傾いていたために、膠質浸透圧効果が十分に発揮されても血管内水分量の増加をもたらさなかったためと解釈される。

6 血管壁性状

種々の病変にともない血管壁の膠質物質の透過性が変化する。とくに熱傷[72)73]、敗血症[74)75]、アレルギー反応の際のヒスタミン遊離[76)77]などでは血管壁の性状が変化し、正常では透過しない分子サイズの物質も透過するようになることが認められている。Brighamら[78]はそれらの血管壁、とくに肺における血管透過性に関して図36のごとく、内毒素の影響がヒスタミン、あるいは*Pseudomonas*毒素の影響に比して著しく、大分子蛋白も容易に透過させると報告している。そのため代用血漿剤の容量効果(plasma expanding effect)は減弱することがすでに報告されている[78)79]。

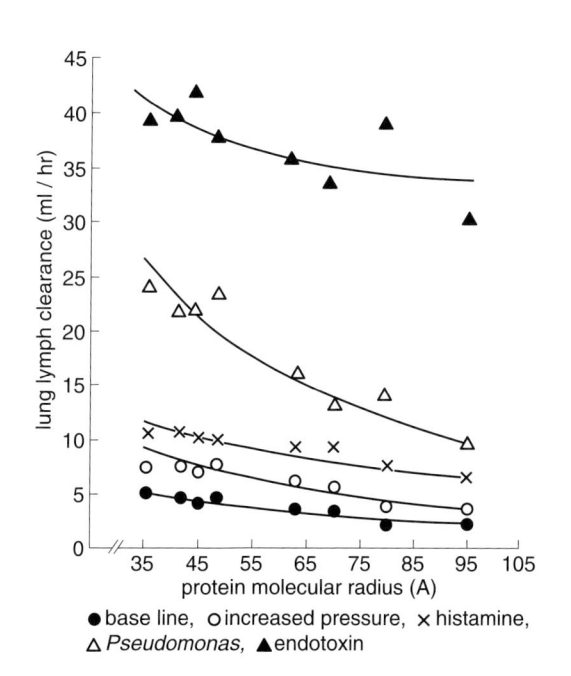

図36 種々の病態下における血管透過性亢進と透過蛋白サイズ

●：base line、○：increase in pulmonary vascular hydrostatic pressure、△：*Pseudomonas* toxin、▲：endotoxin、×：histamine

(Brigham KL, Harris ThR, Bowers RE, Roselli RJ. Lung vascular permeability：Inferences from measurements of plasma to lung lymph protein transport. Lymphology 12：177-190, 1979 より引用)

表16　1998年にRobertsらがまとめた臨床使用膠質液の血漿量増量効果比較

	Albumin 5%	Albumin 25%	Dextran in normal saline Dextran 40	Dextran in normal saline Dextran 70	Hetastarch	Pentastarch	Gelofusine
Average molecular weight (D)	70,000	70,000	40,000	70,000	450,000	260,000	30,000
Sodium level (mEq/L)	130～160	130～160	154	154	154	154	154
Osmolality (mOsm/L)	300	1,500	308	308	310	326	NA
Plasma volume expansion (ml/500ml infused)	500	1,700	500～1,000	500～700	500～700	600～800	500
Duration of volume expansion	<24h	<24h	<6h	<24h	<36h	<12h	<4h
Dose limitation			≤2g/kg/day	20ml/kg/day	20ml/kg/day		
Approximate cost per litre in US[a] ($US)	360	400	200	150	130	150	NA
Incidence of allergic reaction (%)	0.011	NA	0.007	0.069	0.085	NA	0.066

[a] *Drug Topics Red Book*. Montvale (NJ)：Medical Economics Co., Inc., 1996.
NA＝not available.

(Roberts JS, Bratton SL. Colloid volume expanders：Problems, pitfalls and possibilities. Drug 55：621-630, 1998 より引用)

　1998 年に Roberts ら[80]は市販されている HES 製剤の血液増量効果を**表16**のごとくアルブミン製剤, デキストラン製剤のそれと比較している. 一般に HES 製剤による血液維持効果は分子量, DS 値に左右されるが, Ickx ら[81], Gallandat Huet ら[82], Langeron ら[83]は出血に対して 6％ HES200/0.40～0.55 液, HES130/0.4 液を投与した場合の循環血液量維持効果に関しては, 低分子, 低 DS の HES130/0.4 液の投与でも HES200/0.5 液の投与の場合と差が認められないと報告している. また HES130/0.4 液をアルブミン液と比較しても循環動態維持に劣ることがないことが Lochbühler ら[84]によっても示されている. Christensen ら[70]は**表17**のごとく, 出血がなく種々の HES 製剤投与を行った諸家の報告から血液量の変化は平均 48 分間で 500ml を投与すると 657ml, 75 分間で 1,000ml を投与すると 805ml の増加であったと報告している. そして**表18**のごとく, 400ml の脱血を行って平均 22.5 分で 500ml を投与したときの増加は平均 51ml であったと報告している.
　以上のごとく, 種々の条件が実地臨床では複雑に影響して HES 製剤投与後の血液量を決定する. そのため出血に対して適切な循環血液量を HES 製剤の投与によって維持し, 循環動態を保つためには血液量測定に代わり一般に臨床応用可能で, かつ常に測定可能な中心静脈圧などの監視を行うことが必要となる.

表17 正常血液量の健康人に HES 製剤を投与した場合での血液量増加
(Christensen による諸家の報告のまとめ)

Solution	Sample group	Size	Infusion volume (ml)	Infusion time (min)	Initial response (ml)	Marker	Author
6% HES (200/0.5)	ICU-patients	20	500	30	+489	CO	Christensen et al.
6% HES 71/?	Surgical	16	1000	60	+900	Evans' blue	Metcalf et al.
6% HES?	Surgical	16	1000	90	+710	^{131}I-albumin	Lamke, Liljedahl
6% HES 450/?	Surgical	8	500	~30	+1100	Evans' blue	Solanke et al.
10% HES (200/0.5)	Surgical	7	500	30	+700	^{125}I-albumin	Khosropour et al.
6% HES (450/0.7)	Healthy	10	500	60	+300	calc.	Yacobi et al.
6% HES (450/0.7)	Healthy	8	500	60	+632	^{131}I-albumin	Köhler et al.
6% HES?	Surgical	10	500	60	+720	^{131}I-albumin	Lazrove et al.

(Christensen P, Andersson J, Rasmussen SE, Andersen PK, Henneberg SW. Changes in circulating blood volume after infusion of hydroxyethyl starch 6% in critically ill patients. Acta Anaesthesiol Scand 45：414-420, 2001 より引用)

表18 脱血後に HES 製剤投与した場合での血液量増加
(Christensen による諸家の報告のまとめ)

Solution	Group size	Extravasated blood (ml)	Infusion volume (ml)	Infusion time (min)	Initial response (ml)	Marker	Author
10% HES (200/0.5)	20	400	500	15	+750	^{51}Cr	Köhler et al.
6% HES (200/0.5)	10	400	500	15	+663	^{51}Cr	Köhler et al.
6% HES (125/0.7)	6	400	500	30	+530	^{125}I-albumin	Korttila et al.
6% HES (40/0.7)	6	400	500	30	+430	^{125}I-albumin	Korttila et al.
6% HES (?/0.7)	10	400	500	15	+410	^{131}I-albumin	Kilian et al.
6% HES (200/0.6)	8	500	500	30	+725	^{51}Cr	Mortelmans et al.

(Christensen P, Andersson J, Rasmussen SE, Andersen PK, Henneberg SW. Changes in circulating blood volume after infusion of hydroxyethyl starch 6% in critically ill patients. Acta Anaesthesiol Scand 45：414-420, 2001 より引用)

引用文献

1) Budavari S, O'Neil MJ, Smith A, Heckelman PE. Merk Index. 11th ed. Rahway NJ USA：Merk & Co Inc；1989. p8767

2) Wiedersheim M. An investigation of oxyethylstarch as a new plasma volume expander in animals. Arch Intern Pharmacodyn 11：353-361, 1957

3) Srivastava HC, Ramalingam KV. Distribution of hydroxyethyl groups in commercial hydroxyethyl strach. Stärke 19：295-303, 1967

4) Behne M, Thomas H, Brernerich DH, Lischke V, Asskali F, Foerster H. The pharmacokinetics of acetyl starch as a plasma volume expander in patients undergoing elective surgery. Anesth Analg 86：856-860, 1998

5) Mishler JM. Pharmacology of Hydroxyethyl Starch. Oxford UK：Oxford University Press；1982. p15

6) Yoshida M, Yamashita T, Matsuo J, Kishikawa T. Enzymatic degradation of hydroxyethyl starch Part I. Influence of the distribution of hydroxyethyl groups on the enzymatic degradation of hydroxyethyl starch. Stärke 25：373-376, 1973

7) Yuruk K, Almac E, Ince C. Hydroxyethyl starch solutions and their effect on the microcirculation and tissue oxygenation. Transfus Alter Transfus Med 9：164-172, 2007

8) Morgan PW. Determination of ethers and esters of ethylene glycol. Ind Engin Chem Analyt 18：500-504, 1946

9) Tai H, Powers RM, Protzman P. Determiantion of hydroxyethyl group in hydroxyethyl starch by pyrolysis-gas chromatography technique. Analyt Chem 36：108-110, 1966

10) Banks W, Greenwood CT, Muir DD. The structure of hydroxyethyl starch. Br J Pharmacol 47：172-178, 1973

11) Roe JH. The determination of dextran in blood and urine with anthrone reagent. J Biol Chem 208：889-896, 1954

12) ヤーゲンソンス B, ストラウマニス ME. 玉虫文一, 蓮 精, 玉木国夫, 訳. コロイド化学. 東京：培風館；1967. p139-147

13) Guidet B. Choice of a colloid for intensive care patients. Plasma, Albumin and Synthetic Colloid. Paris：NATA Year Book；2001. p169

14) 山崎裕充. 正常成人血液及び dextran, hydroxyethyl starch の colloid 浸透圧. 麻酔 22：1349-1355, 1973

15) Linko K, Mäkeläinen A. Hydroxyethyl starch 120, dextran 70 and acetated Ringer's solution：Hemodilution, albumin, colloid osmotic pressure and fluid balance following replacement of blood loss in pigs. Acta Anaesthsiol Scand 32：228-233, 1988

16) Hiippala S, Linko K, Myllylae M, Lalla M, Mäkelläinen A. Albumin, HES 120 and dextran 70 as adjuvants to red blood cell concentrates：A study on colloid osmotic pressure changes *in vitro*. Acta Anaesthesiol Scand 35：654-659, 1991

17) Fresenius 社内部資料 2002　Bepparling, F. 提供

18) Tonnessen T, Tollofsrud S, Kopngsgaard UE, Noddeland H. Colloid osmotic pressure of plasma replacement fluids. Acta Anaesthesiol Scand 37：424-426, 1993

19) Moran M, Kapsner C. Acute renal failure associated with elevated plasma oncotic pressure. New Engl J Med 317：150-153, 1987

20) Harms BA, Rosenfeld DJ, Pahl AC, Conhaim RL, Starling JR. Pulmonary transvascular fluid filtration response to hypoproteinemia and Hespan infusion. J Surg Res 48：408-414, 1990

21) Rügheimer L, Hansell P, Wolgast H. Determination of the charge of the plasma proteins and consequent Donnan equilibrium across the capillary barriers in the rat microvasculature. Acta Physiol 194：335-339, 2008

22) Suttner S. Synthetic colloids (dextran, gelatin, hydroxyethylstarch). In : Boldt J, editor. Volume Replacement. Bremen : UNI-MED ; 2004. p41-49

23) Cabrales P, Tsai AG, Intaglietta M. Alginate plasma expander maintains perfusion and plasma viscosity during extreme hemodilution. Am J Physiol 288 : H1708-H1716, 2005

24) Cabrales P, Tsai AG. Plasma viscosity regulates systemic and microvascular perfusion during acute extreme anemic condition. Am J Physiol 291 : H2445-H2452, 2006

25) Granath KA, Strömberg R, de Belder AN. Fractionation and molecular weight, distribution by gel chromatography. Stärke 21 : 251-256, 1969

26) Tamada T, Okada K, Ishida R, Kamishita K, Irikura T. Studies on hydroxyethyl starch as a plasma expander. II. Influences of molecular weight of hydroxyethyl starch on its physicochemical and biological properties. Chem Phram 19 : 286-291, 1971

27) Eckmann DM, Bowers S, Stecker M, Cheung AT. Hematocrit, volume expander, temperature, and shear rate effects on blood viscosity. Anesth Analg 91 : 539-545, 2000

28) Jung F, Koscielny J, Mrowwietz C, Pindur G, Foerster H, Schimetta W, Kieswetter H, Wenzel E. Elimination kinetics of different hydroxyethyl starches and effects on blood fluidity. Clin Hemorheol 14 : 189-202, 1994

29) Sommermeyer K, Cech F, Schossow R. Differences in chemical structures between waxy maize-and potato starch-based hydroxyethyl starch volume therapy. Transfus Altern Transfus Med 9 : 127-133, 2007

30) Lewis JH, Szeto ILF, Bayer WL, Takaori M, Safar P. Severe hemodilution with hydroxyethyl starch and dextrans. Arch Surg 93 : 941-950, 1966

31) Goto Y, Sakakura S, Hatta M, Sugiura Y, Kato T. Hemorheological effects of colloidal plasma substitutes infusion : A comparative study. Acta Anaesthesiol Scand 29 : 217-223, 1985

32) Audibert G, Donner M, Lefevre JC, Stoltz JF, Laxenaire MC. Rheologic effects of plasma substitute used for preoperative hemodilution. Anesth Analg 78 : 740-745, 1994

33) Lartigue B, Barre J, Nguyen P, Potron G. Comparative study of hydroxyethylstarch 200/0.62 versus dextran 60 in hemodilution during total hip replacement : Influences on hemorheological parameters. Clin Hemorheol 13 : 779-789, 1993

34) 畑田昭雄, 福地 坦, 土師久幸, 森本君子, 小田武雄, 高折益彦. 代用血漿剤の血球凝集ならびに血液粘度におよぼす影響. 麻酔 21 : 11-18, 1972

35) Neff TA, Fischer L, Mark M, Stocker R, Reinhart WH. The influence of two different hydroxyethyl starch solutions (6% 130/0.4 and 200/0.5) on blood viscosity. Anesth Analg 100 : 1773-1780, 2005

36) James AW, Mishler JM, Lowes B. Serial infusion effects of hydroxyethyl starch on ESR, blood typing and crossmatching and serum amylase levels. Vox Sang 32 : 131-134, 1977

37) Thompson WL, Britton JJ, Walton RP. Persistence of starch derivatives and dextran when infused after hemorrhage. J Pharmacol Exp Ther 136 : 125-132, 1962

38) Husemann E, Resz R. Über naturlichs und synthetische Amylose. V. Über Oxyäthylamylosen. J Polymer Sci 19 : 389-400. 1956

39) Mishler JM, Parry ES, Borberg H. Changes in the molecular size distribution and posttransfusion survival of hydroxyethyl starch 350/0.60 as influenced by a lower degree of hydroxyethylation. A study in normal man. J Clin Pathol 33 : 880-884, 1980

40) Yoshida M, Minami Y, Kishikawa T. A study of hydroxyethyl starch Part III. Comparison of metabolic fates between 2-0-hydroxyethyl starch and 6-0-hydroxyethyl starch in rabbits. Stärke 36 : 209-212, 1984

41) Treib J, Baron J-E, Grauer MT, Strauss RG. An international view of hydroxyethyl starches. Intensive Care

Med 25：258-268, 1999

42) 中条信義, 高折益彦, 中西代志夫, 美馬 昴, 小林芳夫. 代用血漿剤 Hydroxyethyl Starch 液の臨床応用. 麻酔 21：138-147, 1972

43) Durr HK, Bode C, Krupinski R, Bode JC. A comparison between naturally occurring macroamylasemia and macroamylasemia induced by hydroxyethyl-strach. Eur J Clin Invest 8：189-191, 1978

44) Köhler H, Kirch W, Horstmann HJ. Hydroxyethyl strach-induced macroamylasemia. Int J Clin Pharmacol Biopharm 15：428-431, 1977

45) Jungheinrich C, Neff TA. Pharmacokinetics of hydroxyethyl starch. Clin Pharmacokinet 44：681-700, 2005

46) Bogan RK, Gale GR, Walton RP. Fate of 14C-labeled hydroxyethyl strach in animals. Toxicol Appl Pharmacol 15：206-211, 1969

47) Thompson WL, Fukushima T, Rutherford RB, Walton RP. Intravascular persistence, tissue storage, and excretion of hydroxyethyl starch. Surg Gynecol Obstet 131：965-972, 1970

48) Klotz U, Kroemer H. Clinical pharmacokinetic considerations in the use of plasma expanders. Clin Pharmacokinet 12：123-135, 1987

49) Leuschner J, Opitz J, Winkler A, Scharpf R, Bepperling F. Tissues storage of 14C-labelled hydroxyethyl starch (HES) 130/0.4 and HES 200/0.5 after repeated intraveous administration to rats. Drug R & D 4：331-338, 2003

50) Mishler JM, Borberg H, Emerson PM, Gross R. Hydroxyethyl starch：An agent for hypovolemic shock. J Surg Res 23：239-245, 1977

51) Köhler H, Zschiedrich H, Linfante A. Die Elimination von Hydroxyäthylstärke 200/0/5. Dextran 40 und oxypolygelatin. Klin Wochenschr 60：293-301, 1991

52) Waitzinger J, Bepperling Pabst G, Opitz J. Pharmacokinetics and tolerability of a new hydroxyethyl starch (HES) specification [HES (130/0.4)] after single dose infusion of 6％ or 10％ solution in healthy volunteers. Clin Drug Invest 16：151-160, 1998

53) Jungheinrich C. The starch family：Are they all equal? Pharmacokinetics and pharmacodynamics of hydroxyethyl starches. Transfus Alter Transfus Med 9：152-163, 2007

54) Weidler B, von Bormann B, Sommermeyer K, Lohmann E, Hempelmann G. Pharmakokinetische Merkmale als Kriterien für den klinischen Einsatz von Hydroxyethylstärke. Arzneimittelforschung 41：494-498, 1991

55) Kroemer H, Haass A, Mueller K, Jaeger H, Wagner EM, Heimburg P, Klotz U. Haemodilution therapy in ischemic stroke：plasma concentrations and plasma viscosity during long-term infusion of dextran 40 or hydroxyethyl starch 200/0.5. Eur J Clin Pharmacol 31：705-710, 1987

56) Lehmann G, Asskali F, Foester H. Pharmacokinetics of hydroxyethyl starch (70/0.5) following repeated infusions. Transfus Med Hemother 30：72-77, 2003

57) Waitzinger J, Bepperling F, Pabst G, Opitz J. Hydroxyethyl starch (HES) (130/0.4), a new HES specification：Pharmacokinetics and safety after multiple infusions of 10％ solution in healthy volunteers. Drug R & D 4：149-157, 2003

58) Hulse JD, Stoll RG, Yacobi A, Gupta SD, Lai CM. Elimination of high molecular weight hydroxyethyl strach in rats. Res Comm Chem Pathol Pharmacol 29：149-158, 1980

59) Yacobi A, Stoll RG, Sum CY, Lai C-M, Gupta SD, Hules JD. Pharmacokinetics of hydroxyethyl starch in normal subjects. J Clin Pharmacol 22：106-212, 1982

60) Lenz K, Schimetta W, Pölz W, Kröll W, Gruy-Kapral C, Magometschnigg D. Intestinal elimination of hydroxyethyl starch? Intensive Care Med 26：733-739, 2000

61) Mishler JM, Parry ES, Sutherland BA, Bushrod JR. A clinical study of low molecular weight-hydroxyethyl starch, a new plasma expander. Br J Clin Pharmacol 7 : 619-622, 1979

62) 小田武雄, 高折益彦. 出血に対するデキストラン投与後の体内水分分布—とくに溶媒に関する研究. 医学のあゆみ 66：179-186, 1968

63) 杉本　比, 白井照久, 高折益彦. 代用血漿剤の溶媒に関する研究. 新薬と臨床 18：1605-1610, 1969

64) 杉本　比, 戸崎洋子, 高折益彦. 代用血漿剤の溶媒に関する研究—特に実験的大量出血の治療に関して. 麻酔 18：1079-1090, 1969

65) 小田武雄, 高折益彦, 岡山　孝. 術中出血に対する Dextran 液の使用. 麻酔 16：1176-1184, 1967

66) Takaori M, Safar P, Galla SJ. Changes in body fluid compartments during hemodilution with hydroxyethyl starch and dextran 40. Arch Surg 100 : 263-268, 1970

67) 高折益彦. 血液希釈. 循環制御 1：93-106, 1980

68) Hiippala S, Linko K, Myllylae G, Lalla M, Hekali R, Mäkeläinen A. Replacement of major surgical blood loss by hypo-oncotic or conventional plasma substitutes. Acta Anaesthesiol Scand 39 : 228-235, 1995

69) Wasserman K, Mayerson HS. Plasma, lymph, and urine studies after dextran infusion. Am J Physiol 171 : 218-231, 1952

70) Christensen P, Andersson J, Rasmussen SE, Andersen PK, Henneberg SW. Changes in circulating blood volume after infusion of hydroxyethyl starch 6% in critically ill patients. Acta Anaesthesiol Scand 45 : 414-420, 2001

71) Köhler H, Kirsch W, Klein H, Distler A. Die Volumenwirkung von 6% Hydroxyäethylastärke 450/0.7, 10% Dextran 40 und 3.5% isozyanatvernetzter Gelatin bei patienten mit terminaler Niereninsuffizienz. Anaesthesist 27 : 421-426, 1978

72) Garkick DG, Renkin EM. Transport of large molecules from plasma to interstitial fluid and lymph in dogs. Am J Physiol 219 : 1595-1605, 1970

73) Demling RH, Niehaus G, Perea A, Will JA. Effect of burn-induced hypoproteinemia on pulmonary transvascular fluid filtration rate. Surgery 85 : 339-343, 1979

74) Harrison LH, Hinshaw LB, Coalson JJ, Greenfield LJ. Effects of E. coli septic shock on pulmonary hemodynamics and capillary permeability. J Thorac Cardiovasc Surg 61 : 795-803, 1971

75) Brigham KL, Owen PJ, Bowers RE. Inceased permeability of sheep lung vessels to proteins after Pseudomonas bacteria. Microvasc Res 11 : 415-419, 1976

76) Gree TP, Johnson DE, Marchessault RP, Gatto CW. Transvascular flux and tissue accrual of Evans blue : Effects of endotoxin and histamine. J Lab Clin Med 111 : 173-183, 1988

77) Marciniak DL, Dobbins DE, Maciejko JJ, Scott JB, Haddy FJ, Grega GJ. Effects of systemically infused histamine on transvascular fluid and protein transfer. Am J Physiol 233 : H148-H153, 1977

78) Brigham KL, Harris Th R, Bowers RE, Roselli RJ. Lung vascular permeability : Inferences from measurements of plasma to lung lymph protein transport. Lymphology 12 : 177-190, 1979

79) Chien S, Sinclair DG, Dellenback RJ, Chang C, Peric B, Usami PS, Gregersen MI. Effect of endotoxin on capillary permeability to macromolecules. Am J Physiol 207 : 518-522, 1964

80) Roberts JS, Bratton SL. Colloid volume expanders : Problems, pitfalls and possibilities. Drugs 55 : 621-630, 1998

81) Ickx BE, Bepperling F, Melot C, Schulman C, Van der Linden PJ. Plasma substitution effects of a new hydroxyethyl starch HES 130/0.4 compared wtih HES 200/0.5 during and after extended acute normovolemic

haemodilution. Br J Anaesth 91 : 196-202, 2003

82) Gallandat Huet RCG, Siemons AW, Baus D, van Rooyen-Butij WT, Haagenaars JAM, van Oeveren W, Bepperling E. A novel hydroxyethyl starch(Voluven®)for effective perioperative plasma volume substitution in cardiac surgery. Can J Anaesth 47 : 1207-1215, 2000

83) Langeron O, Doelberg M, Ang E-T Bonnet F, Capdevila X, Coriat P. Voluven®, a lower substituted novel hydroxyethyl starch(HES 130/0.4), causes fewer effects on coagulation in major orthopedic surgery than HES 200/0.5. Anesth Analg 92 : 855-862, 2001

84) Lochbühler H, Galli C, Hagemann H. Hydroxyethyl satrach HES 130/0.4 in paediatric surgery : Results of an explorative, controlled, multicentre safety study. Crit Care 7(suppl 2) : 107, 2003

第4章

HES製剤投与の生体への影響

1 止血機能

　HES 製剤を生体に投与したときの出血・止血に関係する因子は 表1 のごとく多岐に及ぶ。そして、これらの因子が総合して生体の止血機構に影響を及ぼしている。したがって、いずれがその際の止血障害の主要因であるかと決定できる場合は少ない。しかしながら、その中で主要な関係因子は以下の 1 - 7 因子、とりわけ 1、3、4 が重要であるといわれている。

1 血小板付着能低下

　1966 年に Lewis ら[1]が雑種成犬で血液等量希釈を 6％ HES450/0.7 液で施行した際に、6 分であった血液凝固時間が Ht 値が初期値の 1/2 になった状態で 8 分に、1/4 になった状態で 16 分に延長することを報告した。しかし 図1 のごとく、希釈前 65％であった血小板付着能はそれぞれ 13％、0％と著しく低下し、出血時間も 5 分からそれぞれ 8 分、20 分と延長することを認めた。すなわち、出血時間の延長は血液凝固性よりも血小板の付着能に強く影響されることを発表した。そして、それは HES 分子が血小板表面を被覆するために発生すると提唱した。Stögermüller ら[2]は 図2 のごとく、HES200 を手術患者に投与して、その血小板を ADP(adenosine diphosphate)あるいは TRAP(thrombin receptor activator peptide)で刺激した場合に血小板の糖蛋白Ⅰbの発現には変化を認めないが、Ⅱb/Ⅲa、P-selectin の発現が低下し、血小板の接着率が低下することを認めた。また、その程度は HES200 の使用量に比例していることも認めた。また同時にトロンボエラストグラムで測定した Ma 値も 60mm から 50mm に低下することを認めた。同様な観察は de Jonge ら[3]、Scharbert ら[4]によっても観察された。すなわち、これらの血小板上の糖蛋白とそれに対する von Willebrand 因子、フィブリノゲンとの反応が HES 製剤の投与により抑制、阻害されたためと解釈した。また、これらの抑制、阻害作用に関して Hüttner ら[5]は血小板の集合が比較的生体内で分

表1　HES 製剤投与にともなう出血傾向発生に関与する因子

主要因子
　　　血小板付着能低下
　　　希釈にともなうフィブリンなど凝固因子の濃度低下
　　　HES 分子の結合にともなう凝固因子の機能低下
　　　トロンビン・フィブリノゲン結合反応の低下
　　　フィブリン重合機能の低下
　　　脆弱フィブリン形成
　　　血管壁、血管外組織との反応
　　　線維素溶解現象の亢進
補助因子
　　　静脈圧の上昇
　　　末梢微小血管血流量の増加
　　　末梢微小血管の拡張・収縮性低下
　　　凝血塊への赤血球混合量の減少
　　　HES 製剤投与にともなう血清電解質濃度変化

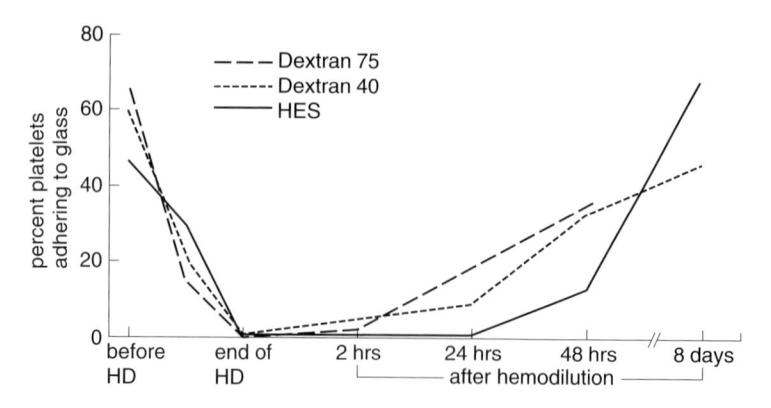

(a) Bleeding time and platelet adhesiveness after infusion of dextran 75, dextran 40, or HES.

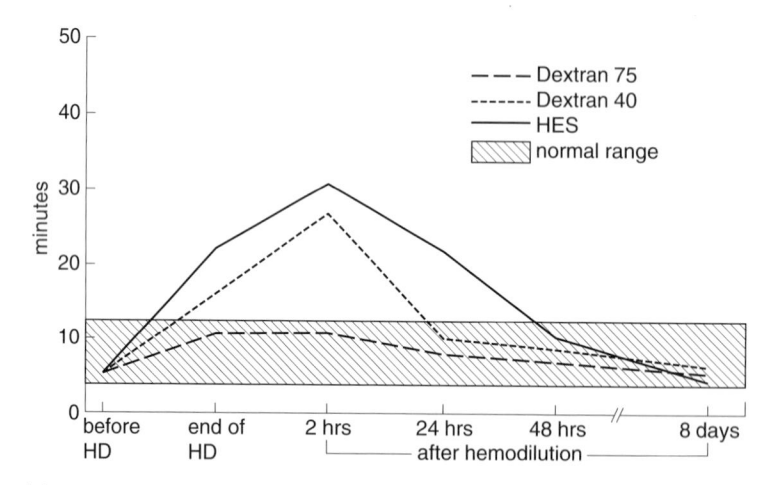

(b) Comparison of clotting times in glass tubes at 37C. No statistically significant differences were observed between diluting agents.

図1 デキストラン 40、デキストラン 70、HES450/0.7 での極度血液希釈を行った際の血小板付着能低下(a)、血液凝固時間延長(b)との対比

(Lewis JH, Szeto ILF, Bayer WL, Takaori M, Safar P. Severe hemodilution with hydroxyethyl strach and dextrans. Arch Surg 93：941-950, 1966 より引用)

解されやすい HES 製剤では発生しがたいことを認めた。さらに Stögermüller ら[2]は、HES 製剤投与後の血小板内部蛋白の変化に関して研究して血小板の内部に取り込まれた HES 分子が表面の受容体の発現に影響を与えるのであると提唱した。一方、Franz ら[6]は 10ml/kg 量の 6％ HES130/0.4 液の健康成人への投与は、血小板機能になんら影響を与えないことを認めている。しかし 6％ HES200/0.5 液、あるいは 6％ HES130/0.4 液のそれぞれ 20ml/kg を手術症例に投与した Chen ら[7]の研究では、ADP 刺激に対しての血小板表面の Ib-Ⅸ(CD42b)、Ⅱb/Ⅲa、そして P-selectin の発現が抑制されていることが認められている。ただ、このような抑制は HES130/0.4 の投与では投与 6 時間後に認められなくなったが、HES200/0.5 の投与ではその後もわずかながら継続していることが認められた。また Franz らも生体内分解が速やかでない HES 分子の投与では ADP のよう

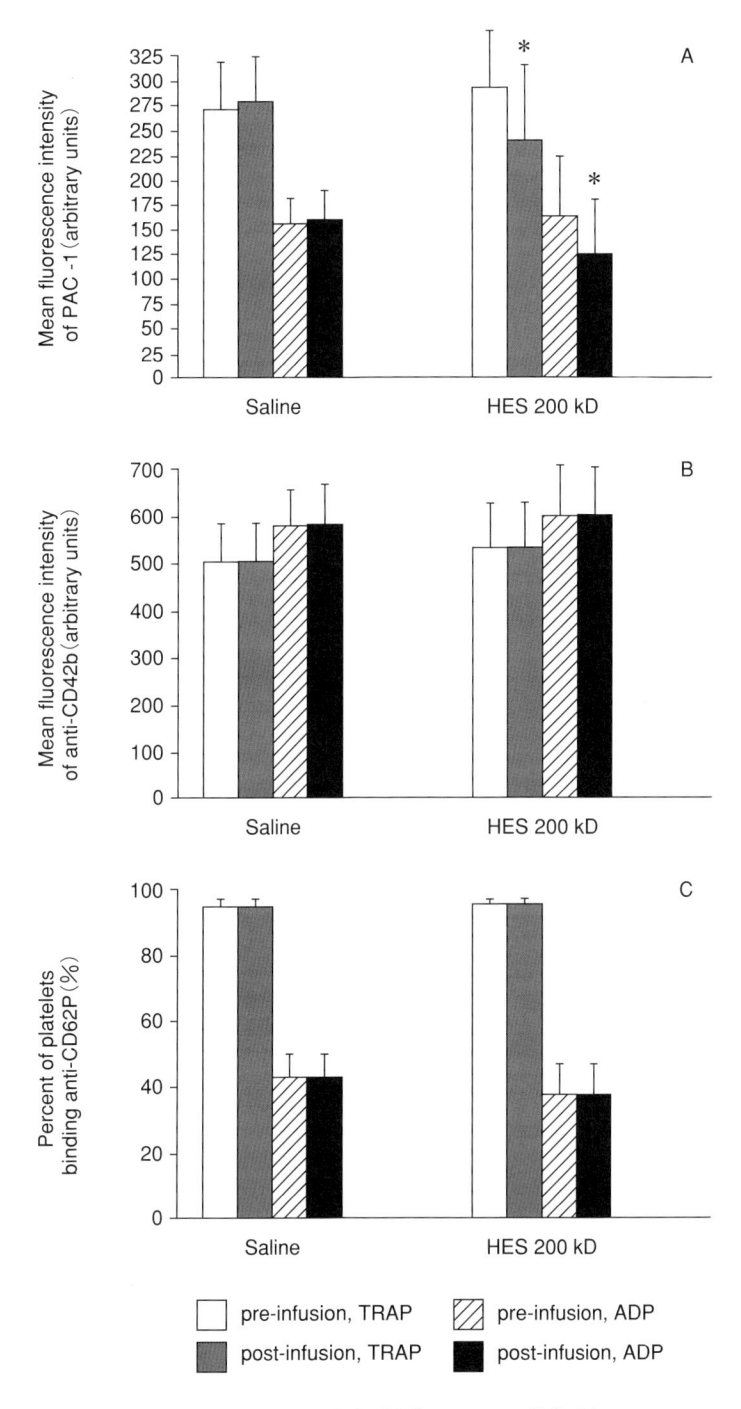

A：GP Ⅱb/Ⅲa の評価（抗体 PAC-1 の接着率）
B：GP Ⅰb 発現度（CD42b 抗体による評価）
C：P-selectin 発現（CD62P 抗体による評価）

図2　6％ HES200（Elohäst®）投与後における血小板付着能変化

(Stögermüller B, Stark J, Willschke H, Felfernig M, Hoerauf K, Kozek-Langenecker SA. The effect of hydroxyethyl strach 200 kD on platelet function. Anesth Analg 91：823-827, 2000 より引用)

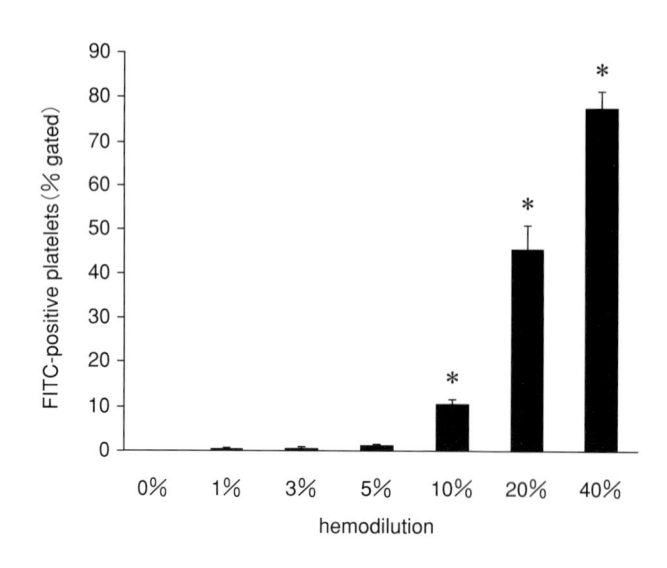

図3　6％ HES200/0.5液で血液希釈を行った際の血小板被覆度

fluorescein isothiocyanateで標識したHES200/0.5液で健康人から得られた血液を1％から40％までの希釈を *in vitro* 行った場合のHES分子で被覆された血小板の割合を％にて示した。

(Deusch E, Gamsjaeger T, Kress H-G, Kozek-Langenecker SA. Binding of hydroxyethyl starch molecules to the platelet surface. Anesth Analg 97：680-683, 2003より引用)

な刺激物の投与にともなう糖蛋白Ⅱb/Ⅲaの血小板表面への発現が少なくなることも認めている。しかし血小板内のCaイオンが増加すると、このような発現抑制効果が緩和されると報告している。おそらく、このような作用はLewisら[1]が提示したHES分子が血小板表面を被覆することによって発生しているものと思われる。すなわち、血小板表面の受容体がHES分子の被覆により、その機能を失い、血小板内部へのシグナル伝達が阻害されるためと思われる。このような血小板表面へのHES分子の被覆による機構に関しては、Deuschら[8]によっても提唱されている。すなわち、6％ HES200/0.5液によって血液が10％以上の希釈された場合、図3のごとく有意に血小板表面がHES分子によって被覆されることを示した。しかし、そのときの血小板機能低下は血小板のフィブリノゲン受容体Ⅱb/Ⅲaを介するものでないことも認めた。すなわち、このようなHES分子による被覆は外部からの刺激に対して血小板表面への糖蛋白の発現が抑制されることを示唆した。

Thalerら[9]は止血機能にもっとも少ない影響を与えるといわれるoxygelatin液(Gelofusin®)、modified gelatin液(Gelofundol®)、urea-linked gelatin液(Haemaccel®)と6％ HES130/0.4液(Voluven®)、6％ HES200/0.6液(Elohäst®)、6％ HES450/0.7液(Plasmasteril®)、6％ HES550/0.7液(Hextend®)と比較した。その結果、図4のごとく、血小板の特異抗体(anti-CD62P)への結合能はHES130/0.4液とoxygelatin液とは希釈をともなわないヒト血液、生理食塩液と同等の反応を示し、HES200/0.6、HES450/0.7はmodified gelatinと同様に低下を示した。これに対してHES550/0.7はurea-linked gelatinに類似して、むしろ上昇を示した。しかし、いずれの製剤もP-selectinの発現には影響を与えなかった。この結果から、これらの製剤の血小板への影響はDeusch[8]の説のごとく血小板表面の被覆によって血小板機能に影響するもので、HES分子が血小板内部へ浸透して細胞内シグナル伝達系を障害するものでないと想定している。

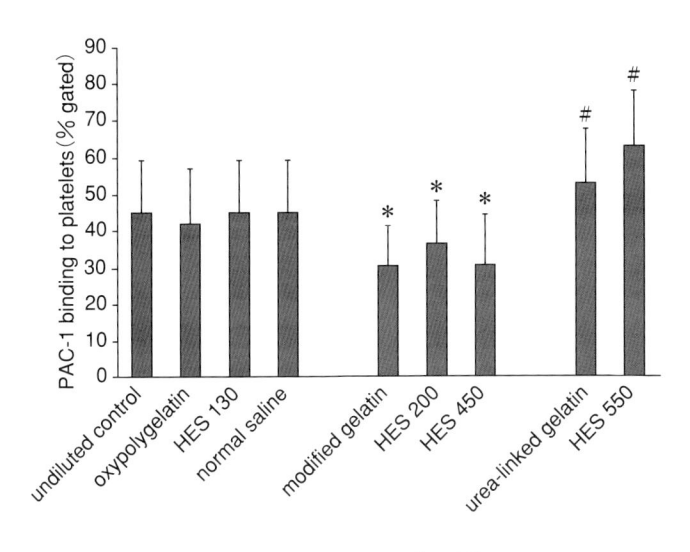

各群 n=5、 ＊：低下＜0.05、 ＃：上昇＜0.05

図4 oxygelatin、modified gelatin、urea-linked gelatin、HES 130/0.4、HES200/0.6、HES450/0.7、HES550/0.7 による健康人血液 40％希釈での血小板への特異抗体（anti-CD62P）結合度

(Thaler U, Deusch E, Kozek-Langenecker SA. *In vitro* effects of gelatin solution on platelet function：A comparison with hydroxyethyl starch solution. Anaesthesia 60：554-559, 2005 より引用)

2 希釈にともなう凝固因子濃度低下

　一般に多くの凝固因子は正常値の 20～30％に低下しても凝固機能に影響を及ぼさない。したがってわが国の厚生労働省が提示している指針[10]では非選択的凝固因子投与としての新鮮凍結血漿の使用は少なくともこれ以上の低下時、すなわち生体の循環血液量の 50％以上の出血があった場合を適応としている。事実、Lewis ら[1]の研究でも 図5 のごとく、血漿中の各凝固因子濃度が正常値の 10～20％に低下しても血液凝固時間は 6 分から 10～22 分に延長したのにすぎなかった。しかし Langer ら[11]は雑種成犬に 0.6～2.5 g/kg 量の HES200/0.5 を投与し、図6 のごとく、その投与量に比例してプロトロンビン時間が低下することを認めた。彼はこの変化を 6％ HES200/0.5 液の投与にともなう血漿量増加、すなわち凝固因子の希釈に起因していると解釈している。また、その低下は第Ⅰ因子、第Ⅱ因子、第Ⅴ因子、第Ⅶ因子、第Ⅷ因子、第Ⅹ因子、第Ⅻ因子とすべて同様であった。たしかに Langer らは血液凝固への希釈の影響は認めているが、それ以外の因子がこの変化に対して影響している可能性があることを示唆している。同様な示唆は Jamnicki ら[12]によっても提示されていて、Kuitunen ら[13]、Innerhofer ら[14]もその検討を行い推計学的確証は得られなかったが同様な傾向があることを認めている。一方、Hiippala[15]によると 表2 のごとく、血液希釈にともない止血機構にもっとも影響を与える凝固因子はフィブリノゲンであって、フィブリノゲンの濃度低下から止血機構に不全を来すことを提唱している。

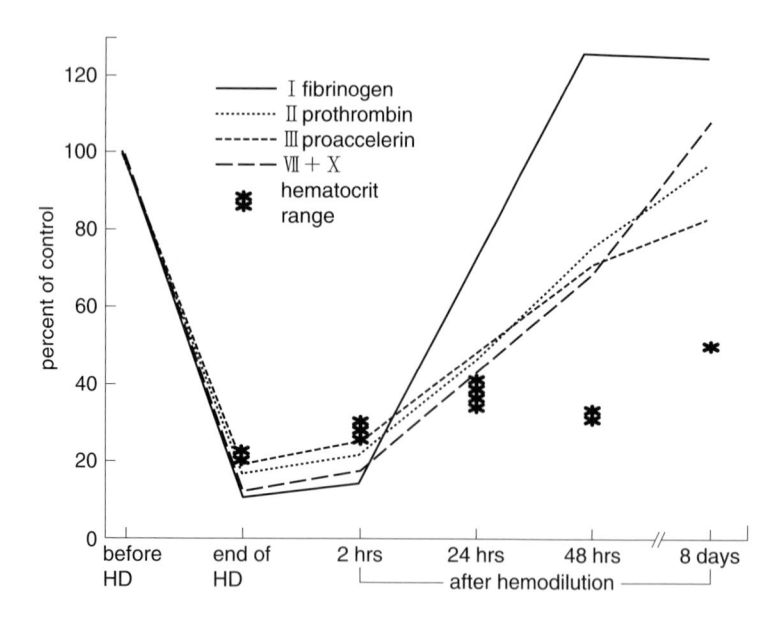

図5 6% HES70/0.5、デキストラン70、デキストラン40液による血液希釈にともなう凝固因子変化

〔Lewis JH, Szeto ILF, Bayer WL, Takaori M, Safar P. Severe hemodilution with hydroxyethyl strach and dextrans. Arch Surg 93：941-950, 1966 より引用〕

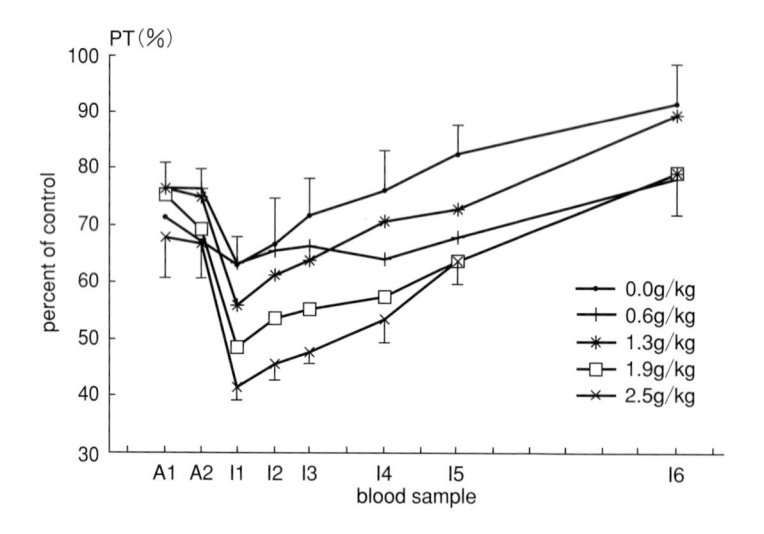

A1、A2：投与前
I1：Immediate after infusion、I2：30 min.、 I3：60 min.、 I4 120 min.、 I5：180 min、 I6：360 min. after infusion
mean±standard variation　n=8-10

図6 6% HES70/0.5 液投与後における prothrombin 時間の変化
(投与量にともなう変化)

〔Langer R, Jordan U, Wolfe A, Henrich RR. Action of hydroxyethyl starch (HES) on the activity of plasmatic clotting factors. Clin Hemorheol Microcirc 18：103-116, 1998 より引用〕

表2 大量出血に対しての血小板、凝固因子投与の基準

Hemostatic factor	Critical level	Critical blood loss	Coefficient of determination	Slope of regression
Platelets	$50・10^9・L^{-1}$	230 (169-294)	0.60	−0.30
Fibrinogen	$1.0g・L^{-1}$	142 (117-169)	0.90	−0.39
Prothrombin	20%	201 (160-244)	0.80	−0.35
Factor V	25%	229 (167-300)	0.63	−0.26
Factor Ⅶ	20%	236 (198-277)	0.82	−0.29

Platelets、Fibrinogen：絶対濃度
Critical level：Prothrombin、Factor V、Factor Ⅶは正常血液中濃度に対する比率
Critical blood loss：患者循環血液量に対しての割合(%)

(Hiippala S. Replacement of massive blood loss. Vox Sang 74 S2：399-408, 1998 より引用)

❸ HES分子の結合にともなう凝固因子の機能低下

　de Jonge ら[3]、Jamnicki ら[12]、Kapiotis ら[16]は健康成人研究協力者に、また Strauss ら[17]、Conroy ら[18]は手術患者に HES 製剤を投与して、いずれもⅧ因子、von Willebrand 因子がほぼ正常値の 80% に低下することを認めた。すなわち Kapiotis ら[16]は、健康成人・研究協力者に 500ml の 6% HES200(MS＝0.5)液を、対照としてアルブミン液を投与してフィブリノゲン値、aPTT 値、thrombin-antithrombin Ⅲ結合体、Ⅷ：C 値、などを測定したが 図7 のごとく、HES200 投与の際にⅧ：C 値のみが対照に比して低下することを認めた。また Conroy ら[18]は、6% HES450/0.7 液の 20ml/kg を予定手術患者に投与し、その直後に対照群には生理食塩液、研究群にはデスモプレシン 0.3μg/kg を投与して aPTT、Ⅷ：C 値などの変化を観察した。その結果、表3 のごとく、両群間にⅧ：C 値以外の凝固関連因子には変化が認められなかったが、デスモプレシン投与群では HES450/0.7 液の投与直後に低下したⅧ：C が 30 分間で回復することが認められた。すなわち HES 分子、とくに大分子で、かつ DS 値が高い HES 分子はこれらの凝固因子との結合から、その機能を低下させることを認めた。これに反し低分子で、かつ DS 値が低い HES 分子ではその傾向が少ないと Jamnicki ら[12]、Jungheinrich ら[19]によって報告されている。

❹ トロンビン・フィブリノゲン反応、フィブリン重合の低下

　HES 製剤を用いた血液希釈時には、その初期において凝固開始を促進することが Jamnicki ら[12]、あるいは Innerhofer ら[14]によって観察されている。この現象は HES がフィブリノゲンに作用して凝固を促進していると解釈できる。また、この現象を Nielsen[20]は 6% HES450/0.75 液によって内因性のヘパリン様物質の遊離が抑制されるためと解釈した。しかし一方、Strauss ら[21]は HES 分子

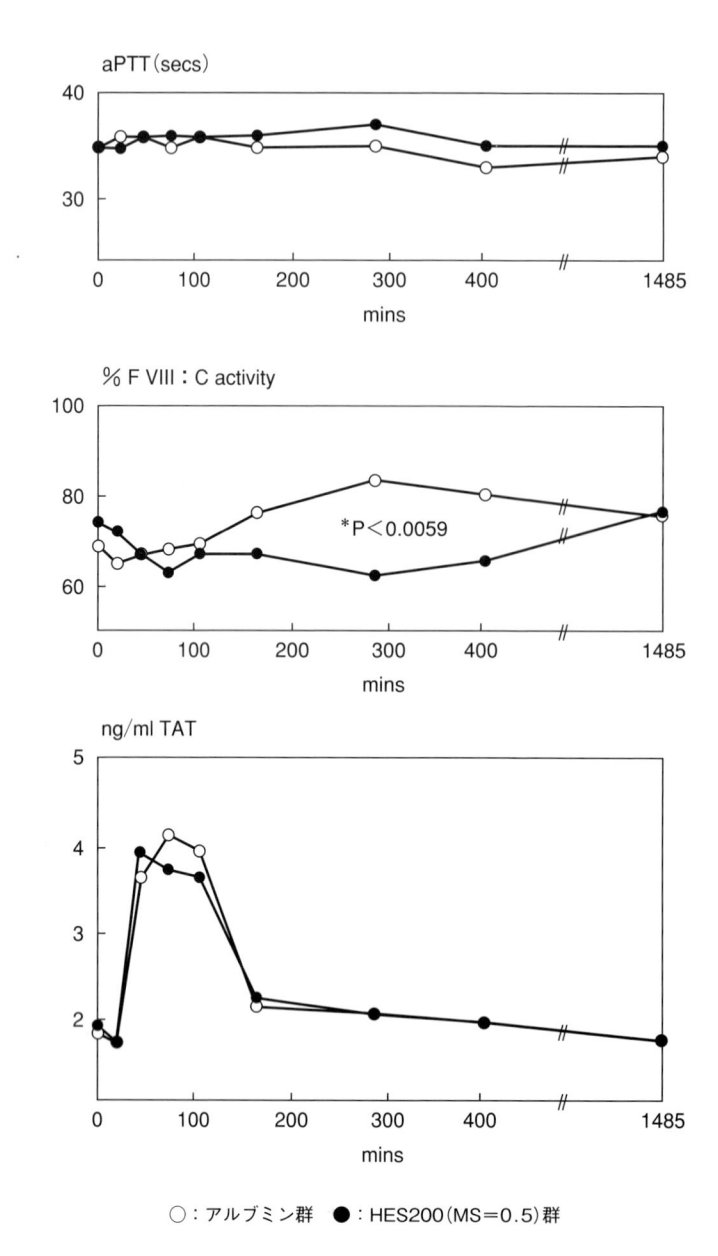

図7 6％HES200（MS＝0.5）液投与後におけるaPTT、Ⅷ：C値、
そしてthrombin-antithrombin complex（TAT）値の変動
（アルブミン液投与群との比較）

○：アルブミン群　●：HES200（MS＝0.5）群

(Kapiotis S, Quehenberger P, Eichler H-G, Schwarzinger I, Partan C, Schneider B, Lechner K, Speiser W. Effect of hydroxyethyl strach on the activity of blood coagulation and fibrinolysis in healthy volunteers：Comparison with albumin. Crit Care Med 22：606-612, 1994 より引用)

が小量でも明らかにトロンビン・フィブリノゲン反応を抑制し、フィブリン塊の生成を抑制することを認めている。さらにNielsenら[22)~24)]はトロンビンによるフィブリン線維の重合（polymerization）、その重合の結果生じる第ⅩⅢ因子の作用[25)]がHES分子の存在で抑制されることを認めた。そしてアルブミンも6％HES220/0.45液（PentaLyte®）も6％HES130/0.4液（Voluven®）もフィブリ

ン重合過程で抑制してフィブリン塊の強度(専断弾性係数:shear elastic modulus)を低下させることをトロンボエラストグラムでの観察から示している。

5 脆弱凝血塊の発生

上記のごとく、フィブリン線維の重合不全から形成された凝血塊ではその強度が低下する。また、その際に重合にかかわったフィブリノゲン量も凝血塊の強度に関係する。すなわちCarrら[26]は

表3 6% HES450/0.7液の投与後におけるⅧ:C値低下とデスモプレシン投与による回復

	Start	Postinfusion	Time 30 Min	60 Min	240 Min
APTT(s)					
Saline	28.6±2.1	30.3±2.9	30.2±4.1	29.5±4.5	29.4±3.2
DDAVP	29.4±1.8	31.0±2.9	28.4±3.9	28.1±3.3	29.0±4.1
Fibrinogen(mg/dl)					
Saline	266.6±131.7	222.4±93.1	219.5±106.6	215.4±103.6	217.0±99.8
DDAVP	290.6±91.1	200.4±77.1	190.5±76.1	191.7±74.2	190.2±67.2
Factor Ⅷ:C(%)					
Saline	100±0.0	63.4±16.8	78.2±76.3	70.6±41.9	80.3±36.5
DDAVP	100±0.0	67.8±31.0	135.8±119.0*	115.1±71.7*	84.9±35.0
Platelet count (mean)					
Saline	277±90.9	208±76.0	213±81.8	205±86.7	229±76.6
DDAVP	263±112.6	195±76.0	198±71.9	193±59.7	210±74.4

Saline:対照群 HES450/0.7投与後に生理食塩液投与
DDAVP:研究群 HES450/0.7投与後にデスモプレシン投与

(Conroy JM, Fishman RL, Reeves ST, Pinosky ML, Lazarchick J. The effcts of desmopressin and 6% hydroxyethyl starch on factor Ⅷ:C. Anesth Analg 83:804-807, 1996 より引用)

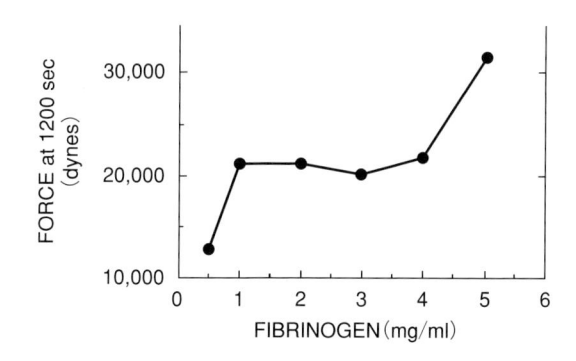

図8 凝血塊の強度に及ぼす fibrinogen 量の影響

フィブリノゲン量が1mg/mlから4mg/mlまではほぼ変化しないが、1mg/ml以下となると著しく強度が低下し、反対に5mg/mlを超えると強度が増す。

(Carr ME, Carr SL. Fibrin structure and concentration alter clot elastic modulus but do not alter platelet mediated force development. Blood Coagul Fibrinolysis 6:79-86, 1995 より引用)

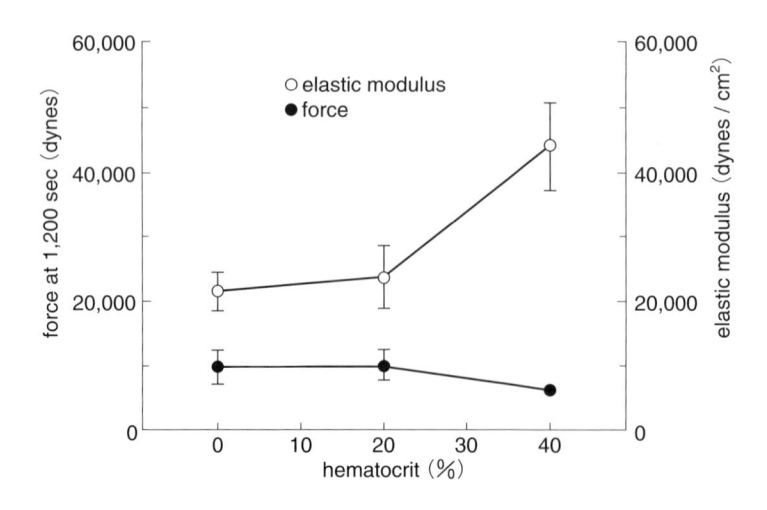

図9 デキストラン、HES投与後における凝血塊に含有される赤血球量と凝血塊強度との関係

凝血塊内に含まれる赤血球量は血小板由来の強度(platelet mediated force)に変化は与えないが凝血塊の弾性係数(elastic modulus)は赤血球量が減少すると低下し、Ht値が20％に達するとその低下度が少なくなる。すなわち、そしてそれ以下のHt値においてはフィブリンのみの弾性係数に依存することになる。

(Carr ME, Carr SL. Fibrin structure and concentration alter clot elastic modulus but do not alter platelet mediated force development. Blood Coagul Fibrinolysis 6：79-86, 1995 より引用)

図8のごとく、フィブリノゲン濃度が1mg/ml(100mg/dl)以下となると強度が急速に低下することを認めている**註1**。一方、凝血塊に含まれる赤血球量は凝血塊の強度への影響は少ないが、弾性には影響を与えることも認めている。すなわちHES製剤を使用するために生じる血液希釈、すなわちHt値の低下、凝血塊内に混入される赤血球数を減少させた場合には凝血塊の弾性を低下させることとなる。しかしCarrら[26]は**図9**のごとく、Ht値が20％以下となった血液から生じた凝血塊の弾性はフィブリン塊の弾性のみに依存し、赤血球による増強作用は存在しないことを示している。

註1 この数値は臨床的にも厚生労働省のフィブリノゲン投与基準に一致する。

6 血管壁、血管外組織との反応

Bloomら[27]はデキストラン分子は血管内膜に付着するが、とくに障害された血管内皮には高度に、さらにその外部の組織にも付着することを認めた。同様な現象が同じ多糖体であるHES分子においても発生するものと想定される。そのようなHES分子による血管外組織のコラーゲン、heparin-like-glycosaminoglycanへの付着はvon Willebrand因子を介した血小板のⅠb/4X、Ⅱb/Ⅲaの接着も障害すると想定できる。そのため、このような凝血塊構成が障害され出血傾向をさらに促進すると推定できる。

7 線維素溶解

HES製剤の投与があった血液では、それが凝固した場合、その中にHESが取り込まれるため、またHES分子の存在がplasminogen activatorの活性を高めるために線維素溶解を促進するであろうと想像された[20)28)]。すなわちNielsen[22)]が示すように、HES分子が組織plasminogen acivatorを活性

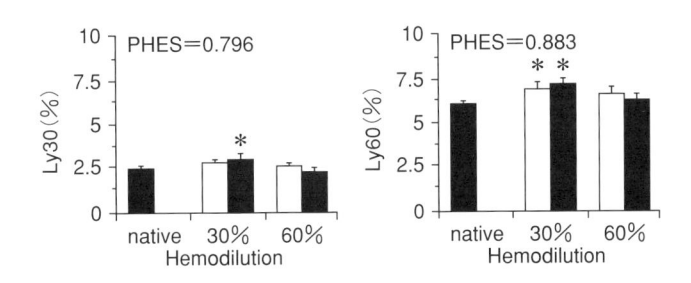

Ly30：MA値に達したあと30min後の溶解度(%)
Ly60：MA値に達したあと60min後の溶解度(%)

図10　6% HES200/0.5液(■)、6% HES130/0.4液(□)を投与した患者の血液についてトロンボエラストグラムから解析した凝血塊溶解度

(Jamnicki M, Zollinger A, Seifert B, Popovic D, Pasch T, Spahn DR. Compromised blood coagulation : An *in vitro* comparison of hydroxyethyl starch 130/0.4 and hydroxyethyl starch 200/0.5 using thromboelastography. Anesth Analg 87 : 989-993, 1998 より引用)

表4　6% HES70/0.5液を健康成人研究協力者に投与した後の血液についての凝血塊融解にともなうD-dimer発生量
(アルブミンを投与された研究協力者からの血液の凝血塊との比較)

					Time(min)				
	0	20	45	75	105	165	285	405	1485
TAT(ng/ml)									
alb	1.8[a]	1.7	3.6	4.1	3.9	2.1	2.0	1.9	1.7
	1.4~4.5[b]	1.3~3.0	1.8~7.3	1.8~8.5	3.2~11.0	1.5~10.0	1.3~7.0	1.0~7.2	1.3~3.0
HES	1.9	1.7	3.9	3.7	3.6	2.2	2.0	1.9	1.7
	1.4~3.0	1.3~15.0	2.3~5.2	2.2~5.5	1.9~5.5	1.6~5.2	1.5~2.4	1.4~2.2	1.3~2.3
D-dimer(ng/ml)									
alb	105	88	77	102	99	99	90	115	109
	38~168	61~170	55~151	36~157	20~147	74~157	57~172	33~179	20~181
HES	108	90	83	89	101	119	116	123	124
	63~147	46~150	27~116	20~210	63~336	55~410	34~378	23~357	66~231

a：median、b：ranges

(Kapiotis S, Quehenberger P, Eichler H-G, Schwarzinger I, Partan C, Schneider B, Lechner K, Speiser W. Effect of hydroxyethyl strach on the activity of blood coagulation and fibrinolysis in healthy volunteers : Comparison with albumin. Crit Care Med 22 : 606-612, 1994 より改変引用)

化させて線維素溶解を促進し、第XIII因子で誘導されるフィブリン塊の強度を低下させる可能性が想定できる。事実 Jamnicki ら[12]は HES130/0.4、および HES200/0.5 の投与にともない凝血塊での線維素溶解が 図10 に見られるごとく有意に亢進すると報告している。ただし、その差はきわめて小さく、臨床での意義に関しては疑われている。

一方、これに反して HES 製剤の使用が凝固血塊の線維素溶解に対しての影響は少ないとした報告[16)17)28)~32)]も多い。Kapiotis ら[16]は D-dimer の産生速度をアルブミン液投与と 6％ HES200/0.5 液の投与とで比較して 表4 のごとく両者間に全く差がないことを認めた。そのため、いまだに線維素溶解に関する HES 製剤投与の影響については結論が得られていない。

8 静脈圧の上昇

HES 製剤の投与には限定されないが、血液粘度低下を目的として HES 製剤、その他の膠質液を単独投与した場合、またたとえ出血に対してその血液量減少量に相当する HES 製剤を投与した場合でも第 2 章にて述べたごとく一時的に血液量の増加をともなう。そのため静脈圧も上昇する。静脈圧の上昇はいかなる状態においてもその際の出血量を増加させる。それは静脈血管の拡張にともなう血管壁収縮性の低下、血管損傷時の血液流出速度の亢進によるものである。

9 末梢微小血管血流量の増加

HES 製剤の投与にともなう血液希釈は血液粘度の低下から末梢血管抵抗の低下、それにともなう心拍出量の増加を来す[33)~35)]。そのため特定の臓器を除き一般的に臓器、組織の血流量は増加する[36)37)]。微小循環系に関しても血液希釈にともない毛細管分布率（capillary density）が増加する[38)39)]。そして、その部での血流量も増加する[40)]。そのため同一のサイズの血管損傷にかかわらず出血する血液量は増加する。

さらに血液希釈にともない赤血球は大血管系から微小血管系に移行する[41)42)]。そのため微小血管系からの同量の出血でも比較的大量の赤血球の消失が発生し出血傾向の感を与える。

10 末梢微小血管の拡張・収縮性低下

血管内皮細胞表面はアルブミンの薄層で覆われている[43)]が、血漿内の人工膠質分子量が増大すると血球成分[1)]のみならず、血管内皮表面も膠質分子で覆われようになる[44)]。そのため、その部の微小血管の収縮性が障害されることが Bloom ら[27)]によって認められている。これによって微小血管からの出血が助長される。

11 HES 分子量と止血機能

Strauss ら[17]は好中球回収操作において 10％ HES264/MS＝0.45 液（Pentastarch®）と 6％ HES450/0.7 液（Hetastarch®）を使用して前者では使用量が多くなり、血漿フィブリノゲン濃度の低下が著しかったにもかかわらず 表5 のごとくトロンビン時間、凝血塊溶解時間に影響が少ないことを認めた。ただ in vivo 試験においては、使用 HES 剤の血漿増量効果、およびその持続効果が同時に作用するため、明確な影響を判定することも困難である。Konrad ら[45]は、健康研究協力者から得られた血液を分子量の異なる HES 製剤を用いて 33％、66％の血液希釈を in vitro にて行い、そ

表5 Pentastarch®(n=12)投与にともなう凝固系各因子の変化

Coagulation assay	Slingle dose (33.6±1.17g)				Double dose (72.3±1.97g)				33.6 vs. 72.3
	Preinfusion	Postinfusion	% change	p value	Preinfusion	Postinfusion	% change	p value	p value
PTT (sec)	31.6±0.7	36.9±1.0	+17.0±2.4	<0.0001*	31.5±1.0	38.9±1.3	+23.5±2.6	<0.0001	0.054
Fib (mg/dl)	261±17	200±14	−23.4±2.5	<0.0001	277±22	188±15	−31.9±2.7	<0.0001	0.007
Ⅷ:C (%)	109±15	81±11	−23.8±4.6	0.0079	93±5	63±5	−32.0±3	<0.0001	0.098
Ⅷ:Ag (%)	115±17	69±9	−41.0±1.9	<0.0001	100±9	52±4	−46.0±3.4	<0.0001	0.180
Ⅷ:RCoF (%)	117±14	94±12	−19.8±3.7	0.0024	103±9	76±7	−26.0±3.0	<0.0001	0.110
TT (sec)	15.5±0.4	14.5±0.3	−6.3±1.7	0.0041	15.3±0.3	12.7±0.2	−16.5±1.7	<0.0001	<0.001
UACLT (min)	23.5±0.6	22.6±0.6	−3.5±1.4	0.031	24.0±1.5	23.2±0.5	−2.9±1.3	0.050	0.550
BT (min)	3.8±0.3	4.4±0.3	+20.3±8.8	0.074	4.7±0.5	5.0±0.6	+4.1±9.9	0.480	0.250

PTT : partial thromboplastin time, Fib : fibrinogen, Ⅷ : C : Factor Ⅷ coagulant, Ⅷ : Ag : Factor Ⅷ antigen, Ⅷ : RCoF : ristocetin cofactor, TT : thrombin time, UACLT : urokinase-activated clot lysis time, BT : bleeding time
* : p<0.05, ─── (アンダーライン) : p<0.01

(Strauss RG, Stansfield C, Henriksen RA, Vilhauer PJ. Pentastarch may cause fewer effects on coagulation than hetastarch. Transfusion 28 : 257-260, 1988 より引用)

の分子量による影響をトロンボエラストグラム(SONOCLO®)で検討した。その結果、HES200/0.5/4.6に比較してHES130/0.5/4.6のほうが速やかな凝血開始と強固な凝血塊を生じることを認めた。そして、とくに希釈率が大となると、その差が著しくなると報告した。

しかしLangeronら[46]は、6％HES200液(HAES-steril®)と6％HES130/0.4液(Voluven®)の第Ⅷ因子、トロンボプラスチンへの影響はほとんど同等であると述べている。またJamnickiら[31]もHES130/0.4はHES200/0.5に比較して凝固機能に関して同等であると述べている。すなわち、HESの分子量が200kD以上では明らかにトロンボエラストグラム上に変化を与えるが、200kD以下ではその変化が著明でなくなることを示している。

12 DS、C2/C6比と止血機能

Treibら[47]はDS値が低く、C2/C6比が高いHES130/0.4/11.2とHES200/0.5/5.1と比較して、前者が凝固系に及ぼす影響が少ないと報告している。しかしながら、Jamnickiら[31]は同じHES130/0.4/11.2とHES200/0.5/5.1とをトロンボエラストグラム(CTEG300 Hemoscop®)を用いて比較検討したが、両者間には 図11 のごとく有意差を認めることができなかった。理論的にはTreib

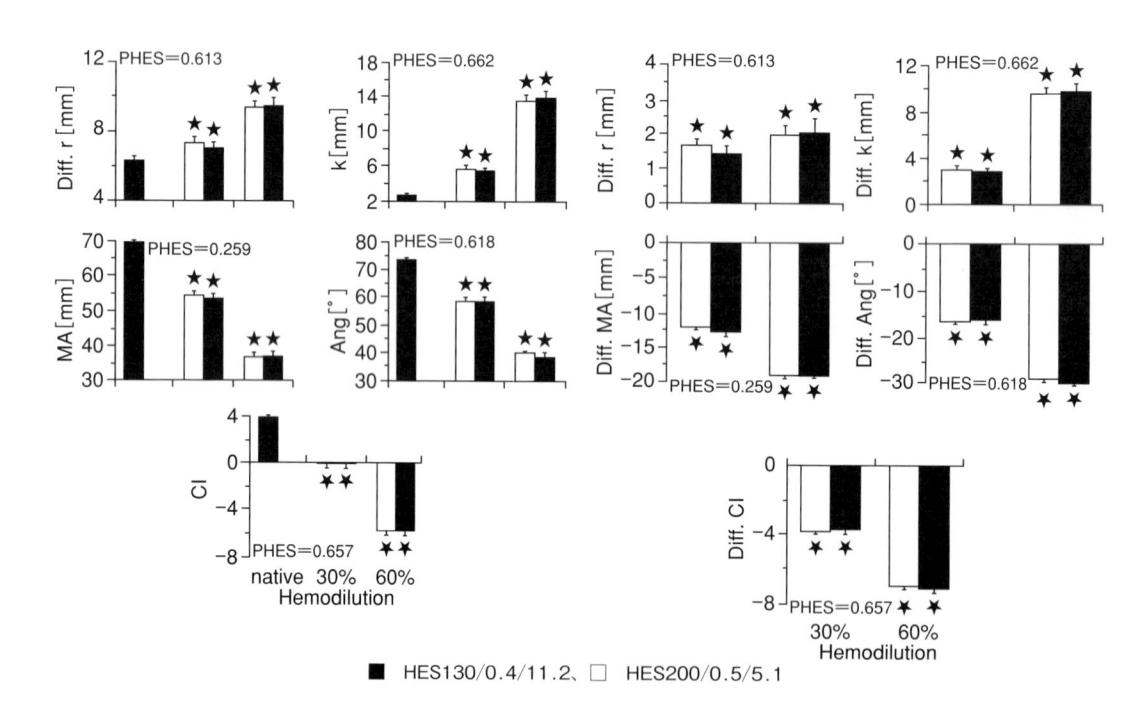

図11 HES130/0.4/11.2、HES200/0.5/5.1を使用して血液希釈(30％、60％)を施行したときの各凝固因子変化：トロンボエラストグラムを用いての比較

HES130/0.4/11.2群、HES200/0.5/5.1群間に差を認めない
mean±S.D., n=40 for each group, p<0.05 different from native blood
r=reaction time, k=coagulation time, MA=maximal amplitude, CI=coagulation index

(Jamnicki M, Zollinger A, Seifert B, Popovic D, Pasch T, Spahn DR. Compromised blood coagulation: An *in vitro* comparison of hydroxyethyl starch 130/0.4 and hydroxyethyl starch 200/0.5 using thromboelastography. Anesth Analg 87: 989-993, 1998 より一部改変引用)

ら[47]の見解が妥当性をもっていても上記のごとく、わずかなDS、C2/C6比の変化については容易に確証を得ることは困難であると思われる。ただDS値が高い場合、C2/C6比が高い場合には血液量増量効果が維持するために、その凝固因子希釈効果によって止血機能への影響は増強される。

13 HES製剤の溶媒（溶解液）の影響

Ganら[48]は多電解質液、とくにCaイオンを含有する溶媒を使用したHES製剤、Hextend®（6% HES500/0.7/4.6液）は生理食塩液に溶解されているHetastarch®（6% HES650/0.75/4.6液）と比較してより良好な凝固性を示すことを報告した。すなわち図12のごとく、トロンボエラストグラムから凝固の開始の促進がHextend®に見られると報告した。そしてDeuschら[8]、Rocheら[49]、Boldtら[50]も同様な効果を認めている。しかしながらHowlandら[51]は、極度の低Ca血症とならないかぎり出血傾向は発生しないとしていて、一般の血液希釈でCaイオン添加の意義を疑問視している。しかし、血液凝固に作用を及ぼす人工膠質が存在する場合には上記のDeuschら、Rocheら、Boldtらの観察のごとく、Caイオン添加作用が生じる可能性は否定できない。ただ、HES使用にともなう血液希釈の影響はトロンボエラストグラム測定値への影響は大きく、実地臨床でのHES製剤使用における溶媒の影響、とくにCaイオンの効果についてはなお確証が得られていない。

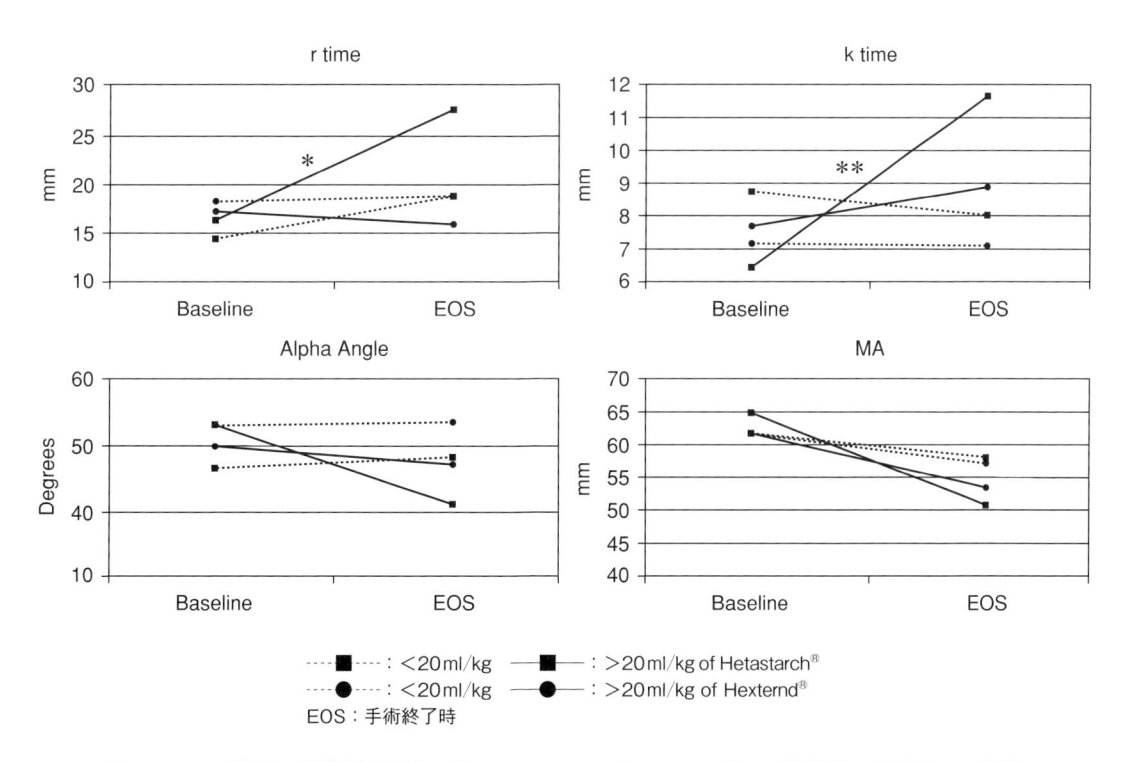

図12 HES製剤の溶媒（溶解液）の差によるトロンボエラストグラム測定値の各因子での比較
〔溶媒が多電解質液（Hextend®）、生理食塩液（Hetastarch®）である製剤での比較〕

(Gan TJ, BennettGuerrero E, PhillipsBute B, Wakeling H, Moskowitz DM, Olufolabi Y, Konstadt SN, Bradford C, Glass PSA, Machin SJ, Mythen MC, Hextend Study Group. Hextend, a physiologically balanced plasma expander for large volume use in major surgery: A randomized phase III clinical trial. Anesth Analg 88: 992-998, 1999 より引用)

14 基剤澱粉

Jamnickiら[52]は馬鈴薯澱粉由来の6% HES200/0.5液(Infukoll®)とトウモロコシ澱粉由来の6% HES200/0.5液(Haes-steril®)とをトロンボエラストグラム(CTEG300 Hemoscop®)を用いて比較して図13のごとく、わずかながら馬鈴薯澱粉由来のHES200/0.5液のほうが生体の止血機能に及ぼす影響が大きいことを認めた。その要因としてJamnickiら[52]は、馬鈴薯澱粉に比較的多く含まれ

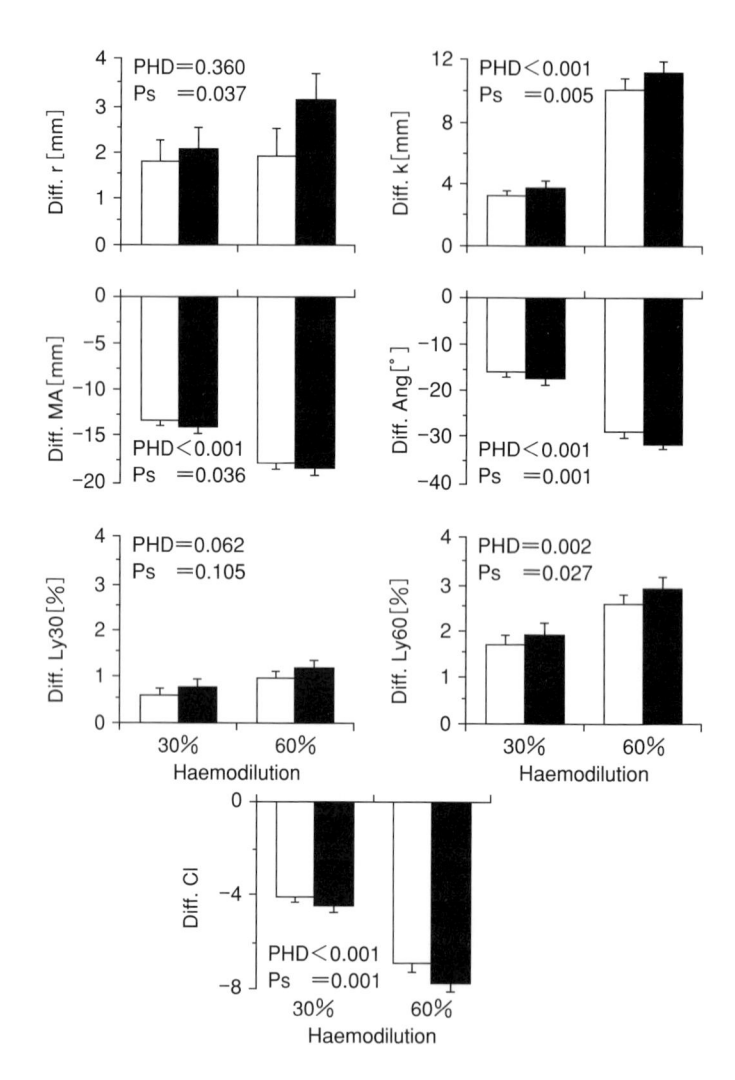

□：corn starch derived HES200/0.5　　■：potato starch derived HES200/0.5
Diff：希釈前との差

図13　馬鈴薯澱粉由来のHES200/0.5液とトウモロコシ澱粉由来のHES200/0.5を用いた血液希釈(30%、60%)での血液凝固変化
(手術患者で30%、60%と血液希釈の際のトロンボエラストグラム上での比較)

(Jamnicki M, Zollinger A, Seifert B, Popovic D, Pasch T, Spahn DR. The effect of potato starch derived and corn starch derived hydroxyethyl starch on *in vitro* blood coagulation. Anaesthesia 53：638-644, 1998 より引用)

るリン酸基のため HES 分子が陰性荷電を帯びるためと解釈している。

15 臨床での HES 製剤使用と出血傾向発生に関する考察

　出血傾向の発生を防止するには、HES 製剤として一般的な投与基準量である 20ml/kg(HES 量として 1.2g/kg)以下に投与量を制限することである。しかし循環血液量の減少から危機的循環動態変動、すなわち動脈血収縮期血圧が 40～50Hg 以下となって、かつ輸血用血液がすぐに入手できない場合には、たとえその後における出血傾向の発生を危惧しても HES 製剤を投与して循環血液量の維持に努めなければならない。そして、それによってもし出血傾向が発生した場合にフィブリノゲンを投与することを Hiippala[15]、Nielsen[23] は推奨している 註2 。Neff ら[53]が脳循環改善を目的として 6％ HES130/0.4 液の 70ml/kg・day 量を 28 日間使用して止血機能になんら障害を認めることがなかったこともあり、近年、欧州諸国で 6％ HES130/0.4 液の使用では 50ml/kg・day を限界としている[54]。出血量が循環血液量の 50％以上となり、その不足血液量を補うために HES 製剤を投与した場合での出血傾向に対しては、上述のフィブリノゲンの投与に加えて血小板機能の低下[1)～3)]も考慮して血小板製剤の投与が必要となることもある。なお、脳内出血の可能性が認められる症例に対しての HES 製剤の投与は禁忌といえる。

　　註2　わが国の厚生労働省の指針ではフィブリノゲンの投与は無フィブリノゲン血症(afibrinogenemia)のみとなっている。したがって、その代替として本来の適応でないが新鮮凍結血漿を、あるいは新鮮凍結血漿から作製したクリオプレシピテート(cryoprecipitate)を、またあらかじめ準備する余裕があった場合には自己血由来のクリオプレシピテートを用いている。

2 組織沈着

　Lewis ら[1)]は 6％ HES450/0.7 液にて高度の血液希釈を行った動物の白血球内に PAS で陽性に染色される物質が蓄積することを認めた。そして、これは食細胞作用(pinocytosis)によって取り込まれた HES であろうと結論した。ただし、1 週間後の観察ではそのような PAS 陽性物質は白血球から消失することを認めた。Thompson ら[55]は 6％ HES435/0.7 液の 250ml を 5 日間、あるいは 360ml を 18 日間にわたり雑種成犬に投与後に 図14 のように腎糸球体、尿細管に HES 分子が蓄積されることを認めた。しかし、この動物の腎機能にはまったく変化が認められなかった。すでに第 3 章での HES 分子の臓器分布で述べたごとく、Hulse ら[56]が HES450/0.7 の 0.9g/kg 量をラットに投与して投与後 8 日で HES 分子は脾臓にもっとも多く蓄積し、さらに 28 日後には 8 日後の 1.45 倍に増量していることを認めている。そして睾丸を除く他の臓器では、時間経過とともに蓄積量が減少していることも認めている。Mishler[57]は HES450/0.7 を成犬に投与し、腎臓、脾臓、心筋、肝臓での蓄積半減期はそれぞれ 18.9、64、95.2、132 日であったと報告している。Hulse[56]が示したように他の臓器で HES 分子の蓄積が減少しているにもかかわらず、脾臓、睾丸ではむしろ増加するとの報告もあるが、一般には時間経過とともに蓄積量は減少している。Sirtl ら[58]は臓器、組織への HES の蓄積は投与量に比例し、蓄積量の減少は時間に比例していると報告している。このような臓

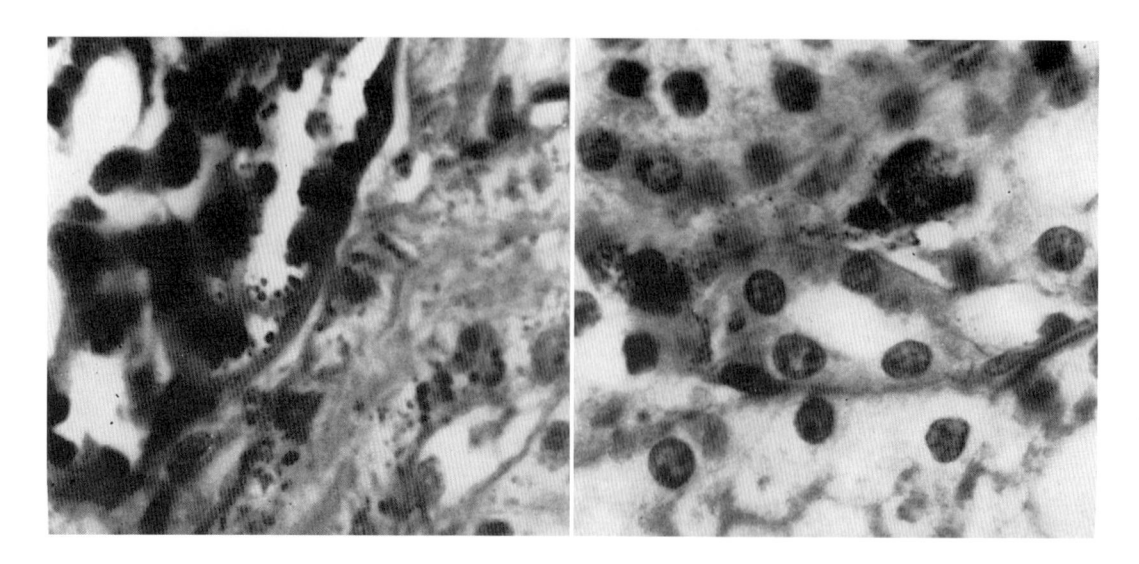

図 14　HES 投与後における腎組織像

(Thompson WL, Fukushima T, Rutherford RB, Walton RP. Intravascular persistence, tissue storage, and excretion of hydroxyethyl starch. Surg Gynecol Obstet 131：965-972, 1970 より引用)

器蓄積によると思われる障害として皮膚瘙痒、腎不全、肝機能障害などが危惧されている。ただ皮膚瘙痒症状、腎機能障害を来した症例には、いずれも総量 3g/kg 以上の HES が投与されていた[58]〜[60]。したがって、総量としてかなり大量、かつ長期間にわたる HES 製剤の使用、そしてアミラーゼ抵抗性のある HES 製剤の使用でないかぎり、このような障害は発生しないものと思われる。

1 腎機能

デキストラン投与にともない多数の腎障害が発生したことが報告がされている[61]〜[69]。また、低分子デキストラン投与で多く発生する傾向があることも報告されている[69]。その病理組織像は Engberg[70] が示した **図15** に見られるごとく、糸球体、尿細管の細胞内にデキストランと思われる無構造物質の貯留、そしてそれらの細胞の膨化、さらにそれらの細胞による尿細管間腔の圧迫、狭小化であった。この像はいわゆる浸透圧性腎症 (osmotic nephrosis) の像に類似していた。この病態発生の機序解明のために Malloux ら[68]は、一側の腎動脈のみに狭窄を作製した成犬に 500ml の 10％デキストラン 40 液を投与する実験を行った。その結果、動脈狭窄を設置し腎血流量を減少させた腎には臨床症例で見られたような障害像を認め、狭窄を解除した後も長期間にわたりその病変は持続した。しかし反対側の腎、すなわち正常血流量が維持されていた腎にはそのような病理像は認められなかった。すなわち、腎尿細管への血流量の減少から尿細管からの水分再吸収が亢進し、同時に尿細管間腔に排出されたデキストランを尿細管細胞内に再吸収していわゆる osmotic nephrosis 像を形成するのであると報告した。そして同時に尿の浸透圧、比重、粘張度が上昇し、尿内に含まれるデキストランが濃縮されゲル状となり尿細管を閉塞して無尿となると解釈した。このような病変の作用機序から膠質浸透圧が高く、かつ溶液濃度が 10％と高い低分子デキストラン液投与で発生率が高くなることを説明できると報告した。Diomi ら[71]はこのような病変を予防し、あるいは

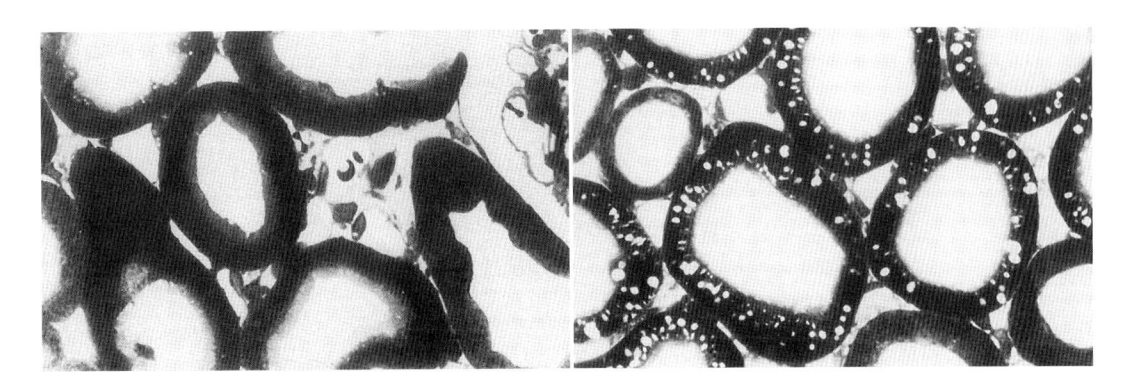

図 15 デキストラン 40 投与前(左)、投与後(右)における近位尿細管組織像

投与後においては尿細管細胞内にデキストランと思われる空胞様物質の存在が認められる。しかし尿細管間腔は開存していて閉塞などは認められない。

(Engberg A. Effects of dextran 40 on the proximal renal tubule：Studies on transfer maxima of glucose and hippuran in the rat. Acta Chir Scand 142：172-180, 1976 より引用)

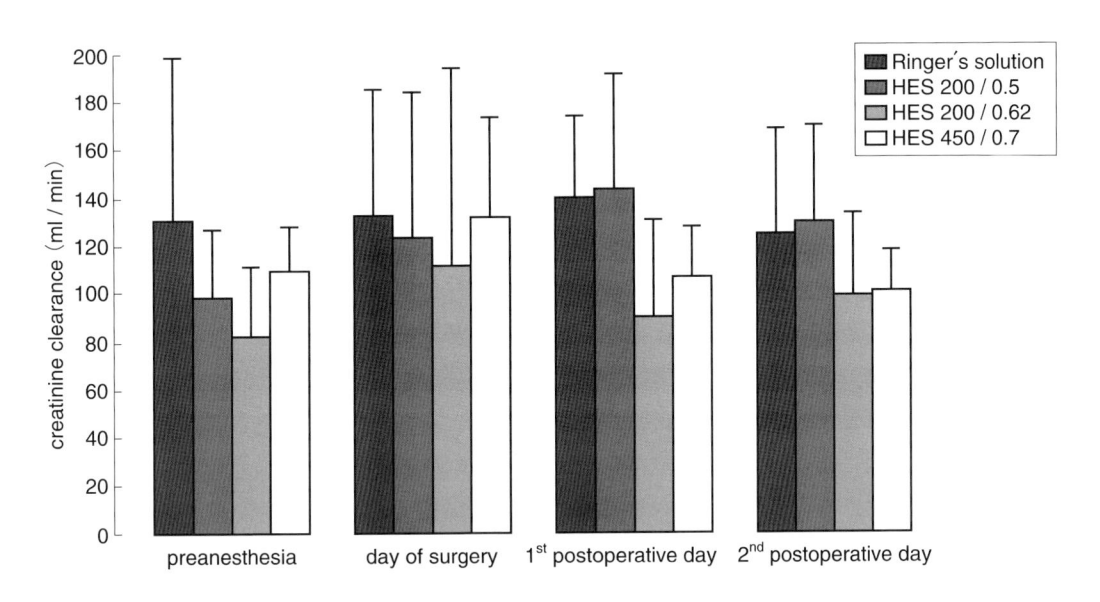

図 16 各種 HES 製剤投与後におけるクレアチニンクリアランス

〔Dehne MG, Muehling J, Sablotzki A, Dehne K-L, Sucke N, Hempelmann G. Hydroxyethyl starch(HES)does not directly affect renal function in patients with no prior renal impairment. J Clin Anesth 13：103-111, 2001 より引用〕

回復させるのには十分な量の水分補給、場合によっては利尿薬の投与により尿量を増加させ、尿の粘度、浸透圧の低下を図ることであるとした。そして脱水状態の生体には、このように高い膠質浸透圧の製剤の投与は避けるべきであると警告した。HES 製剤についてもデキストラン同様、ブドウ糖鎖を基本とし、生理的以上の膠質浸透圧を有し、さらに臓器、組織に沈着、蓄積する性質を有するので同様の腎機能への影響が想定できる。すでに上述のごとく、Thompson ら[55]は HES435/0.7 製剤の投与後にデキストラン同様の腎組織変化を認めた。しかしながら腎機能にはまったく変化を

表6 各種HES製剤投与後における尿細管機能

B.

	Groups	60 Min After Whole Volume	N	120 Min After Whole Volume	N	Day 1	N	Day 2	N
N-acetyl-β-D- Glucosaminidase (NAG U/g creatinine)	Ringer's solution	4.0(0.2–20.6)	2	9.2(1.1–4.2)	0	5.4(3.1–18.4)	3	8.1(0.5–4.6)	2
	HES-200/0.5	7.3(1.2–16.2)	6	7.0(1.3–8.9)	3	9.8(2.4–12.2)	2	8.5(3.1–13.5)	2
	HES-200/0.62	6.0(2.4–12.5)	4	5.1(1.5–12.5)	5	8.6(3.1–11.9)	3	9.1(1.3–16.5)	1
	HES-450/0.7	7.1(0.8–42.1)	3	8.5(0.8–5.0)	5	10.9(1.5–5.8)	3	8.9(1.3–7.1)	2
α-1-microglobulin (mg/g creatinine)	Ringer's solution	7.8±7.3	2	6.3±6.5	2	7.8±7.0	1	6.9±6.1	0
	HES-200/0.5	11.2±10.1	4	12.5±7.6	4	10.7±8.1	2	7.5±6.6	1
	HES-200/0.62	8.5±4.3	4	11.5±7.5	2	7.5±4.5	2	7.1±5.1	2
	HES-450/0.7	29.6±18.7	4	29.8±11.5	4	16.4±9.2	4	8.7±7.5	4
Tamm-Horsfall- protein (mg/24h)	Ringer's solution					16.1(8.7–19.5)	3	15.2(4.1–28.5)	3
	HES-200/0.5					9.4(4.5–21.4)	5	10.5(7.5–12.5)	2
	HES-200/0.62					11.5(3.4–17.5)	4	11.1(1.9–21.5)	2
	HES-450/0.7					10.3(3.7–26.2)	4	9.5(4.6–19.7)	5

すべての測定因子においてHES製剤使用患者群間，また乳酸リンゲル液投与対象群間で有意差を認めない。mean±SD．N=病理的変化を示した患者数

[Dehne MG, Muehling J, Sablotzki A, Dehne, K-L, Sucke N, Hempelmann G. Hydroxyethyl starch (HES) does not directly affect renal function in patients with no prior renal impairment. J Clin Anesth 13：103–111, 2001 より引用]

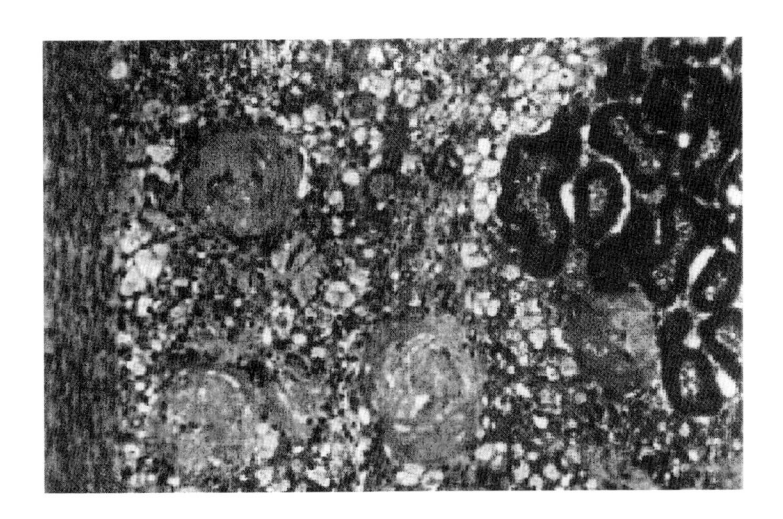

図17 6% HES200/0.6(Elhoes®)を使用して肝移植が行われた患者の腎所見

Masson trichrome×200

〔Pillebout E, Nochy D, Hill G, Conti F, Antoine C, Calmus V, Glotz D. Renal histopathological lesions after orthotropic liver transplantation (OLT). Am J Transplant 5：1120-1129, 2005 より引用〕

認めなかった。また Murphy[72]は、成犬において6％デキストラン70液、あるいは6％ HES450/0.7液を用いて血液希釈を行い、HES450/0.7液では尿量の減少も発生しないことを認め、安全に使用できると報告した。Dehne ら[73]は 15ml/kg の6％の HES450/0.7液、HES200/0.62液、HES200/0.5液のいずれかを中耳手術症例に使用し、対照として 60ml/kg の乳酸リンゲル液投与群と比較検討したが、クレアチニンクレアランス値は 図16 のごとく、いずれの HES 製剤を使用しても手術前に比較して上昇し、とくに手術直後に上昇することを認めた。そして、その傾向は HES200/0.5使用群では手術1日、2日後と持続した。しかし HES450/0.7使用群では術後2日目に術前値よりも低下する傾向を示した。そして、その変化は乳酸リンゲル液使用群と比較して差を認めなかった。またイヌリンクリアランス、パラアミノ馬尿酸クリアランスにおいても著しい変化を認めることはなかった。さらに 表6 のごとく尿細管機能に関する諸因子にも認めるべき変化はなかった。

実際に HES 製剤を使用した臨床症例での腎障害発生の報告例は少ない。しかし Legendre ら[74]は、腎移植後に HES 製剤を投与して osmotic nephrosis を生じた症例を報告しているし、Pillebout ら[75]も過去に肝移植を受け、その際に HES 製剤(Elhoes®)の投与があって osmotic nephrosis を認めた16症例を報告している。しかも、その一部の症例では HES と思われる物質の蓄積が10年にも及び、それによって 図17 に見られるごとく、腎皮質の萎縮が認められたことを報告している。ただ Legendre ら[74]、Pillebout ら[75]が検討した症例では、移植のためにサイクロスポリン、あるいは tacrolimus などの免疫抑制薬が使用されていた。そのため、このような腎組織変化が一般的な手術症例での HES 製剤投与の場合に適応されるか根拠がない。その他、長期間にわたり HES 製剤を使用して血漿交換を受けた症例の腎には、リソソーム蓄積症に類似した報告が見られる[76]〜[78]。これらの報告の中で Auwerda ら[77]は、6％ HES200/0.5液の2,500ml で血漿交換(plasmapheresis)を行った症例でリソソーム蓄積症の治療で指標となる血漿 chitotriosidase 値の変化を認めている。すなわ

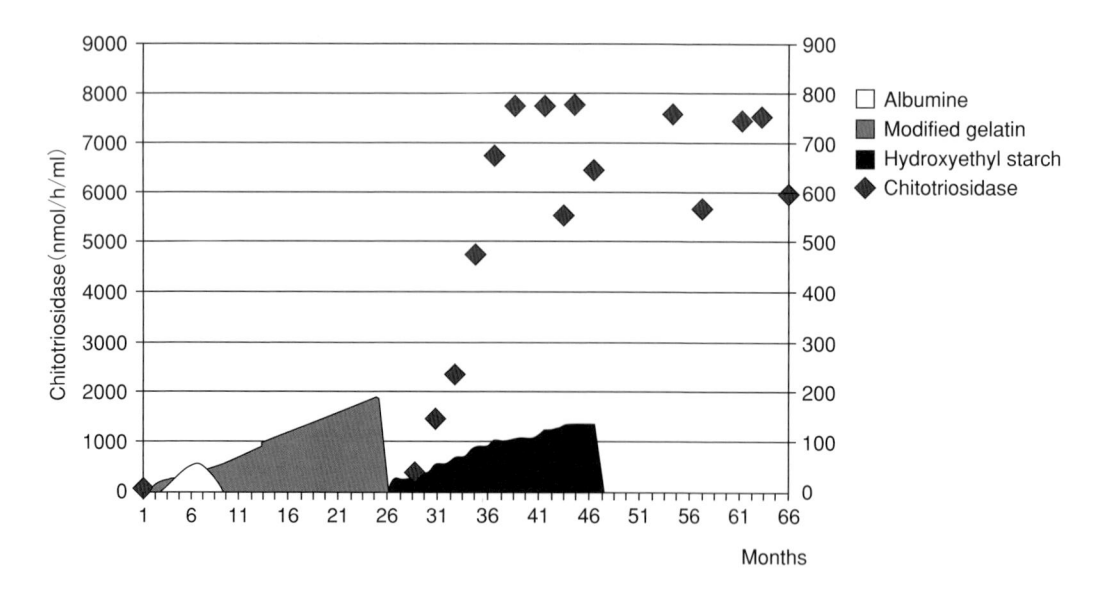

図18 血漿提供を行った献血者の血漿中 chitotriosidase 値変化

日付け線上の ▁▁▁ はアルブミン、修飾ゼラチン、HES200/0.5 を併用した期間とそれぞれの累積使用量。

（Auwerda JJA, Leebeek FWG, Wilson JHP, van Diggelen OP, Lam KH, Sonneveld P. Acquired lysosomal storage caused by frequent plasmapheresis procedures with hydroxyethyl starch. Transfusion 46：1705-1711, 2006 より引用）

ち図18のごとく、アルブミン液、あるいは修正ゼラチン液を用いている期間には変化は認められなかったが、6％ HES200/0.5 液を用い始めてから血漿 chitotriosidase 値が上昇したことを報告している。そして図19のごとく、クレアチニンクレアランス値が低下した症例、腎への HES 分子の沈着が見られた症例に血漿 chitotriosidase 値の上昇が見られた。また、これらの症例では HES と思われる物質が肝臓（図20）、骨髄細胞内にも認められたと報告している。同様の病理組織像は Schmidt-Hieber ら[78]によっても認められている。腎移植の際にしばしば HES 製剤を使用することがあるが、それによって生じたと思われる腎機能変化についていくつかの報告がある。Coronel ら[79]は、それらの患者での osmotic nephrosis の発生率は 20％ であって HES 製剤使用と関係がないと報告している。また Deman ら[80]は HES450/0.5 製剤：HS 群、HES200/0.5 製剤：PS 群、ゼラチン製剤、あるいはアルブミン液：GA 群、それぞれで灌流した腎を移植して、それぞれで 15％（HS 群）、30％（PS 群）、19％（GA 群）に移植腎の機能開始時期の遅延が見られたが、この数値に有意差は認められなかったと報告している。これらの中の PS 群ではやや腎機能開始時期に遅延があるように思われるが、それは臓器提供者が高年齢層であったことと、移植後の循環動態の不安定さに関係したものと説明している。しかしながら高分子 HES 製剤は使用すべきではないと付記している。また、中分子の HES の使用では移植した腎の機能に影響はなかったが、osmotic nephrosis の像を呈する確率が高かったと述べている。外科手術の際に HES 製剤を使用すると腎障害が発生しやすいと De Labarthe ら[81]は警告しているが、これらの症例には手術手技、周術期での患者管理の問題点など容易に腎障害を発生させる条件が多々含まれていて、HES 製剤の投与が関係していたと断定

できないと報告している。Godertら[82]はHES200/0.62製剤を大動脈手術症例に使用して急性の腎機能低下症例を256症例中の25％に認めた。しかし統計解析の結果では、HES製剤投与がその原因であると断定できなかったし、またゼラチン製剤使用症例との比較においても手術後の血清クレ

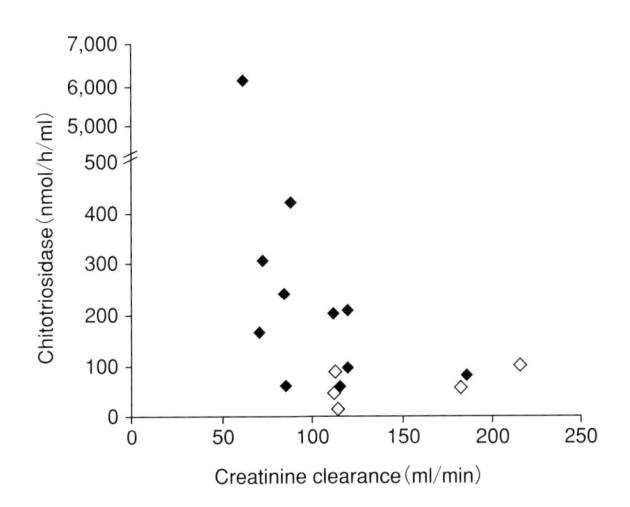

◆腎へのHES沈着患者　◇腎へのHES沈着を認めない患者

図19　HES200/0.5を用い血漿交換を行い血漿提供を行った献血者のクレアチニンクレアランス値と血漿中chitotriosidase値との関係

正常血漿中のchitotriosidase値＜195 nmol/ml/h

(Auwerda JJA, Leebeek FWG, Wilson JHP, van Diggelen OP, Lam KH, Sonneveld P. Acquired lysosomal storage caused by frequent plasmapheresis procedures with hydroxyethyl starch. Transfusion 46：1705-1711, 2006より引用)

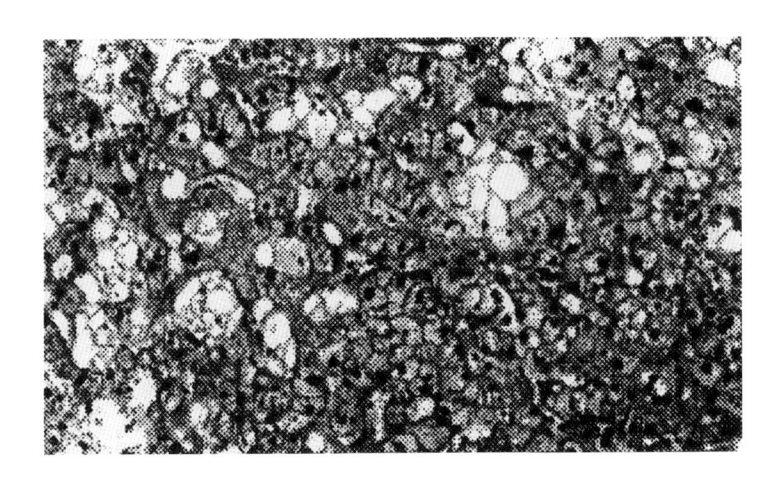

図20　6％HES200/0.5液(EloHAES®)の反復(総量130 L)投与された女性患者の肝組織像

HESと思われる物質の細胞内沈着が認められる。

(Auwerda JJA, Leebeek FWG, Wilson JHP, van Diggelen OP, Lam KH, Sonneveld P. Acquired lysosomal storage caused by frequent plasmapheresis procedures with hydroxyethyl starch. Transfusion 46：1705-1711, 2006より引用)

アチニン値の最高値、クレアチニンクリアランスの最低値において同等であったと報告している。同様にHES130/0.4製剤を大動脈手術症例に使用したMahmoodら[83]の成績では、術後5日までの血清クレアチニン値がゼラチン製剤使用症例よりも、むしろ低値を示していた。Winkelmayerら[84]は、冠動脈再建術でHES670/0.75製剤を使用してGFR値に10ml/minの低下があったと報告している。しかし一般に高い膠質浸透圧の製剤を投与することによって、一過性にGFR値を低下を発生させることがGoreら[85]によって報告されている。すなわちGoreらは25％アルブミン液を投与して循環血漿量を40％増加させたにもかかわらず、GFR値が低下した熱傷患者の症例があることを報告をしている。その機序に関してLucas[86]は高膠質浸透圧液の投与は腎尿細管周囲細胞間質液の膠質浸透圧も上昇させて水、電解質の排出を障害するためと解釈している。そしてWinkelmayerら[84]も6％HES670/0.75液使用の症例での血清クレアチニン値に変化がなかったことから、これらの結果は器質的な腎障害を生じたものではないと述べ、高分子、高DS値のHESであっても650ml以下の使用では腎機能に影響を及ぼさないと結論している。またDehneら[73]は上述した腎機能諸因子の変化から、HES製剤は腎機能に障害をもたらさないと述べている。その他の報告[53)73)87)〜89]でもHES製剤を用いても腎機能に影響を及ぼすことは認められないとするものが多い。とくに低分子、低DS値のHES製剤では繰り返し毎日使用しても影響は認められなかったとする報告[53)88]もある。

特殊な症例、敗血症患者の場合、Schortgenら[90]は6％HES200/0.62液を4日間に総量31ml/kgを投与し、腎機能障害の判定基準とした血漿クレアチニン値が投与前の2倍となったことを認めた。しかし、その変化はゼラチン製剤投与群のそれとに有意差が認められなかったため、この変化はHES製剤の投与と関係がないものと結論した。またSahrら[91]は外傷患者へのHES250/0.45製剤を投与して、血漿クレアチニン値、尿量に変化を及ぼすことがなかったと報告している。しかしアメリカ胸部学会は、学会の声明[92]として重症（Ⅱ-A）の敗血症患者へのHES製剤の投与は急性腎障害の発生の危険性を大きくする可能性があるため、敗血症患者、体外循環使用手術においては注意を要すると警告している。

以上のごとく、HES製剤の使用での腎障害の発生件数は比較的少なくとどまっている。これは過去のデキストラン投与にともなう腎障害が多かったためHES製剤使用にあたり、かなりの注意が払われていたためと思われる。しかしながら、さらにHES製剤投与にともなう腎障害の危険性を回避するためには以下の諸点に注意が必要と思われる。すなわち、(1)十分な体水分量の維持（水分補給、脱水の回避）、(2)低分子、低DS、低C_2/C_6比HES製剤の選択、(3)長期間にわたるHES製剤の使用回避、(4)すでに腎機能になんらかの異常のある症例へのHES製剤使用制限、である。

2 皮膚瘙痒症

Parkerら[93]が顆粒球回収のために6％HES450/0.7液（Plasmasteril®）を2日に1回、1L使用した献血者と2Lを毎日続けて7日間使用した献血者とに皮膚の瘙痒症が発生したと報告をした。その後もHES製剤使用にともなう全身的な、あるいは限定した部位での皮膚瘙痒症がGallら[94]、Coxら[95]、Morganら[96]、Kimmeら[97]によって報告されている。Gallら[94]はHES製剤投与後に皮膚瘙痒が発生し、その症状がほとんど類似した96症例について検討している。すなわち 表7 に見られるごとく、これらの症例でのHES製剤の平均使用量が300g以上であること、投与開始から発症ま

表7 瘙痒症を来した投与 HES 製剤の種類と臨床データ

	HES formula infused		
	LMW 6%	HMW 6%	HMW 10%
Patients (n)	38 (39.6%)	14 (14.6%)	44 (45.8%)
Mean dosage of HES infused (g)	348.1±108.6	357.8±96.7	620.5±119.3
Mean time interval of onset of pruritus after 1st infusion, days	39±7.7	27.5±3.6	35±11.2
Mean duration of pruritus, weeks	12.2±15.8	8.9±9.5	7.5±7.4

LMW=low molecular weight, HMW=high molecular weight

(Gall H, Schultz KD, Boehncke WH, Kaufmann R. Clinical and pathophysiological aspects of hydroxyethyl starch-induced pruritus: Evaluation of 96 cases. Dermatology 192: 222-226, 1996 より引用)

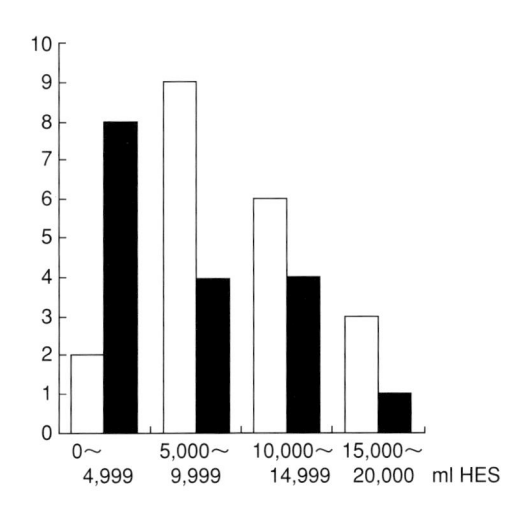

図21 HES 製剤(Haes steril® : 10% HES200/0.5)投与量と瘙痒症発生症例数

〔Kimme P, Jannsen B, Ledin T, Gupta A, Vegfors M. High incidence of pruritus after large doses of hydroxyethyl starch (HES) infusions. Acta Anaesthesiol Scand 45: 686-689, 2001 より引用〕

ではほぼ4週間であることを認めている。また Kimme ら[97]は6% HES 製剤の使用が5,000ml 以下の場合には図21のごとく、比較的皮膚瘙痒症の発生率が少ないが、それ以上の使用量では高くなることを認めた。しかし15,000-20,000ml と著しく大量使用でも瘙痒症の発生がない症例もあったことも報告している。

Jurecka ら[98]は6% HES200/0.5 製剤を1〜3週間に2,000〜10,000ml を投与された7症例(1症例のみ HES200/0.6 製剤を使用)からの皮膚に図22に示されるごとき所見を得た。すなわち免疫組織染色検査、電子顕微鏡検査から HES 分子がマクロファージ、Langerhans 細胞、角化細胞、血管内皮細胞に蓄積するとともに、皮膚神経周囲細胞にも沈着していることを認めた。そして、これら

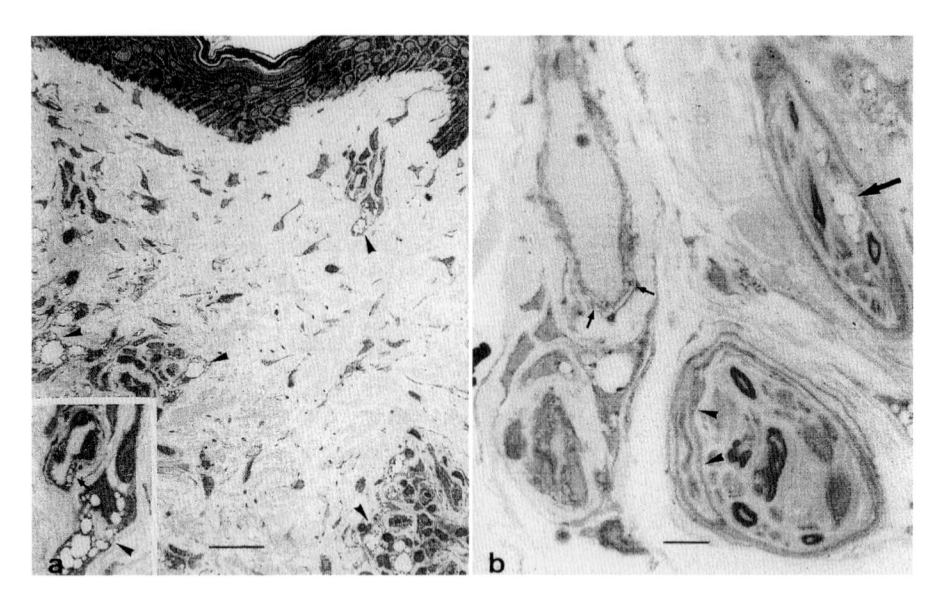

図22 6％HES200/0.6液を総量2,500ml投与された患者の皮膚組織像

a：トルイジンブルー染色でマクロファージ、内皮細胞内（◀）に空胞化が認められる（左下段の一部の拡大が右上部）、b：皮膚深部の神経束での神経内マクロファージ（⬅）と傍神経細胞（◀）、同様な空胞は内皮細胞（⬅）にも見られる。
― ：10μm

(Jurecka W, Sezepfalusi Z, Parth E, Schimetta W, Gebhart W, Scheiner O, Kraft D. Hydroxyethyl starch deposits in human skin―A model for pruritis. Arch Dermatol Res 285：13-19, 1993 より引用)

の細胞から神経末端を刺激する物質が放出され皮膚瘙痒感を発生させるのであろうと推測した。この説はGallら[94]、Szepfalusiら[99]によっても支持されている。一方、Handwekerら[100]はHES分子はSchwann細胞、傍神経細胞内に沈着し、それによる神経への直接刺激で痒感が発生するとしている。Metzeら[101]は、このような神経組織へのHES分子の沈着を認めた患者には瘙痒を呈したが、HES製剤を使用されていても症状を呈さなかった患者にはこのような組織像はまったく認められなかったと報告している。そして瘙痒を呈した患者にのみ神経線維、脱髄軸索（demyelinated axon）に膨化が見られたとThelenら[102]は報告している。Jureckaら[98]がこれらの症例から得られた好塩基球での脱顆粒試験ではすべて陰性で、その症状に対する抗ヒスタミン薬投与は治療効果がなく、またサブスタンスPの遊離も低下していたことを報告している。そのため、この瘙痒症は少なくともアレルギー反応をともなったものでないと結論している。治療としてはHES製剤の投与を中止して症状の消退を観察することが基本である。**表7**に示されるごとく、その期間は平均10週間程度である。その間、対症療法としてカプサイシンの局所使用がSzeimiesら[103]により、また薄荷と樟脳との合剤の局所使用がHaughtら[104]によって勧められている。

3 肝機能

HES製剤の投与にともなう肝臓へのHES様物質の沈着はGlinzら[76]、Auwerdaら[77]によって認められている。したがってHES製剤投与にともなう肝機能への影響が危惧された。しかし

表8　心臓手術施行患者で5％アルブミンと6％ HES670/0.75液を使用した際の肝機能変化

Variable	Group 1 (Albumin) POD 1	POD 7	Group 2 (HES) POD 1	POD 7
SGOT (U/L)	54.5±38.1	36.0±18.7	44.5±20.3	28.3±10.7
LDH (U/L)	310.5±99.3	258.9±89.4	283.1±83.3	230.8±117.3
Alkaline phosphatase (U/L)	46.8±30.7	73.4±21.5	52.2±17.6	67.7±21.8
Total bilirubin (mg/dl)	1.3±0.5	0.7±0.2	1.0±0.8	0.6±0.3

HES=hydroxyethyl starch, SGOT=serum glutamic-oxaloacetic transaminase, LDH=lactic dehydrogenase, POD=postoperative day

(Diehl JT, Lester JL, Cosgrove DM. Clinical comparison of Hetastarch and albumin in postoperative cardiac patients. Ann Thorac Surg 34：674-679, 1982 より引用)

Lindblad[105]は、家兎に3g/kgのHES140/0.65製剤を1〜3週間投与して血清アスパラテートアミノトランスフェラーゼ(ASAT)値、血清アラニンアミノトランスフェラーゼ(ALT)値、そして血清ビリルビン値にまったく変化が見られなかったが、成犬への投与ではALT値に上昇が見られたと報告している。入倉ら[106]は家兎に6％HES40/0.55液の25ml/kg、あるいは50ml/kgを毎日4日間投与して肝ミクロソーム分画のaniline hydroxyalse値、aminopyrine N-demethylase活性について検討したが、それらには変化を認めなかった。また入倉ら[107]は家兎に乳酸リンゲル液に溶解したHES200/0.54の6％液を90ml/day、30日間投与して、それらの中で生存したものでは血清グルタミン酸ピルビン酸トランスアミナーゼ(SGPT)値、血清グルタミン酸ピルビン酸トランスアミナーゼ(SGPT)値に異常値が認められなかったと報告している。したがって、一般臨床使用量では上記の肝機能因子に影響を及ぼさないであろうと報告している。

中條ら[108]は約500mlの術中出血に対して平均543mlの6％デキストラン70液、588mlの6％HES400/0.7液をそれぞれ10症例に投与して、手術後2-3日間は血清グルタミン酸オキザロ酢酸トランスアミナーゼ(SGOT)値、血清グルタミン酸ピルビン酸トランスアミナーゼ(SGPT)値、黄疸指数、クンケル反応にわずかな変化が認められたが、1週間後にはこれらの変化は認められなくなったと報告している。そして血漿蛋白濃度は手術後3日間は低下が認められたが、1週間後にはまったく変化が見られなくなり、さらに上記の肝機能指数についてデキストラン群、HES群との間に有意差を認めることがなかったと報告している。同様に天方ら[109]は、6％HES40/0.5製剤を手術患者に使用して血清グルタミン酸オキザロ酢酸トランスアミナーゼ(SGOT)値、血清グルタミン酸ピルビン酸トランスアミナーゼ(SGPT)値、黄疸指数、クンケル反応、チモール混濁反応としての肝機能も術後にとくに異常値を示さなかったことを報告している。

Diehlら[110]は心臓手術の際に5％アルブミン液の1,241mlの使用と1,210mlの6％HES670/0.75液(Hetastarch®)を使用して 表8 のごとく、血清グルタミン酸オキザロ酢酸トランスアミナーゼ(SGOT)値、乳酸脱水素酵素(LDH)値、アルカリホスファターゼ値、総ビリルビン値はいずれも手術後1日目においてさえ正常値範囲にあったことを報告している。またKasperら[111]は、希釈式自己血輸血を行う患者で術直前500ml自己血採取後に同量の6％HES130/0.4液、または6％HES200/0.5液を投与し、その直後、30、60分後での総ビリルビン値、血清アラニンアミノトランス

表9 心臓手術施行患者で5％アルブミンと6％ HES670/0.75 液を使用した際の術後血漿蛋白濃度変化

Variable	Postoperatively Group 1	Postoperatively Group 2	POD 1 Group 1	POD 1 Group 2	POD 7 Group 1	POD 7 Group 2
Albumin (gm/dl)	3.0±0.4	2.8±0.4[a]	3.8±0.2	2.7±0.4[b]	3.8±0.3	3.5±0.4
Total protein (gm/dl)	5.0±0.5	4.7±0.6[a]	5.5±0.5	4.4±0.7[b]	6.2±0.5	6.0±0.7

[a]$p<0.01$, [b]$p<0.001$. POD = postoperative day.
Group 1：アルブミン投与群, Group 2：HES670/0.75 投与群

(Diehl JT, Lester JL, Cosgrove DM. Clinical comparison of Hetastarch and albumin in postoperative cardiac patients. Ann Thorac Surg 34：674-679, 1982 より引用)

フェラーゼ値、アスパラギン酸アミノトランスフェラーゼ値にまったく変化が見られなかったと報告している。Boldtら[112]は手術での出血に対してHES130/0.4、HES200/0.5液のそれぞれ795ml、820mlを投与して、いずれの群でも手術後1日目での血清アスパラギン酸アミノトランスフェラーゼ値は正常範囲内ではあったが、上昇が見られたことを報告している。しかし血清アラニンアミノトランスフェラーゼ値についてはHES130/0.4群ではまったく変化が見られず、HES200/0.5群にのみ正常値範囲内ではあるが軽度の上昇が見られたことを報告している。すでにHulseら[56]によって報告されたごとく、肝臓のHES分子の蓄積は脾臓、睾丸、皮膚などに比較して速やかに消退する。そのため上記の多くの報告に見られるごとく、HES製剤投与にともなう肝障害はほとんどない、あるいはあってもきわめて少ないものと推測できる。

かつて肝のアルブミン合成に関してRothschildら[113]は、5.0〜7.5％のデキストラン188液の20mlを家兎に毎日15〜30日間投与すると血清アルブミン値が35.8％低下することを報告している。そして、この際にアルブミンの代謝量も22.3％減少していることから、アルブミンの合成が抑制されるものと考えた。同じ研究グループであるOratzら[114]は、細胞内に入ったデキストランがリポソームと結合して小胞体結合型リポソームが少なくなるためアルブミン合成が抑制されるためと結論した。肝細胞への膠質物質の取り込みはデキストランのみならずHESにおいても認められるため、アルブミン合成への同様な影響が危惧された。しかしながら手術症例に6％ HES450/0.7液を投与した中條ら[108]の報告では、出血性、および希釈性のアルブミン濃度の低下は認められたが、著しい血漿アルブミン量の変化は認められなかった。またDiehlら[110]の報告でも表9に見られるごとく、HES670/0.75製剤使用群で手術直後、手術後1日目においては、おそらく血液希釈よると思われる血漿アルブミン濃度の低下が認められた。しかし手術後7日においては、HES670/0.75使用群とアルブミン使用群の血漿アルブミン濃度との間に有意差が認められなくなっている。この結果も上述のHulseら[56]の報告のごとく、HES分子の肝への蓄積期間が比較的短期間であるためと思われる。すなわちHES製剤投与にともなうアルブミン合成を含む、肝機能への影響はほとんどないと推測される。

4 生体防御機能

Schildtら[115]はマウスに6％ HES435/0.7液（Hetastarch®）の1.2g/kgを静脈内に投与し、その1時間後に異種赤血球、または内毒素を投与し、網内系でこれらが捕捉される状況を検討した。その

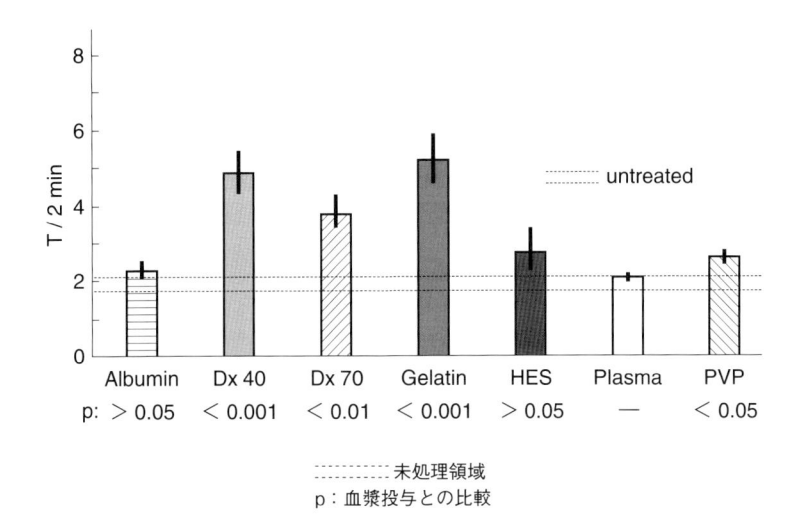

図23 各種膠質液投与1時間後における網内系の食細胞能抑制（異種赤血球排除時間：半減時間）

(Schildt B, Bouveng R, Sollenberg M. Plasma substitute induced impairment of the reticuloendothelial system function. Acta Chir Scand 141：7-13, 1975 より引用)

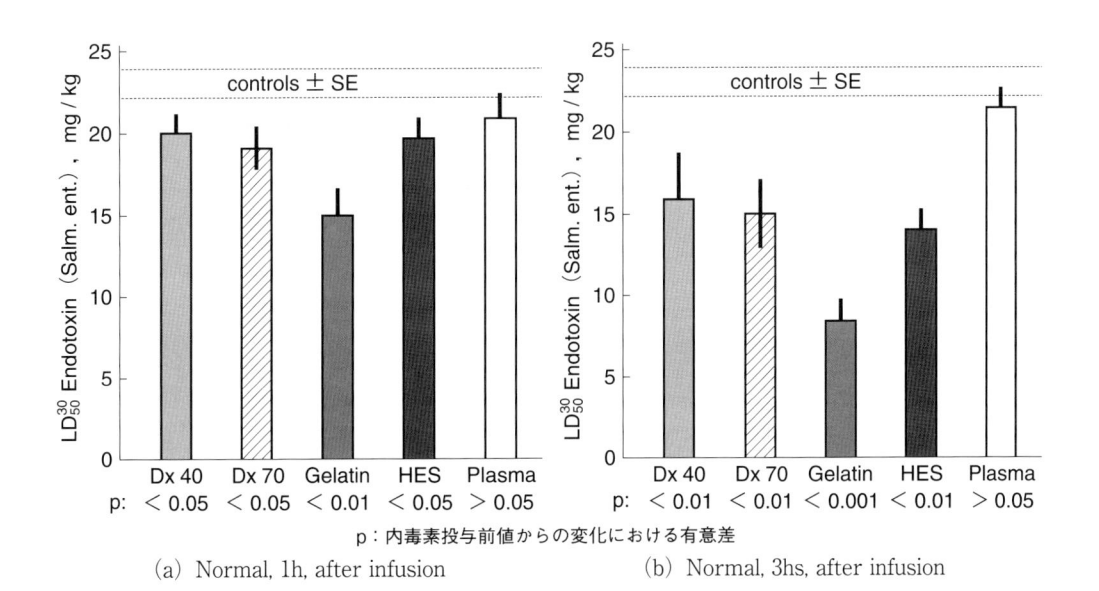

(a) Normal, 1h, after infusion　　(b) Normal, 3hs, after infusion

図24 各種膠質液投与1時間、3時間後における *Salmonella enteritidis* 内毒素捕捉機能

血漿中の ED50 値にて表現

(Schildt B, Bouveng R, Sollenberg M. Plasma substitute induced impairment of the reticuloendothelial system function. Acta Chir Scand 141：7-13, 1975 より引用)

結果、6％ HES435/0.7 液の投与では**図23**のごとく、デキストラン製剤、修飾ゼラチン投与に比較して速やかに血液中から異種赤血球が除去されることが認められた。また、これらの膠質液投与1時間、3時間後における LD50 値で評価した *Salmonella enteritidis* の内毒素の捕捉機能は**図24**のごとくで、マウス血漿投与に比較して1時間後ではデキストラン製剤と同等で有意差を認めること

表10 各種蘇生液がメディウムに50％存在する条件下での単球、好中球の貪食作用活性

Infusion fluid	Percentage of phagocytic cells Monocytes	PMNs	Median fluorescence channel values Monocytes	PMNs
Whole blood (n=6)	77±9	90±7	100±0	100±0
Autologous plasma (n=4)	86±5	92±8	104±39	65±15
Dextran (n=6)	81±8	93±4	102±26	93±31
Gelofusin (n=6)	78±7	85±8	80±30	70±30
Haemaccel (n=6)	81±6	90±6	89±30	79±38
Hespan (n=6)	85±7	96±2	114±27	134±52
Packed red cells+Hespan (n=4)	84±5	93±3	107±17	112±28

n＝実験回数、mean±S.D.
phagocytic cells＝opsonized 大腸菌摂取数、fluorescence channel values＝FITC 標識大腸菌摂取率

(Sillett HK, Whicher JT, Trejdosiewicz LK. Effects of resuscitaion fluids on nonadaptive immune responses. Transfusion 37：953-959, 1997 より引用)

はなかった。そして3時間経過した時点ではマウス血漿投与に比して差は認めるものの、デキストラン製剤投与とほぼ同等の結果であった。しかし修飾ゼラチンよりは網内系への抑制効果が軽度であることを認めた。ただ上記量のHES435/0.7を投与したラットからの摘出肝スライスをKrebsリンゲル液培地内で30分間ヒト・マクロアルブミンと接触させ、その食細胞 (phagocytosis) 活動を in vitro で観察したところ、マウス血漿に比較して貪食機能はその39％にとどまった。しかしデキストラン製剤への曝露と比較すれば、高い食細胞作用が観察された。Strauss ら[116]は白血球、肺胞マクロファージを血清に6％に添加したHES450/0.7液 (Hespan®) に60分間接触させて、それらの細胞のHES食細胞機能を観察した。その結果、好中球、単球内からは食細胞によると思われるHESを検出することができなかったが、網内系細胞としての肺胞マクロファージからは食細胞によると思われるHESが検出することができた。また Sillett ら[117]はヒト単球、好中球による大腸菌の貪食作用を各種蘇生液について検討し、表10のごとく6％HES450/0.7液 (Hespan®) は他の膠質液、輸血用血液同様の作用を有し食細胞機能に影響が少ないことを確認した。また Jaeger ら[118]は6％HES450/0.7液 (Plasmasteril®)、6％HES200/0.5液 (Hemohes®)、6％HES70/0.5液 (Rheohes®) を投与されたそれぞれの患者から得られた好中球を大腸菌に曝露させて、その呼吸性放電 (respiratory burst) が影響を受ける状況を検討した。その結果は表11のごとく、HES70/0.5 (Rheohes®) が投与された患者からの好中球のみにわずかながらも有意な呼吸性放電の低下を認めた。しかし他のHES製剤については変化を認めなかった。

一方、Walters ら[119]は好中球を6％HES200/0.40〜0.55液、あるいは10％HES200/0.40〜0.55液に30分間接触させた後、Staphylococcus aureus に対する食細胞作用を観察した。その結果は図25のごとく、対照とした生理食塩液、あるいはアルブミン液への接触群に比較して食細胞作用抑制効果にはほとんど差を認めことはなかった。また Lackner ら[120]は、手術患者で15ml/kgの血液交換を6％HES270/0.56液にて行った際の抗Rh抗体 (IgG) で標識した赤血球の循環血液中から

表11 代用血漿剤投与後における好中球機能変化
(E. coli で刺激した後での呼吸放電変化)

Resuscitation fluids	Percentage of neutrophils with respiratory burst activity after stimulation with E. coli	
	Before infusion	After infusion
Gelofusin (3% gelatin)	66.9±3.9	65.7±4.2
Rheohes (6% HES, low MW)	60.0±6.5	55.0±6.8*
Hemohes (6% HES, medium MW)	60.4±3.2	60.3±4.0
Plasmasteril (6% HES, high MW)	73.6±4.5	69.7±5.4

＊：膠質液投与前との比較　p＜0.004

(Jaeger K, Heine J, Ruschulte H, Juttner B, Scheinichen D, Kuse ER, Piepenbrock S. Effects of colloidal resuscitation fluids on the neutrophil respiratory burst. Transfusion 41：1064-1068, 2001 より引用)

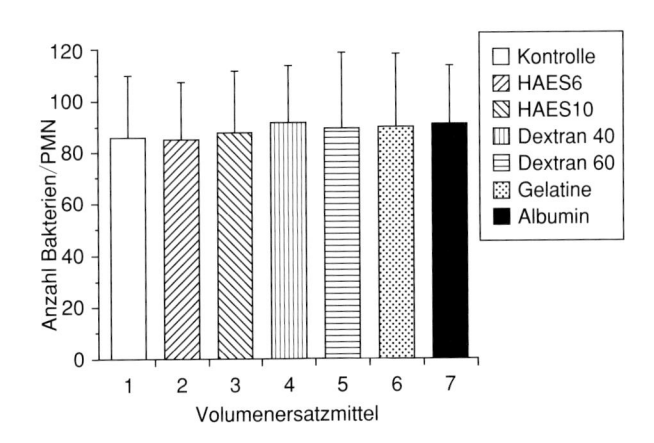

図25　各種膠質液に接触後における好中球の Staphylococcus aureus に対しての食細胞能
(好中球あたりの摂取菌数)

(Walters ID, Spangenberg U, Menzebach A, Engel J, Menges T, Langefeld TW, Hampelmann G. Der einfluss verschiederher Volumenersatzmittel. Anaesthesist 49：196-201, 2000 より引用)

の除去率を検討した。その結果、24時間後も、またその後も除去率に変化を認めることはなかった。また同時に測定した患者の血清中のフィブロネクチン量、補体C3、C4、IgG濃度についても血液希釈効果のみが認められたにすぎなかった。したがって、HES270/0.56の投与によって脾臓網内系の食細胞作用はまったく影響を受けることはないと報告している。

以上の研究を総合判断すると、HES製剤投与にともない網内系へのHES分子の蓄積は認められるが、食細胞能はほとんど影響されないと結論付けられる。

3 免疫、アレルギー反応

　HES製造の基剤となるトウモロコシ澱粉、amylopectinは、温血動物のグリコーゲンの分子構造に類似していてHESの投与でヒトに血清反応を生じるような抗体を産生することはほとんどないと推定される[121)122)]。しかしながらRichterら[122)]は、hydroxyethylationを行うことによって抗原性を獲得する可能性を指摘している。そしてRichterら[123)]は、HES製剤を投与した健康人の1％に比較的軽度の抗体産生を認めたと報告した。これに対してMaurerら[124)]は、彼らの研究室で作製した分子量460～480kDのHESを家兎、モルモット、健康成人に投与し、感作した3週間後にそれらのHES製剤を被験体の静脈内に投与して研究した。その結果では表12のごとくで被験動物、ならびに被験者の血清とHES製剤との間での沈降反応は見られなかった。また、それらのHES製剤の皮内投与による反応にも陽性所見は得られなかった。さらにSorgら[121)]、Maurerら[124)]、Brickmanら[125)]は、HES製剤の点滴投与、あるいは瀕回筋肉内投与によっても抗体を産生することはなかったと報告している。ただRingら[126)]は、HES製剤投与にともないアレルギー様反応があった8症例中の5症例において、その後のHES液の皮内投与において即時型の反応が認められたと報告している。しかし、それらの症例の血清中にHES450/0.7と反応する抗体は*in vitro*検査で認められなかったことも報告している。またKraftら[127)]は、過去に一度もHES製剤の投与を受けたことのない1,056名の患者の血清について検討し、HESに反応するIgEを含む免疫グロブリンはまったく検出できなかったと報告し、それまでに報告されたHES製剤投与にともなうアナフィラキシー様反応発生の機序は不明な点が多いと述べている。

　上記のごとく、HES製剤投与にともなうアレルギー、アナフィラキシー反応発生の機序は明らかになってはいないが、実地臨床でのこれら反応の発生報告は少なくない。すなわち1959年のWaltonら[128)]がHES投与にともないヒスタミンが遊離されるとした報告以来、いくつものアレルギー

表12　HES460～480液での感作3週間後での血清沈降、皮内反応

Species	Precipitin reaction	Passive cutaneous anaphylaxis (PCA)	Cutaneous reactivity
Rabbit	0/10	0/10	ND*
Guinea pig	ND	0/10**	0/10
Man	0/39	0/39	0/39***

*ND：未施行、**アナフィラキシー反応(―)、***皮内反応(―)

〔Maurer PH, Berardinelli B. Immunologic studies with hydroxyethyl strach (HES)：A proposed plasma expander. Transfusion 8：265-268, 1968 より引用〕

表13　10% HES200/0.5液の投与前後における血清中
HES特異イムノグロブリン変化

HES-specific immunoglobulins	Before operation	After〜HES	4 weeks later	6 months later
All four Ig classes	2,560	<10	<10	640
IgG	1,280		80	320
IgM	1,280		160	160
IgA	2,560		<20	80
IgE	Negative		Negative	Negative

HES200/0.5-800μg/ml添加患者血清、24時間(4℃)後のHES特異ELISA反応

(Kreimeier U, Christ F, Kraft D, Lauterjung L, Miklas M, Peter K, Messmer K. Anaphylaxis due to hydroxyethyl-strach-reactive antibodies. Lancet 346：49-50, 1995より引用)

反応、アナフィラキシー反応の発生が報告されている。上記のRingら[126]の報告では、6% HES450/0.7液(Plasmasteril®)の投与を受けた10,273症例中の8症例にショック症状が認められている。またPorterら[129]は、6% HES670/0.75液(Hetastarch®)を投与されてショック症状を呈した手術患者の2症例を報告している。しかし、これらの症例では血液中のヒスタミン値の上昇は認められなかったと報告している。Cullenら[130]は、6% HES450/0.7液(Hespan®)を投与した症例に気管支痙攣をともなうアナフィラキシーショックを経験し、その症例では微量のHES450/0.7液に対しての皮内反応で陽性を示した。そして、この反応は補体系を介した反応であろうと推定した。また、わが国でも高田ら[131]がHES40/0.5製剤(Hespander®)投与にともなう気管支痙攣の症例を経験している。ただ、この症例では血清補体値、ヒスタミン値ともに正常レベルにあったが、IgA値は正常の5倍値を示した。そして症状が鎮静した後での同HES製剤液での皮内反応は陽性であった。McHugh[132]はHES200/0.62製剤(Pentaspan®)を投与した症例で蕁麻疹と低血圧とを発症したが、その40分後の血清トリパーゼ値は正常範囲内にあった。またKreimeierら[133]が経験した1症例では、10% HES200/0.5液の注入とともにショック状態に陥ったが、諸般の事情からそのまま注入が続けられ、約1lが注入された。この間、強心薬の投与によって循環動態は維持され、その後に回復した。そして、この症例のショック状態に陥った10分後の血清のHES特異反応性免疫グロブリンの力価は表13のごとくでHES製剤の投与によってこれら特異反応性免疫グロブリンが消耗されたことが認められた。ただ、この症例の場合ではIgE値には変化が認められなかった。

以上のごとく、HES製剤に対するアレルギー反応、アナフィラキシー反応は存在するが、その頻度は表14のRingら[134]の発表にあるようにゼラチン製剤に比して低く、デキストラン投与に見られる頻度とほぼ同等であった。そして、この頻度はその後に発表されたRobertsら[135]の膠質液投与にともなうアレルギー反応発生頻度表15とも一致している。以上の症例報告を総合すると、かつてHES製剤を投与されてアレルギー反応、アナフィラキシー反応を認めた症例に対してのHES製剤の投与は禁忌であるといえる。また上記のSorgら[121]、Maurerら[124]、Brickmanら[125]の研究成果によれば、過去にHES製剤の投与により感作される可能性はきわめて少ないが、再度HES製剤を

表14　各種膠質液投与にともない発生した
アナフィラキシー様反応発生頻度

Colloid	Infusions registered (1975)	No. of anaphylactoid reactions	Incidence (%)
Plasma protein：			
Serum solutions	25,582	5	0.019
Human serum albumin	60,048	7	0.011
Total	85,630	12	0.014
Dextran＊：			
Dextran 60/75	34,621	24	0.069
Dextran 40	51,261	4	0.007
Total	85,882	28	0.032
Gelatin：			
Urea-linked gelatin	6,151	9	0.146
Oxypolygelatin	810	2	0.617
Modified fluid gel.	6,028	4	0.066
Total	12,989	15	0.115
Starch：			
Hydroxyethyl starch	16,405	14	0.085
Total	200,906	69	0.033

＊：デキストラン製剤については異なる5製品を含む。

(Ring J, Messmer K. Incidence and severity of anaphylactoid reactions to colloid volume substitutes. Lancet 1：466-469, 1977 より引用)

表15　各種膠質液投与にともなうアレルギー反応発生率

	Albumin 5%	Albumin 25%	Dextran in normal saline Dextran40	Dextran in normal saline Dextran70	Hetastarch	Pentastarch	Gelofusin
Incidence of allergic reaction(%)	0.011	NA	0.007	0.069	0.085	NA	0.066

NA：not available

(Roberts JS, Bratton SL. Colloid volume expanders：Problems, pitfalls and possibilities. Drugs 55：621-630, 1998 より改変引用)

投与する場合にはまずきわめて少量のHES製剤を投与し、10～20分間の観察を行い、さらにその後の投与にあたっても速度の調節を行うなど、慎重な投与が必要となると思われる。

4 栓効果(sealing effect)

　Waxmanら[136]は、熱傷患者に10％HES280/0.62液(Pentastarch®)の500mlを投与したときに、それが10％であったこと、さらに一般的なHES製剤にともなう血漿量増量効果を考慮しても、同量のアルブミン液の投与よりも血漿量増量効果があったことを認めた。そして、この結果はHES分子、および患者血漿中のアルブミン分子の血管外移行が少なかったためと推測した。またZikriaら[137]は、下肢虚血後の再灌流の際にMwが100～300kDのHES製剤使用により組織水分含有量、浮腫発生が乳酸リンゲル液の投与に比して有意に抑制されることを認めた。しかし、この分子量よりも大きなもの、あるいは小さなものでは効果がなかったし、またデキストラン150でも浮腫抑制効果がなかったことを報告した。Lumb[138]は、開心術の際の体外循環回路充填に25％アルブミン液、あるいは6％HES450/0.7(Hespan®)を使用し、肺組織への水分貯留を比較検討したが、その程度は同等であって、とくに高膠質浸透圧液(25％アルブミン液)の使用によって血管外への血管内水分流失を防止することができないと報告している。一方、Rittooら[139]は、腹部大動脈瘤手術の症例で6％HES200/0.62液(eloHAES®)の投与と修飾ゼラチン製剤(Gelofusin®)投与して肺機能への影響を比較検討した。その結果は、ともに同等の血漿の膠質浸透圧を維持することができたにもかかわらず肺の換気機能($P_{O_2}/F_{I_{O_2}}$)、肺コンプライアンス値はHES200/0.62液の投与時にのみ良好に保たれることを認めた。またFengら[140]もラットの敗血症モデルでの毛細管透過性の亢進をゼラチン製剤投与では防ぐことはできなかったが、6％HES130/0.4液の投与では抑制することができたと報告している。Zikriaら[141]は、空腸に発生させた熱傷でのアルブミン血管外漏出係数(領域リンパ内/血液内アルブミン濃度比)は表16のごとくであって、平均分子量(Mw)が100～300kDのHES製剤(表内F_M)の使用によって抑制されることを認めた。また対照としてアルブミン液、あるいはリンゲル液についても検討したが、これらには抑制効果は認められなかったと報告している。Webbら[142]は盲腸穿孔性腹膜炎を発症させた豚に6％HES450/0.75液(Hetastarch®)、6％

表16　Breslerの式(σ＝1－CL/Cp)から計算されたσ値の比較
(CL：リンパ液中アルブミン濃度、Cp：血漿中アルブミン濃度)

Solution	Group	No.	Pre-scald (Mean±SD)	30 min post-scald (Mean±SD)	p Value, compared with HES(F_M)
HES(F_M)*	Ⅳ	16	0.95±0.04	0.82±0.05	—
Ringer's	Ⅰ	10	0.93±0.02	0.39±0.11	<0.05
Albumin	Ⅱ	15	0.94±0.02	0.58±0.05	<0.05
HES(F_L)†	Ⅲ	13	0.95±0.02	0.51±0.12	<0.05
HES(F_S)‡	Ⅴ	13	0.96±0.03	0.61±0.08	<0.05

　*：medium size HES　100-300kD、†：large size HES　300-3,400kD、‡：small size HES　<50kD

(Zikria BA, King TC, Stanford J, Freeman HP. A biophysical approach to capillary permeability. Surgery 105：625-631, 1989 より引用)

表17 Hetastarch®、Pentastarch®を投与された腹膜炎性敗血症の動物の7時間後における開存毛細血管数、肺毛細管開存面積、毛細管壁厚の比較

	Hetastarch	Pentastarch	p Value
Tissue(%)	40.0±6.6	40.9±4.2	NS
Capillary area(%)	23.9±2.9	32.0±3.4	NS
Capillary patency(%)	10.1±1.2	22.0±3.7	<.05
Mean alveolar capillary barrier thickness(μm)	3.1±0.2	2.4±0.1	<.05

mean ± standard error

(Webb AR, Tighe D, Moss RF, Al-Saady N, Hynd JW, Bennett ED. Advatages of a narrow-range, medium molecular weight hydroxyethyl starch for volume maintenance in a porcine model of fecal peritonitis. Crit Care Med 19:409-416, 1991 より引用)

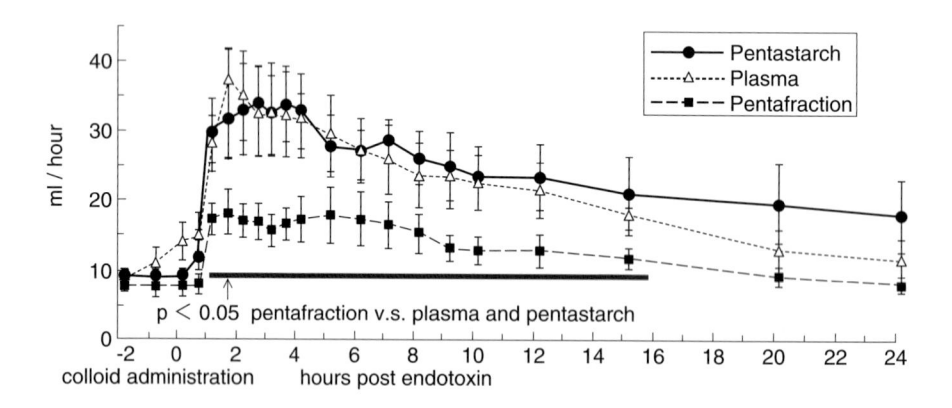

図26 内毒素を投与された羊への各種膠質液投与にともなう肺リンパ流量変化

(Traber LD, Brazeal BA, Schmitx M, Toole J, Coffey J, Flynn JT, Traber DL. Pentafraction reduces the lung lymph response after endotoxin administration in the ovine model. Circ Shock 36:93-103, 1992 より引用)

HES280/0.5液(Pentastarch®)を同等の膠質浸透圧を得るようにそれぞれを調整し、同等の循環諸量を得るに必要な投与量について検討した。その結果では、HES280/0.5液の投与量は7時間で120ml/kg、同時間内でのHES450/0.7液の投与量の160ml/kgに比較して少なかった。その理由として、血漿中のアルブミンとともにHES280/0.5液のほうが血管外に漏出する量が少なく、循環血液量を維持できたためと解釈した。また腹膜炎発生7時間後に得られた肺組織の毛細管内径は表17のごとく、HES280/0.5製剤使用で大である傾向にあり、開存毛細管数も多く、かつ毛細管壁厚も薄く維持されていた。すなわち肺胞血管壁の膨化がHES280/0.5製剤使用で抑制されていることを認めた。同様にZikriaら[143]も6% HES450/0.75液(Hetastarch®)の使用によって、45分の冠動脈閉塞後の心筋障害部分の面積をアルブミン使用に比較して縮小することができたと報告している。Traberら[144]は図26のごとく、内毒素投与にともなう肺微小血管系の透過性亢進の指標とした肺リンパ流量の増加は血漿の投与に比較して6% HES200/0.62液(Pentafraction®)で少なくな

ることを認めた。しかし同じ分子量（Mw）の Pentastarch® 投与では血漿投与と同等のリンパ流量であった。すなわち分子量分散が小さい HES200/0.62 の HES（Pentafraction®）分子は、それ自身の血管内から血管外への移行、漏出が少ないばかりか共存するアルブミンの漏出も抑制すると報告した。一方 Wisselink ら[145]は、虚血にともなう脊髄障害に対して 6％ HES200/0.62 液（Pentastarch®）の特異的な保護作用を 6％ HES450/0.7 液（Hespan®）との比較において認めている。すなわち障害によって生じた四肢麻痺、脊髄内に生じた虚血病変の大きさのみならず、脊髄血管の透過性、神経細胞膜の透過性の変化も HES200/0.62 製剤投与後では HES450/0.7 投与に比較して少ないことを認めた。このようにある特定の HES 製剤において他の膠質液投与に比較してアルブミンを含む膠質、高分子の血管外漏出を抑制する作用があることがしだいに認められ、1990 年頃からはその作用が"sealing effect（栓効果）"といわれるようになった。Vincent も[146]もそれまでに発表された論文から、ある種の膠質物質にはこのような効果、すなわち血管内皮間隙を HES 分子が詰める効果（plugging effect）があるのではないかと論評している。

　このような"sealing effect（栓効果）"の発生機序に関して Oz ら[147]は血管壁内面、とくに内皮細胞間隙を HES 分子が単に閉塞するのではなく、すでに認められているように HES 分子が血管内壁、白血球を被覆し、とりわけ好中球が血管内皮に接着するのを防止するためではないかと推測している。事実、Hofbauer ら[148]は HES200/0.5 を好中球、内皮細胞の一層膜にそれぞれ単独に、あるいは両者同時に培養液内で 30 分間接触させ、培養液で洗浄後、fMLP（formyl methyionyl leucyl phenylalanine）にて両細胞を刺激し 3 時間後の好中球の遊走性を観察した。その結果、前処置した HES 濃度に比例して好中球の遊走性が低下することを認めた。そしてさらに好中球への HES 分子の作用よりも内皮細胞への作用のほうが大きいことも認めた。また Boldt ら[149]は、HES 製剤を使用した患者の血漿中の接着因子（ICAM-1、VCAM-1）の濃度が HES 非使用群のそれに比較して低下することを観察した。そして同時に、好中球の血管内皮細胞への接着が減少し、微小血管内での好中球の回転（rolling）が少なくなることも認めた。そのためにこのような HES 製剤の投与が微小血管領域での血漿漏出を抑制するのであると結論した。一方、Nohe ら[150]は、内皮細胞での E-selectin、ICAM-1 あるいは VCAM-1 などの接着分子の発現に対して HES200/0.5 投与は効果が認められなかったが、接着分子 integrin の発現は抑制され、それによって好中球の内皮細胞への接着が抑えられることを報告している。また Küpper ら[151]は、内毒素投与によって生じたショック状態の改善に 6％ HES 製剤を投与して動脈血圧を維持したところ、肺微小血管内皮への血小板、白血球の接着を防止できることを認めた。そして、その機序は血小板での P-selectin 発現が抑制されるためであると提唱した。Tian ら[152]は 図27 のごとく、内毒素投与のラットに 6％ HES200/0.5 液（HAES-steril®）を投与した際にその投与量によって肺水分量の変化、すなわち肺血管床からの血漿の漏出が変化することを認めた。またそれは 図28 のごとく、肺組織 myeloperoxidase 値、CINC（cytokine-induced neutrophil chemoatractant）、そして 図29 のごとく、肺組織の NF-κB（nuclear factor-κB）転写因子、および好中球 NF-κB 値と相関していることを認めた。このような細胞内シグナル伝達系への HES 分子の作用は Lv ら[153]によっても提唱されている。ただ Lv ら[154]は、このような敗血症モデルにおける HES 分子による毛細血管透過性の抑制効果は内皮細胞での P-selectin 発現と好中球の CINC の発現を少なくする機序によるものと解釈している。そして、これは HES 分子が内皮細胞、あるいは白血球の表面の受容体を被覆し細胞への外界のシグナル伝達を阻止するためと考えている。また

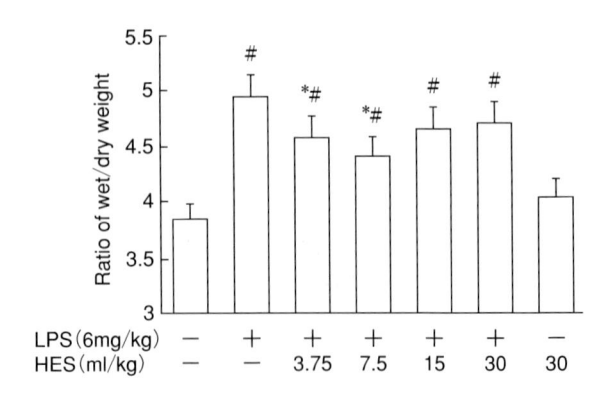

図27 肺水分量(肺乾燥重量/摘出重量比)

ラット腹腔内への内毒素注入1分後から0.2ml/minの速度で6% HES200/0.5を所定量(図下段)投与、その4時間後に肺を摘出して測定。

(Tian J, Lin X, Guan R, Xu JG. The effects of hydroxyethyl starch on lung capillary permeability in endotoxic rats and possible mechanisms. Anesth Analg 98：768-774, 2004 より引用)

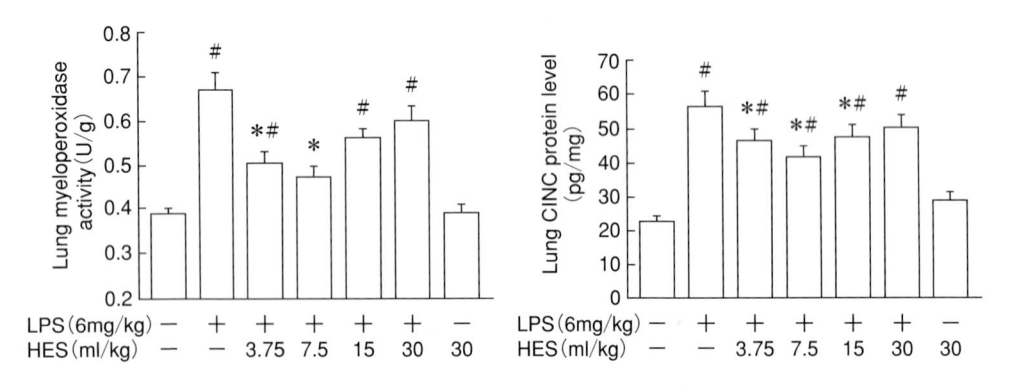

図28 肺組織 myeloperoxidase 活性と肺組織 CINC 量

ラット腹腔内への内毒素注入1分後から0.2ml/minの速度で6% HES200/0.5を所定量(図下段)投与、その4時間後に肺を摘出して測定。

(Tian J, Lin X, Guan R, Xu JG. The effects of hydroxyethyl starch on lung capillary permeability in endotoxic rats and possible mechanisms. Anesth Analg 98：768-774, 2004 より引用)

一部は HES 分子が細胞内部に入ることによって細胞の各種メディエータの産生、分泌を抑制するためとも考えている[155]。

以上、HES 製剤、とくに特定の分子サイズのものにおいて"sealing effect(栓効果)"が得られることは認められるが、その機序に関してはなお不明なところが多い。確かに投与された HES 分子

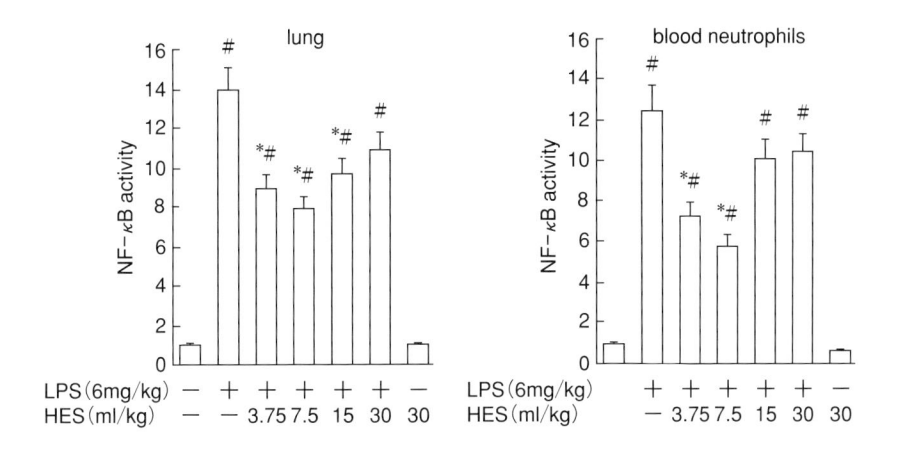

図29 肺組織および好中球 NF-κB 活性

ラット腹腔内への内毒素注入1分後から0.2ml/minの速度で6％ HES200/0.5を所定量（図下段）投与、その4時間後に肺および血液を採取して測定。

(Tian J, Lin X, Guan R, Xu JG. The effects of hydroxyethyl starch on lung capillary permeability in endotoxic rats and possible mechanisms. Anesth Analg 98：768-774, 2004 より引用)

の細胞内への移行にともない細胞内シグナル機構に影響することも想定される。しかし HES 分子の内皮細胞、あるいは白血球表面への被覆にともない外界からの刺激に対する細胞の受容体の反応が十分に作動せず、それが結果的に抗炎症反応として細胞、そして組織反応として現れているように思われる。

5 高アミラーゼ血症 (hyperamylasemia)

　HES 製剤の投与にともない生体の血漿中アミラーゼ濃度の上昇が認められる。中條ら[108]が手術中の出血に対して HES 製剤を使用し、これをデキストラン製剤使用群と比較したところ、HES 群において血漿中のアミラーゼ値に有意な上昇が認められた。このような上昇に関しては安達ら[156]、Gofferje[157]らによっても、HES 製剤投与後の2〜6時間に認められると報告されている。また、その血漿中アミラーゼ値の最高値は HES 分子量、DS 値と著明な関係を示さないが、初期値への低下時間には HES 分子量、DS 値が影響していることが認められている[157]。すなわち HES 分子の血漿中滞留時間が影響している。Jungheinrich ら[158]は図30のごとく、血漿中の HES 分子濃度が低下すると血漿中のアミラーゼ濃度も低下することを認めている。Durr ら[159]は、500ml の6％ HES 液の患者への投与にともない血漿アミラーゼ値の上昇と同時に、尿中へのアミラーゼの排出を認めた。Köhler ら[160]も同様に臨床例で、血漿中のアミラーゼ値が投与前値の2倍に上昇することを認めた。しかし彼らは、尿中へのアミラーゼ排泄は認めなかった。Köhler らは投与した HES は血漿中のア

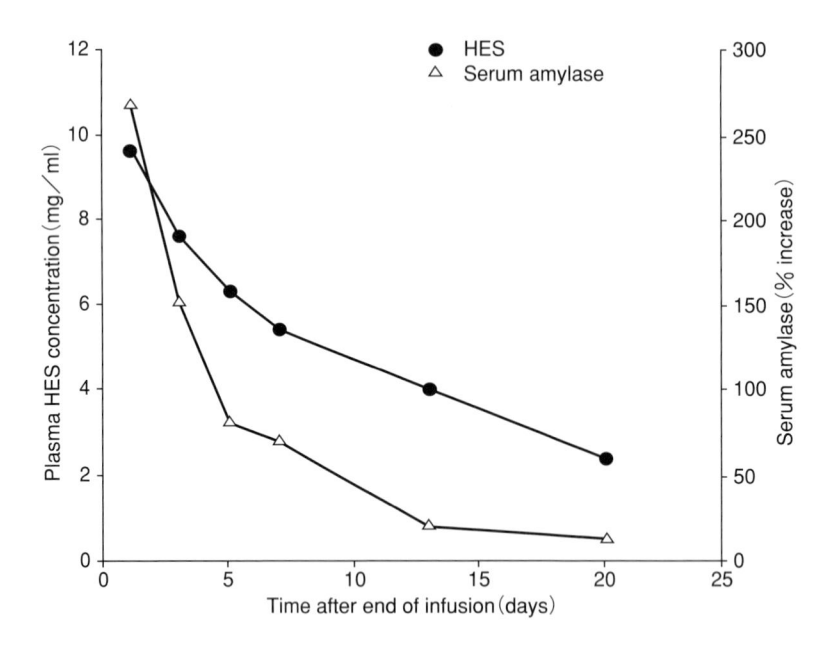

図30　HES450/0.7 投与後における血液中 HES 濃度と血漿アミラーゼ濃度の推移

(Jungheinrich C, Neff TA. Pharmacokinetics of hydroxyethyl starch. Clin Pharmacokinet 44：681-700, 2005 より引用)

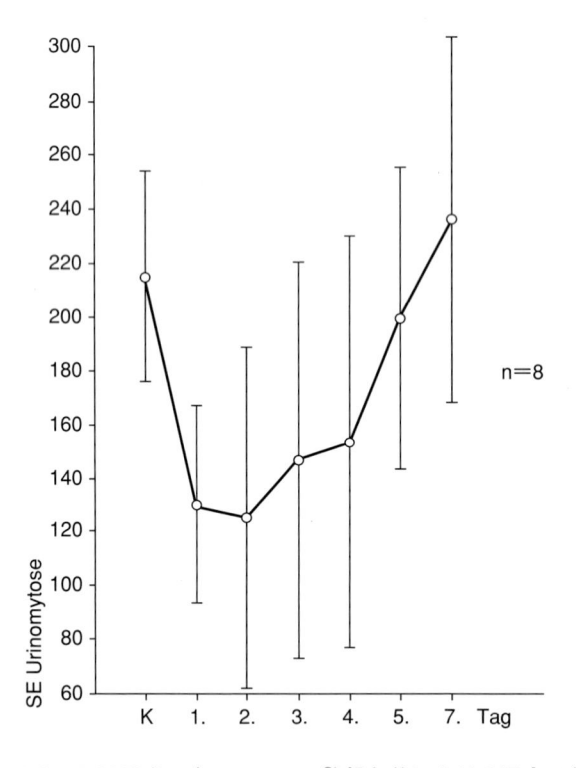

図31　500ml の HES200/0.5（Plasmasteril®）投与後における尿中アミラーゼ値

K：投与前日

(Gofferje H, Hozlik V. Zur Hyperamylasaemie nach Infusion von Hydroxyaethylstärke unterschiedlicher Molekulargewichts Verteilungen. Infusionstherapie Kli Ernähr 4：141-144, 1977 より引用)

ミラーゼと結合体(amylase-starch complex)を作り、それは尿中には排泄されないため尿中へのアミラーゼ排泄は認められないと述べている。そして、このような血漿中のアミラーゼ値の上昇に関してアミラーゼ分泌臓器からのアミラーゼの血中への分泌量には変化なく、その尿中への排泄が **図31**のごとく低下するためであると想定している。すなわち、腎糸球体を通過できない大分子HES・アミラーゼ結合体を形成するためと想定している。この図に見られる投与3日以後での尿中アミラーゼ値の上昇は血液中HES量の減少、すなわちHES・アミラーゼ結合体が減少し、遊離のアミラーゼが増加したためと解釈している。そして、このようなアミラーゼの尿中排出の低下はクレアチニンクリアランスとが平行して変動していることからも理解される。なお、このアミラーゼのHES分子との結合部位はアミラーゼの酵素作用を発揮する部位ではないと想定されている[161]。

6 催奇形性(teratogenicity)

　板井ら[162]は40ml/kgの6% HES450/0.7液を7日間、メスのマウスの静脈内に投与して、受精卵の着床数の減少とそのマウス体内の胎児の体重減少を認めた。しかし投与量を60ml/kgと増量して6% HES70/0.5液を7日間、投与した場合には同量のリンゲル液を投与した対照群と同等の着床率であり、また妊娠18日目での胎児体重にも変化が見られなかったと報告している。すなわち低分子、低DSのHES製剤の投与は、たとえ投与量が増加しても着床率、胎児体重の低下に影響しないことを認めた。Ivankovicら[163]はHES450/0.7の50g/kg量を妊娠ラット、マウスの腹腔内に投与すると流産することはあるが、催奇形性に影響しないと報告している。入倉ら[164]は毎日60ml/kgの乳酸リンゲル液の投与を対照として1.2g/kg、あるいは3.6g/kgのHES70/0.55を6%液として妊娠7～13日のマウスに投与したが、18日間での胎児変化、流産率、死産率はこれら3グループ間で有意差を認めなかったと報告している。また、それらのマウスから生まれた新生児での奇形発生率もほぼ同等であったが、3.6g/kgのHES70/0.55投与群からの新生児には肋骨の変形が他群に比して多かったと報告している。また入倉ら[164]は、妊娠8～18日のウサギに1.2、4.5g/kg量の6% HES70/0.55液の投与を行い、同量の6%デキストラン70液投与群、60ml/kgの乳酸リンゲル液投与群と比較検討した。その結果は、妊娠28日時点での胎児生存率、体重、頭から尾までの長さについてHES投与群では乳酸リンゲル液投与群と有意差を認めなかった。しかしデキストラン70液投与群では、体形が小さいものが多くなることを認めた。また4.5g/kg投与したHES投与群とデキストラン70投与群には、肋骨形成不全を認めるものがあったと報告している。一方、Marcusら[165]は妊娠した羊に500mlの6% HES200/0.5液(Haes steril®)を投与して、心拍出量の増加にともない子宮血流量の増加を認めた。そして母体血漿中のHES濃度は6.9～12.1mg/dlであったが、胎児の血漿中濃度は0.3mg/dlであることを認め、この程度の量のHESの胎盤通過では臨床的に胎児への影響は問題にならないと結論している。これらの事実から臨床で使用するHES70/0.4製剤使用量では、生体に奇形を発生させる可能性はないものと判断した。しかしながら、ヒト(妊婦)を対象とした研究は報告されていない。またHES製剤の投与を受けた妊婦での合併症の報告はない。しかしHES製剤の投与の必要性が生じた妊婦での使用に際しては、その必要性の重要性を十分考慮することが必要である。

引用文献

1) Lewis JH, Szeto ILF, Bayer WL, Takaori M, Safar P. Severe hemodilution with hydroxyethyl strach and dextrans. Arch Surg 93：941-950, 1966

2) Stögermüller B, Stark J, Willschke H, Felfernig M, Hoerauf K, Kozek-Langenecker SA. The effect of hydroxyethyl strach 200KD on platelet function. Anesth Analg 91：823-827, 2000

3) de Jonge E, Lebi M, Büller R, Berendes F, Kesecioglu J. Decreased circulating levels of von Willebrand factor after intravenous administration of a rapid degradable hydroxyethyl starch (HES 200/0.5) in healthy subjects. Intensive Care Med 27：1825-1829, 2001

4) Scharbert G, Deusch E, Kress HG, Greher M, Gustorff B, Kozek-Langenecker SA. Inhibition of platelet function by hydroxyethyl starch solutions in chronic pain patients undergoing peridural anesthesia. Anesth Analg 99：823-827, 2004

5) Hüttner T, Boldt J, Haisch G, Suttner Kumle B, Schultz H. Influence of different colloids on molecular markers of haemostasis and platelet function in patients undergoing major abdominal surgery. Br J Anaesth 85：417-423, 2000

6) Franz A, Braunlich P, Gamsjager T, Felfernig M, Gustorff B, Kozek-Langenecker SA. The effects of hydroxyethyl starches of varying molecular weights on platelet function. Anesth Analg 92：1402-1407, 2001

7) Chen G, Yan M, Lu QH, Gong M. Effects of two different hydroxyethyl starch (HES200/0.5 vs. HES 130/0.4) on the expression of platelet membrane glycoprotein. Acta Anaesthesiol Scand 50：1089-1094, 2006

8) Deusch E, Gamsjaeger T, Kress H-G, Kozek-Langenecker SA. Binding of hydroxyethyl starch molecules to the platelet surface. Anesth Analg 97：680-683, 2003

9) Thaler U, Deusch E, Kozek-Langenecker SA. *In vitro* effects of gelatin solution on platelet function：A comparison with hydroxyethyl starch solution. Anaesthesia 60：554-559, 2005

10) 厚生労働省医薬食品局血液対策課. 血液製剤の使用指針（改訂版）薬食発第 0906002 号. 東京：厚生労働省医薬食品局；平成 17 年 9 月 6 日. 2004. p25

11) Langer R, Jordan U, Wolfe A, Henrich RR. Action of hydroxyethyl starch (HES) on the activity of plasmatic clotting factors. Clin Hemorheol Microcirc 18：103-116, 1998

12) Jamnicki M, Bombeli T, Seifert B, Zollinger A, Camenzind V, Pasch T, Spahn DR. Low-and medium-molecular-weight hydroxyethyl starches—Comparison of their effect on blood coagulation. Anesthesiology 93：1231-1237, 2000

13) Kuitunen AH, Hynynen MJ, Vahtera E, Salmenpera MT. Hydroxyethyl starch as a priming solution for cardiopulmonary bypass impairs hemostasis after cardiac surgery. Anesth Analg 98：291-297, 2004

14) Innerhofer P, Fries D, Margreiter J, Klingler A, Kuhbacher G, Wachter B, Oswald E, Salner E, Frischhut B, Schobersberger W. The effects of perioperatively administered colloids and crystalloids on primary platelet-mediated hemostasis and clot formation. Anesth Analg 95：858-865, 2002

15) Hiippala S. Replacement of massive blood loss. Vox Sang 74 S2：399-408, 1998

16) Kapiotis S, Quehenberger P, Eichler H-G, Schwarzinger I, Partan C, Schneider B, Lechner K, Speiser W. Effect of hydroxyethyl strach on the activity of blood coagulation and fibrinolysis in healthy volunteers：Comparison with albumin. Crit Care Med 22：606-612, 1994

17) Strauss RG, Stansfield C, Henriksen RA, Villhauer PJ. Pentastarch may cause fewer effects on coagulation than hetastarch. Transfusion 28：257-260, 1988

18) Conroy JM, Fishman RL, Reeves ST, Pinosky ML, Lazarchick J. The effcts of desmopressin and 6% hydroxyethyl starch on factor VIII：C. Anesth Analg 83：804-807, 1996

19) Jungheinrich C, Neff TA. Pharmacokinetics of hydroxyethyl starch. Clin Pharmacokinet 44：681-700, 2005

20) Nielsen VG. Resuscitation with Hextend® decreases endogenous circulating heparin actively and accelerates clot initiation after hemorrhage in the rabbit. Anesth Analg 93 : 1106-1110, 2001

21) Strauss RG, Stump DC, Henriksen RA, Saunders R. Effect of hydroxyethyl starch on fibrinogen, fibrin clot formation, and fibrinolysis. Transfusion 25 : 230-234, 1985

22) Nielsen VG. Effects of PentaLyte® and Voluven® hemodilution on plasma coagulation kinetics in the rabbit : Role of thrombin-fibrinogen and factor XIII-fibrin polymer interactions. Acta Anaesthesiol Scand 49 : 1263-1271, 2005

23) Nielsen VG. Colloids decrease clot propagation and strength : Role of factor XIII-fibrin polymer and thrombin-fibrinogen interactions. Acta Anaesthesiol Scand 49 : 1163-1171, 2005

24) Nielsen VG, Kirklin JK. Hydroxyethyl starch enhances argatroban-mediated decreases in clot propagation and strength by diminishing thrombin-fibrinogen interaction. Blood Coagul Fibrinolysis 18 : 49-54, 2007

25) Nielsen VG. Effects of Hextend hemodilution on plasma coagulation kinetics in the rabbit : Role of factor XIII medeiated fibrin polymer crosslinking. J Surg Res 132 : 17-22, 2006

26) Carr ME, Carr SL. Fibrin structure and concentration alter clot elastic modulus but do not alter platelet mediated force development. Blood Coagul Fibrinoly 6 : 79-86, 1995

27) Bloom WL, Harmer DS, Bryant MF, Brewer SS. Coating of vascular surface and cells. A new concept in prevention of intravascular thrombosis. Proc Soc Exp Biol 115 : 384-386, 1964

28) Strauss RG, Pennell BJ, Stump DC. A randomized, blind trial comparing the hemostatic effects of pentastarch versus hetastarch. Transfusion 42 : 27-36, 2002

29) Ickx B, Van der Linden. Effect of colloid solutions on haemostasis. Can J Anaesth 53 : S30-S39, 2006

30) Stump DC, Strauss RG, Henriksen RA, Petersen RE, Saunders R. Effects of hydroxyethyl starch on blood coagulation, particularly factor VIII. Transfusion 25 : 349-354, 1985

31) Jamnicki M, Zollinger A, Seifert B, Popovic D, Pasch T, Spahn DR. Compromised blood coagulation : An *in vitro* comparison of hydroxyethyl starch 130/0.4 and hydroxyethyl starch 200/0.5 using thromboelastography. Anesth Analg 87 : 989-993, 1998

32) Omar MN, Shouk TA, Khaleq MA. Activity of blood coagulation and fibrinolysis during and after hydroxyethyl starch (HES) colloidal volume repalcement. Clin Biochem 32 : 269-274, 1999

33) Takaori M, Safar P. Adaptation to acute severe hemodilution with dextran 75 in dogs. Arch Surg 92 : 743-748, 1966

34) Gold PM, Murray JF. Changes in red cell distribution, hemodynamics, and blood volume in acute anemia. J Appl Physiol 26 : 589-593, 1969

35) Murray JF, Karp RB, Nadel JA. Viscosity effects on pressure-flow relations and vascular resistance in dog's lungs. J Appl Physiol 27 : 336-341, 1969

36) 吉川秀康, 山村秀夫, 山口佳晴, 小杉 功, 岡田和夫. HES による血液希釈の全身臓器血流分布動態に及ぼす影響. 麻酔 24 : 12-17, 1975

37) Crystal GJ, Rooney MW, Ramez Salem M. Myocardial blood flow and oxygen consumption during isovolemic hemodilution alone and in combination with adenosine-induced controlled hypotension. Anesth Analg 67 : 539-547, 1988

38) Vicaut E, Stucker O, Teisseire B, Duvelleroy M. Effects of changes in systemic hematocrit on the microcirculation in rat cremaster muscle. Int J Microcirc Clin Exp 6 : 225-235, 1987

39) Yano H, Takaori M. Effect of hemodilution on capillary and arteriolovenous shunt flow in organs after cardiac arrest in dogs. Crit Care Med 18 : 1146-1151, 1990

40) Sakai H, Sato T, Maekawa Y, Tsuchida E. Capillary blood flow during severe hemodilution observed by a noninvasive transcutaneous technique using flash epi-lumination. Microvasc Res 64：120-126, 2002

41) 中西代志夫．代用血漿剤による急性血液希釈後の循環赤血球分布変化．麻酔 21：341-351，1972

42) Rakusan K, Cicutti N, Kolar F. Effect of anemia on cardiac function, microvascular structure, and capillary hematocrit in rat hearts. Am J Physiol 280：H1407-H1414, 2001

43) Osterloh K, Ewert U, Pries AR. Interaction of albumin with the endothelial cell surface. Am J Physiol 283：H398-H405, 2002

44) Chien S, Jan K-M. Ultrastructure basis of the mechanism of rouleaux formation. Microcirc Res 5：155-166, 1973

45) Konrad CJ, Markl TJ, Schuepfer GK, Schmeck J, Gerber HR. In vitro effects of different medium molecular hydroxyethyl starch solutions and lactated Ringer's solution on coagulation using SONOCLOT. Anesth Analg 90：274-279, 2000

46) Langeron O, Doelberg M, Ang E-T, Bonnet F, Capdevila X, Coriat P. Voluven, a lower substituted novel hydroxyethyl starch (HES 130/0.4), causes fewer effects on coagulation in major orthopedic surgery than HES200/0.5. Anesth Analg 92：855-862, 2001

47) Treib J, Haass A, Pindur G, Seyfert UT, Grauer MT. Influence of the C2/C6 hydroxyethylation ratio of hydroxyethyl starch (HES) on hemorheology, coagulation and elimination kinetics. Thromb Haemost 74：1452-1456, 1995

48) Gan TJ, Bennett-Guerrero E, PhillipsBute B, Wakeling H, Moskowitz DM, Olufolabi Y, Konstadt SN, Bradford C, Glass PSA, Machin SJ, Mythen MC, Hextend Study Group. Hextend®, a physiologically balanced plasma expander for large volume use in major surgery：A randomized phase III clinical trial. Anesth Analg 88：992-998, 1999

49) Roche AM, James MFM, Bennett-Guerrero E, Mythen MG. A head-to-head comparison of in vitro coagulation effects of saline-based and balanced electrolyte crystalloid and colloid intravenous fluids. Anesth Analg 102：1274-1279, 2006

50) Boldt J, Wolf M, Megistu A. A new plasma-adapted hydroxyethylstarch preparation：In vitro coagulation studies using thromboelastography and whole blood aggregometry. Anesth Analg 104：425-430, 2007

51) Howland WS, Schweizer O, Boyan CP. Massive blood replacement without calcium administration. Surg Gynecol Obstet 119：814-818, 1964

52) Jamnicki M, Zollinger A, Seifert B, Popovic D, Pasch T, Spahn DR. The effect of potato starch derived and corn starch derived hydroxyethyl starch on in vitro blood coagulation. Anaesthesia 53：638-644, 1998

53) Neff TA, Doelberg M, Jungheinrich C, Sauerland A, Spahn DR, Stocker R. Repetitive large-dose infusion of the novel hydroxyethyl starch 130/0.4 in patients with severe head injury. Anesth Analg 96：1453-1459, 2003

54) Kozek-Langenecker SA, Scharbert G. Effect of hydroxyethyl starches on hemostasis. Transfus Alter Transfus Med 9：173-181, 2007

55) Thompson WL, Fukushima T, Rutherford RB, Walton RP. Intravascular persistence, tissue storage, and excretion of hydroxyethyl starch. Surg Gynecol Obstet 131：965-972, 1970

56) Hulse JD, Stoll RG, Yacobi A, Gupta SD, Lai CM. Elimination of high molecular weight hydroxyethyl strach in rats. Res Comm Chem Pathol Pharmacol 29：149-158, 1980

57) Mishler JM. Synthetic plasma volume expanders—Their pharmacologic, safety and clinical efficacy. Clin Haematol 13：75-92, 1984

58) Sirtl C, Laubenthal H, Zumtobel V, Kraft D, Jurecka W. Tissue deposits of hydroxyethyl starch (HES)：Dose-dependent and time-related. Br J Anaesth 82：510-515, 1999

59) Gall H, Schultz KD, Boehncke WH, Kaufmann R. Clinical and pathophysiological aspects of hydroxyethyl starch-induced pruitus : Evaluation of 96 cases. Dermatology 192 : 222-226, 1996

60) Brunkhorst FM. Nephrotoxicity of hydroxyethyl starch solution. Br J Anaesth 100 : 856, 2008

61) Vickery AL. The fate of dextran in tissues of the acutely wounded : A study of the histologic localization of dextran in tissues of Korean battle causalities. Am J Pathol 32 : 161-178, 1956

62) Morgan TO, Little JM, Evans WA. Renal failure associated with low-molecular-wight dextran infusion. Br Med J 2 : 739-743, 1966

63) 林 四郎，小出弘昭，石井一嘉，玉熊正悦，荷見秋彦．老人外科における輸液：とくに低 Na 血症の治療，高分子物質溶液輸液に関して．外科治療 18：436-447，1968

64) 荷見秋彦，玉熊正悦，上原健一，中山夏太郎，山田義晴，小泉澄彦．高分子輸液と術後急性腎不全．日循器学誌 31：1512，1967

65) 宇都宮譲二，徳永 剛，上杉和孝，青木 望，横川正之．低分子デキストランと急性腎不全．診断と治療 43：2201-2205，1968

66) 菊池金男，菅野久義．低分子 Dextran 輸液の腎組織に及ぼす影響について．日輸学誌 18：127-128，1971

67) Australian Drug Evaluation Committee. Low molecular weight dextran and oliguria/anuria. Med J Austral 1 : 648-650, 1966

68) Malloux L, Swartz CD, Capizzi R, Kim KE, Onesti G, Ramirez O, Brest AN. Acute renal failure after administration of low-molecular-weight dextran. New Engl J Med 277 : 1113-1118, 1967

69) Hulme B, Lawson LJ. Renal failure and low-molecular weight dextran. Br Med J 2 : 1455, 1966

70) Engberg A. Effects of dextran 40 on the proximal renal tubule : Studies on transfer maxima of glucose and hippuran in the rat. Acta Chir Scand 142 : 172-180, 1976

71) Diomi P, Matheson NA, Norman JN, Shearer JR. The renal response to dextran 40 in dogs with renal artery constriction. Surgery 69 : 256-262, 1971

72) Murphy GP. The renal effects of acute hemodilution with hydroxyethyl starch, dextran, or saline. Surg Gyncecol Obstet 121 : 1325-1333, 1965

73) Dehne MG, Muehling J, Sablotzki A, Dehne K-L, Sucke N, Hempelmann G. Hydroxyethyl starch (HES) does not directly affect renal function in patient with no prior renal impairment. J Clin Anesth 13 : 103-111, 2001

74) Legendre C, Thervet E, Page B, Percheron A, Noël LH, Kreis H. Hydroxyethylstarch and osmotic nephrosis-like lesions in kidney transplantation. Lancet 342 : 248-249, 1993

75) Pillebout E, Nochy D, Hill G, Conti F, Antoine C, Calmus V, Glotz D. Renal histopathological lesions after orthotropic liver transplantation (OLT). Am J Transplant 5 : 1120-1129, 2005

76) Ginz HF, Gottschall V, Schwarzkopf G, Walter K. Exessive Gewebespeicherung von Kolloiden im retikuloendothelialen System. Anaesthesist 47 : 330-334, 1998

77) Auwerda JJA, Leebeek FWG, Wilson JHP, van Diggelen OP, Lam KH, Sonneveld P. Acquired lysosomal storage caused by frequent plasmapehresis procedures with hydroxyethyl starch. Transfusion 46 : 1705-1711, 2006

78) Schmidt-Hieber M, Loddenkemper C, Schwartz S, Arntz G, Thiel E, Notter M. Hydrops lysosomals generalisatus—An underestimated side effect of hydroxyethyl starch therapy ? Eur J Haematol 77 : 83-88, 2006

79) Coronel B, Mercatello A, Martin X, Lefrancois N. Hydroxyethylstarch and renal function in kideny transplant recipients. Lancet 349 : 884, 1997

80) Deman A, Peeters P, Sennesael J. Hydroxyethyl starch does not impair immdiate renal function in kidney recipients : A retrospective, multicentre analysis. Nephrol Dial Transplant 14 : 1517-1520, 1999

81) De Labarthe A, Jacob F, Blot F, Glotz D. Acute renal failure secondary to hydroxyethyl starch administration in a surgical patient. Am J Med 111 : 417-418, 2001

82) Godet G, Fleron MH, Vicaut E, Zubicki A, Bertrand M, Riou B, Kieffer E, Coriat P. Risk factors for acute postoperative renal failure in thoracic or thoracoabdominal aortic surgery : A prospective study. Anesth Analg 85 : 1227-1232, 1997

83) Mahmood A, Gosling P, Vohra RK. Randomized clinical trial comparing the effects on renal function of hydroxyethyl starch or gelatine during aortic aneurysm surgery. Br J Surg 94 : 427-433, 2007

84) Winkelmayer WC, Glynn RJ, Levin R, Avon J. Hydroxyethyl starch and change in renal function in patients undegoing coronary artery bypass graft surgery. Kidney Int 64 : 1046-1049, 2003

85) Gore DC, Dalton JM, Gehr TW. Colloid infusions reduce glomerular filtration in resuscitated burn patients. J Trauma 40 : 356-360, 1996

86) Lucas CE. Renal consideration in the injured patients. Surg Clin N Am 62 : 74-79, 1991

87) Boldt J, Priebe HJ. Intravascular volume replacement therapy with synthetic colloids : Is there an influence on renal function? Anesth Analg 96 : 376-382, 2003

88) Vogt N, Bothner U, Brinkmann A, de Petriconi R, Georgieff M. Peri-operative tolerance to large-dose 6% HES 200/0.5 in major urological procedures compared with 5% human albumin. Anaesthesia 54 : 121-127, 1999

89) Kumle B, Bodlt J, Piper S, Schmidt C, Suttner S, Salopek S. The influence of different intravascular volume replacement regimens on renal function in the elderly. Anesth Analg 89 : 1124-1130, 1999

90) Schortgen F, Lacherade JC, Bruneel F, Cataneo I, Hemery F, Lemaire F, Brochard L. Effects of hydroxyethylstarch and gelatin on renal function in severe sepsis : A multicentre randomized study. Lancet 357 : 911-916, 2001

91) Sakr Y, Payen D, Reinhart K, Sipmann FD, Zavala E, Bewley J, Marx G, Vincet JL. Effects of hydroxyethyl starch administration on renal function in critically ill patients. Br J Anaesth 98 : 216-224, 2007

92) Amican Thoracic Society. Evidence-based colloid use in the critically ill : American Thoracic Consensus Statement. Am J Respir Crit Care Med 170 : 1247-1259, 2004

93) Parker NE, Porter JB, Williams HJM, Leftley N. Pruritus after administration of hetastarch. Br Med J 284 : 385-386. 1982

94) Gall H, Schultz KD, Boehncke WH, Kaufmann R. Clinical and pathophysiological aspects of hydroxyethyl starch-indueced pruritus : Evaluation of 96 cases. Dermatology 192 : 222-226, 1996

95) Cox NH, Popple AW. Persistent erythema and pruritus, with a confluent histiocyte skin infiltrate, following the use of hydroxyethyl starch plasma expander. Br J Dermatol 134 : 353-357, 1996

96) Morgan PW, Berridge JC. Giving long-persistent starch as volume replacement can cause pruritus after cardiac surgery. Br J Anaesth 85 : 696-699, 2000

97) Kimme P, Jannsen B, Ledin T, Gupta A, Vegfors M. High incidence of pruritus after large doses of hydroxyethyl starch(HES)infusions. Acta Anaesthesiol Scand 45 : 686-689, 2001

98) Jurecka W, Sezepfalusi Z, Parth E, Schimetta W, Gebhart W, Scheiner O, Kraft D. Hydroxyethyl starch deposits in human skin—A model for pruritis. Arch Dermatol Res 285 : 13-19, 1993

99) Szepfalusi Z, Parth E, Jurecka W, Luger TA, Kraft D. Human monocytes and keratinocytes in culture ingest hydroxyethylstarch. Arch Dermatol Res 285 : 144-150, 1993

100) Handweker H, Forster C, Kirchhoff Ch. Discharge pattern of human C-fibers induced by itching and burning stimuli. J Neurophysiol 66：307-315, 1991

101) Metze D, Reimann S, Möster G, Hüttenbrink KB, Pilgramm M, Kolde G, Szepfalusi Z, Kraft D, Luger T. Kutane Specicherung von Hydroxyaethystärke und Pruritusgenese. Zentralbl Hautkt 162：69, 1993

102) Thelen B, Böckers M, Bork K. Veränderungen an den korialen Nervenfasern bei persisteren dem Pruitis durch Hydroxyäthylstärke(HÄS). Zentralbl Hautkr 162：164, 1993

103) Szeimies RM, Stolz W, Wlotzke U, Korting HC, Landthale M. Persistent pruritus after hydroxyethyl starch infusion therapy：A result of long-term storage in cutaneous nerves. Br J Dermatol 131：380-382, 1994

104) Haught JM, Jukic DM, English JC. Hydroxyethyl starch-induecd pruritus relieved by a combination of menthol and camphor. J Am Acad Dermatol 59：151-153, 2008

105) Lindblad G. The toxicity of hydroxyethyl starch：Investigation in mice, rabits, and dogs. Proc Eur Soc Study Drug Toxicol 11：128-129, 1970

106) 入倉　勉，肥後喬一，前田明利，加藤篤行，成毛　駿，葛西朔郎，秋山優子，橋本美江子．代用血漿剤 hydroxyethyl starch 溶液(Hespander®)の研究(第16報)　Hespander®の一般薬理作用(Ⅱ)．応用薬理 6：1409-1416, 1972

107) 入倉　勉，玉田輝己，岡田孝道，石田了三，工藤善隆．Hydroxyethyl stach の研究(第4報)高分子 hydroxyethyl starch 溶液のウサギにおける亜急性毒性試験．応用薬理 6：1557-1565, 1972

108) 中條信義，高折益彦，中西代志夫，美馬　昂，小林芳夫．代用血漿剤 Hydroxyethyl Starch 液の臨床応用．麻酔 21：138-147, 1972

109) 天方義邦，田中健一，花井　彩，神前五郎．新しい代用血漿 Hydroxyethyl starch の臨床的研究　第4報　Dextran 70 との統計学的比較検討，血清酵素，肝機能，赤沈，腎機能などについて．麻酔 21：361-367, 1972

110) Diehl JT, Lester JL, Cosgrove DM. Clinical comparison of Hetastarch and albumin in postoperative cardiac patients. Ann Thorac Surg 34：674-679, 1982

111) Kasper S-M, Stroemich A, Kampe S, Radbruch L. Evaluation of a new hydroxyethyl starch solution(HES 130/0.4)in patients undergoing preoperative autologous blood donation. J Clin Anesth 13：486-490, 2001

112) Boldt J, Lehmann A, Roempert R, Haisch G, Isgro F. Volume therapy with a new hydroxyethyl starch solution in cardiac surgical patients before cardiopulmonary bypass. J Cardiothorac Vasc Anesth 14：264-268, 2000

113) Rothschild MA, Oratz M, Wimer EC, Schreiber SS. Studies on albumin synthesis：The effects of dextran and cortisone on albumin metabolism in rabbits studied with albumin-I[131]. J Clin Invest 40：545-554, 1961

114) Oratz M, Rothschild MA, Schreiber SS. Effect of dextran infusions on protein synthesis by hepatic microsomes. Am J Physiol 218：1108-1112, 1970

115) Schildt B, Bouveng R, Sollenberg M. Plasma substitute induced impairment of the reticuloendothelial system function. Acta Chir Scand 141：7-13, 1975

116) Strauss RG, Snyder EL, Stuber J, Fick RB Jr. Ingestion of hydroxyethyl starch by human leukocytes. Transfusion 26：88-90, 1986

117) Sillett HK, Whicher JT, Trejdosiewicz LK. Effects of resuscitaion fluids on nonadaptive immune responses. Transfusion 37：953-959, 1997

118) Jaeger K, Heine J, Ruschulte H, Juttner B, Scheinichen D, Kuse ER, Piepenbrock S. Effects of colloidal resuscitation fluids on the neutrophil respiratory burst. Transfusion 41：1064-1068, 2001

119) Walters ID, Spangenberg U, Menzebach A, Engel J, Menges T, Langefeld TW, Hampelmann G. Der einfluss verschiederher Volumenersatzmittel. Anaesthesist 49：196-201, 2000

120) Lackner FX, Graninger W, Ilias W, Panzer S, Schuiz E. Praeoperative Eigenblutspende, der Enfluss von Hydroxyäthylstärke auf Reticulo-endothelial system und Opsonine. Infusiontherapie 17 : 276-279, 1990

121) Sorg C, Rüde E, Westphal O. Immunological properties of amylose dextran and polytyrosyl alcohol conjugate with polytyrosyl peptides. Eur J Biochem 17 : 85-90, 1970

122) Richter W, de Belder AN. Antibodies against hydroxyethyl satarch (HES) produced in rabbits by immunization with a protein-HES-conjugate. Int Arch Allergy Appl Immunol 62 : 307-314, 1976

123) Richter W, Heiden H, Ring J. Immuinologische Befunde bei der Infusion kolloidaler Lösungen. Med Welt 28 : 1717-1719, 1977

124) Maurer PH, Berardinelli B. Immunologic studies with hydroxyethyl strach (HES) : A proposed plasma expander. Transfusion 8 : 265-268, 1968

125) Brickman RD, Murray GF, Thompson WL, Ballinger WF. Antigenicity of hydroxyethyl starch in humans : Studies in seven normal volunteers. JAMA 198 : 1277-1279, 1966

126) Ring J, Seifert J, Messmer K, Brendel W. Anaphylactoid reactions due to hydroxyethylstarch infusion. Eur Surg Res 8 : 389-399, 1976

127) Kraft D, Sirtl C, Laubenthal H, Scheiner O, Parth E, Dieterich H-J, Szepfalusi Z, Trampisch HJ, Gerlach E, Peter K. No evidence for the existence of preformed antibodies against hydroxyethyl strach in man. Eur Surg Res 24 : 138-142, 1992

128) Walton RP, Richardson JA, Thompson WL. Hypotension and histamine release following intravenous injection of plasma substitutes. J Pharmacol Exp Ther 127 : 39-45, 1959

129) Porter SS, Goldberg RJ. Intraoperative allergic reactions to hydroxyethyl strach ; A report of two cases. Can Anaesth Soc J 33 : 394-398, 1986

130) Cullen MJ, Singer M. Severe anaphylactoid reaction to hydroxyethyl strach. Anaesthesia 45 : 1041-1042, 1990

131) 高田基志，東松豊彦，原田知和，村上典之，下中裕之，土肥修司．ヒドロキシデンプン（ヘスパンダー™）投与が原因と思われる気管支痙攣の1症例．麻酔 46：397-400, 1997

132) McHugh G. Anaphylactoid reaction to pentastarch. Can J Anaesth 45 : 270-272, 1998

133) Kreimeier U, Christ F, Kraft D, Lauterjung L, Miklas M, Peter K, Messmer K. Anaphylaxis due to hydroxyethyl-strach-reactive antibodies. Lancet 346 : 49-50, 1995

134) Ring J, Messmer K. Incidence and severity of anaphylactoid reactions to colloid volume substitutes. Lancet 1 : 466-469, 1977

135) Roberts JS, Bratton SL. Colloid volume expanders : Problems, pitfalls and possibilities. Drugs 55 : 621-630, 1998

136) Waxman K, Holness R, Tominaga G, Chela P, Grimes JY. Hemodynamic and oxygen transport effects of pentastarch in burn resuscitation. Ann Surg 209 : 341-345, 1989

137) Zikria BA, Subbarao C, Oz MC, Shih ST, McLeod PF, Sachdev R, Freeman HP, Hardy MA. Macromolecules reduce abnormal microvascular permeability in rat limb ischemia-reperfusion injury. Crit Care Med 17 : 1306-1309, 1989

138) Lumb PD. A comparison between 25% albumin and 6% hydroxyethyl starch solutions on lung water accumulation during and immediately after cardiopulmonary bypass. Ann Surg 206 : 210-213, 1987

139) Rittoo R, Gosling P, Burnley S, Bonnici C, Millns P, Simms MH, Smith SRG, Vohra RK. Randomized study comparing the effects of hydroxyethyl starch solution with Gelofusin on pulmonary function in patients undergoing abdominal aneurysm surgery. Br J Anaesth 92 : 61-65, 2003

140) Feng XM, Liu J, Yu SH, Xu HU, Zhu SH, Xu JG. Hydroxyethyl starch, but not modified fluid gelatin, effects inflammatory response in a rat model of polymicrobial sepsis with capillary leakage. Anesth Analg 104:624-630, 2007

141) Zikria BA, King TC, Stanford J, Freeman HP. A biophysical approach to capillary permeability. Surgery 105 : 625-631, 1989

142) Webb AR, Tighe D, Moss RF, Al-Saady N, Hynd JW, Bennett ED. Advantages of a narrow-range, medium molecular weight hydroxyethyl starch for volume maintenance in a porcine model of fecal peritonitis. Crit Care Med 19 : 409-416, 1991

143) Zikria BA, Subbarao C, Oz MC, Popilkis SJ, Sachdev R, Chauhan P, Freeman HP, King TC. Hydroxyethyl starch macromolecules reduce myocardial reperfusion injury. Arch Surg 125 : 930-934, 1990

144) Traber LD, Brazeal BA, Schmitx M, Toole J, Coffey J, Flynn JT, Traber DL. Pentafraction reduces the lung lymph response after endotoxin administration in the ovine model. Circ Shock 36 : 93-103, 1992

145) Wisselink W, Patetsios P, Panetta TF, Ramirez JA, Rodino W, Kirwin JD, Zikria BA. Medium molecular weight pentastarch reduces reperfusion injury by decreasing capillary leak in an animal model of spinal cord ischemia. J Vasc Surg 27 : 109-116, 1998

146) Vincent J-L. Plugging the leaks? New insight into synthetic colloids. Crit Care Med 19 : 316-318, 1991

147) Oz MC, FitzPatrick MF, Zikria BA, Pinsky DJ, Duran WN. Attenuation of microvascular permeability dysfunction in postischemic striated muscle by hydroxyethyl starch. Microvasc Res 50 : 71-79, 1995

148) Hofbauer R, Moser D, Hornykewycz S, Frass M, Kapiotis S. Hydroxyethyl starch reduces the chemotaxis of white cells through endothelial cell monolayers. Transfusion 39 : 289-294, 1999

149) Boldt J, Mueller M, Menges T, Papsdorf M, Hempelmann G. Influence of different volume therapy regimens on regulators of the circulation in the critically ill. Br J Anaesth 77 : 480-487, 1996

150) Nohe B, Burchard M, Zanke C, Eichner M, Krumpkonvalinkova V, Kirkpatrick CJ, Dieterich HJ. Endothelial accumulation of hydroxyethyl starch and functional consequences on leukocyte-endothelial interactions. Eur Surg Res 34 : 364-372, 2002

151) Küpper S, Mees ST, Gassmann P, Brodde MF, Kehrel B, Haier J. Hydroxyethyl starch normalizes platelet and leukocyte adhesion within pulmonary microcirculation during LPS-induced endotoxemia. Shock 28 : 300-308, 2007

152) Tian J, Lin X, Guan R, Xu JG. The effects of hydroxyethyl starch on lung capillary permeability in endotoxic rats and possible mechanisms. Anesth Analg 98 : 768-774, 2004

153) Lv R, Zhou W, Yang JJ, Jin Y, Xu JG. Hydroxyethyl starch inhibits intestinal production of cytokines and activation of transcription factors in endotoxaemic rats. J Int Med Res 33 : 379-388, 2005

154) Lv R, Zhou W, Chu CQ, Xu JG. Mechanism of the effect of hydroxyethyl starch on reducing pulmonary capillary permeability in a rat model of sepsis. Ann Clin Lab Sci 35 : 174-183, 2005

155) Lv R, Zhou W, Zhang LD, Xu JG. Effects of hydroxyethyl starch on hepatic production of cytokines and activation of transcription factors in lipopolysaccharide-administrated rats. Acta Anaesthesiol Scand 105:635-642, 2005

156) 安達 寛, 鮫島照子, 本田良子, 吉武潤一. Hespander の臨床使用経験―特に代謝とインスリン分泌におよぼす影響を中心に. 臨床と研究 49：2624-2628, 1972

157) Gofferje H, Hozlik V. Zur Hyperamylasaemie nach Infusion von Hydroxyaethylstärke unterschiedlicher Molekulargewichtsverteilungen. Infusionstherapie 4 : 141-144, 1977

158) Jungheinrich C, Neff TA. Pharmacokinetics of hydroxyethyl starch. Clin Pharmacokinet 44 : 681-700, 2005

159) Durr HK, Bode C, Krupinski R, Bode JC. A comparison between naturally occurring macroamylasaemia and macroamylasaemia induced by hydroxyethyl-strach. Eur J Clin Invest 8 : 189-191, 1978

160) Köhler H, Kirch W, Horstmann HJ. Hydroxyethyl strach-induced macroamylasemia. Int J Clin Pharmacol Biopharm 15 : 428-431, 1977

161) Mishler JM Ⅳ. Pharmacology of Hydroxyethyl Starch. Oxford U. K. : Oxford Univ Press ; 1982. p59-63

162) 板井卓哉, 尾関　勤, 斎藤直広, 塩下奉史, 石村勝正. Hydroxyethyl Starch のマウスおよびウサギの胎仔の発生ならびに新生児の発育分化に及ぼす影響. 基礎と臨床 5：1168-1175, 1971

163) Ivankovic S, Bülow I. On the lacking teratogenic effect of the plasma expanders hydroxyethyl starch in the rat and mouse. Anaesthesist 24 : 244-245, 1975

164) 入倉　勉, 細見次郎, 石山　登, 鈴木　博. 代用血漿剤 Hydroxyethyl Starch 溶液(Hespander®)の研究(第9報)マウスおよびウサギにおける催奇形試験. 応用薬理 6：1119-1128, 1972

165) Marcus MAE, Vertommen JD, Van Aken H. Hydroxyethyl starch versus lactated Ringer's solution in the chronic maternal-fetal sheep preparation : A pharmacodynamic and pharmacokinetic study. Anesth Analg 80 : 949-954, 1995

第5章 HES製剤

1 トウモロコシ澱粉 HES（maize starch HES、corn starch HES）

　1960年代にアメリカ合衆国でHESが開発され、臨床応用されたときのHESの分子量は450kD（その後に670kDと訂正）と比較的高分子であり、DSも0.7（その後に0.75と訂正）と高く、生理食塩液に溶解されたものであった[1)2)]。一方、1970年代にわが国では低分子、低DSのHES40/0.4（その後にHES70/0.5と訂正）の製品、Hespander®が商品化された。この製品は1％ブドウ糖を含有する乳酸リンゲル液に上記のHESを6％に溶解したものであった[3)4)]。しかし、その後は海外でも一部の製品の低分子量化、低DS化が行われ、また溶媒（溶解液）も生理食塩液から多電解質液への変遷があった。また代用血漿剤として用いるのみならずショック治療用、あるいは組織凍結保護を目的として数多くのHES製品が開発された。それらを一覧表として 表1 として提示したが、これらの中にはすでに開発が中止されたものもある。

表1　2009年までに開発されたHES製剤

HES分子量/DS	商品名	C2/C6	原料	HES濃度	溶媒
670/0.75[(1)]	Hextend	4.6：1	corn	6％	多電解質液
670/0.75[(1)]	Hespan	4.6：1	corn	6％	生理食塩液
450/0.7	Plasmasteril	4-5：1	corn	6％	生理食塩液
280/0.5	Pentastarch[(a)]		corn	10％	生理食塩液
264/0.45	Pentaspan[(a)]		corn	10％	生理食塩液
260/0.45	Pentalyte[(a)]		corn	6％	生理食塩液
250/0.45	Pentastarch		corn	10％	生理食塩液
200/0.7	Pentafraction[(a)]		corn	6％	生理食塩液
200/0.62	EloHAES	9-12：1	corn	6％	生理食塩液
200/0.5	HAES-steril	5：1	corn	6％	生理食塩液
200/0.5	HAES-steril	5：1	corn	10％	生理食塩液
200/0.5	KryoHAES[(b)]	6：1	corn	6％	生理食塩液
200/0.5	HyperHaes	6.1	corn	6％	7.2％食塩液
130/0.4	Voluven	9：1	corn	6％	生理食塩液
130/0.4	Voluyte	9：1	corn	6％	多電解質液
70/0.55[(2)]	Hespander	4：1	corn	6％	含糖乳酸リンゲル液
70/0.55[(2)]	Salinhes	4：1	corn	6％	生理食塩液
70/0.55[(2)]	Rheohes	3：1	corn	6％	生理食塩液
70/0.55[(2)]	Expafusin	3：1	corn	6％	生理食塩液
200/0.5	Infukoll		potato	6％	生理食塩液
130/0.42	Venofundin	7.4：1	potato	6％	生理食塩液
130/0.42	Vitafusal	7.6：1	potato	6％	酢酸リンゲル液
130/0.42	VitaHES	7.6：1	potato	6％	生理食塩液
130/0.42	Tetraspan	6.1：1	potato	6％	多電解質液

　分子量、DSについて以前は(1)については450/0.7、(2)については40/0.5または40/0.4と記載されていた。
　(a)：論文での記載は見られるが現在は入手できない、あるいは商品化されていない。
　(b)：赤血球凍結のための凍害防止液として用いられる。

◨ 分子量、DS、C2/C6 比

　赤血球の集合亢進、血液粘度上昇にともなう微小循環への影響、ひいては組織酸素代謝を考慮し、また必要以上の長時間の循環血液中滞留、そしてそれにともなう組織沈着、とくに皮膚瘙痒、あるいは出血傾向の発生などの合併症を考慮して、最近では低分子、低 DS の HES を使用とする傾向が見られてきた。すなわち 1985～1995 年では中分子サイズ(200kD)、DS=0.5～0.6 タイプの HES 製剤が登場し、さらに 2000 年代には分子量で 130kD、DS=0.4 と低分子化、低 DS 化が進んできている。しかし一方では単回、あるいは短時間内での投与であるならば、とくに速やかな体外排出を目的とした低分子化、低 DS 化にこだわることがないとして従来の高分子、高 DS の HES 製剤の製造、販売も継続されている。

(1) 組織酸素代謝

　低分子化に進んだ一つの理由は、人工膠質液投与後における生体微小循環の変化、それにともなう組織酸素代謝への考慮である。高分子膠質液では赤血球の集合を促進、血液粘度を上昇させ、それにともない末梢循環での酸素供給を低下させること[5]があったが、低分子膠質液ではそのような集合の発生はなく[6]、むしろ集合した赤血球の解離を促すこと[7]がすでに知られていた。Messmer ら[8)9)]は、デキストラン 60 製剤を用いて血液希釈を行い赤血球分散の促進と血流の増加にともない Ht 値が 30％ に達すると 図1 のごとく、血液の酸素運搬能がピークに達すること、また肝臓組織の酸素分圧は 20～25mmHg の範囲に集中し、膵臓組織では 0～70mmHg の範囲に広く分散することを報告している。また Marik ら[10)]も高分子製剤である HES450/0.7 製剤を動脈瘤手術で使用しても、晶質液使用に比して組織酸素供給を改善することを観察した。しかしながら、これらの成績には血液希釈にともなう臓器血流分布の変化とともに、高分子膠質液による赤血球集合の影響も含まれていた。Lartigue ら[11)]は、股関節置換を受けた患者での出血に対してデキストラン 60 製剤あるいは HES200/0.62 製剤を投与し、赤血球集合の発生、血液粘度の変化を比較検討した。そして HES200/0.62 製剤の投与では、デキストラン 60 製剤投与よりも上記の因子において、微小循環系の灌流を改善し、同時に末梢組織の酸素供給を良好ならしめることを報告した。さらに Treib ら[12)]は、高分子 HES 製剤ではその注入量が増加すると、血液粘度の上昇から微小循環障害が発生することを指摘した。Standl ら[13)]は健康研究協力者に 960ml の血液交換を 6％ の HES200/0.5、HES130/0.5、そして HES70/0.5 液を用いて行い、大腿四頭筋内酸素分圧を測定した。その結果、血液交換 7 時間までの酸素分圧変化は 図2 に示すごとく、HES130/0.5 製剤を使用した場合にもっとも速やかに組織酸素分圧が上昇したと報告した。この結果をもとに Standl らは、HES130/0.5 製剤の投与が骨格筋の微小循環をもっとも良好に維持すると結論付けた。このような結果から、HES 製剤では使用する HES の低分子化が進められた。

(2) 止血機構

　第 4 章で述べたごとく、HES 製剤の分子量、DS 値、C2/C6 比は生体の止血機能に対してさまざまな面から影響を及ぼしている。血小板の付着能においても HES 分子が高分子化するにともない Chen ら[14)]の報告のごとく、血小板表面での血小板凝集糖蛋白の発現が抑制される。また、たとえ血小板凝集糖蛋白が発現しても、その機能が高分子 HES 分画の共存のために低下するなどの現象が Stögermüller ら[15)]、de Jong ら[16)]、Scharbert ら[17)]の研究によって認められている。さらに Conroy

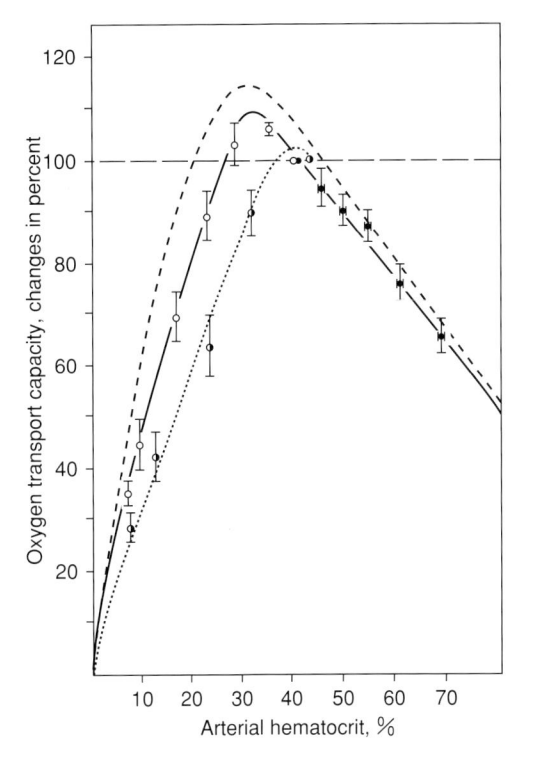

○：デキストラン60による血液希釈　◐：ゼラチン製剤による血液希釈　■：濃縮赤血球投与による血液濃縮

図1　血液のHt値変化と酸素運搬量

〔Messmer K, Sunder-Plasmann L, Kloevekorn WP, Holper K. Circulatory significance of hemodilution：Rheological changes and limitation. Advan Microcirc 4：1-77, 1972 より引用〕

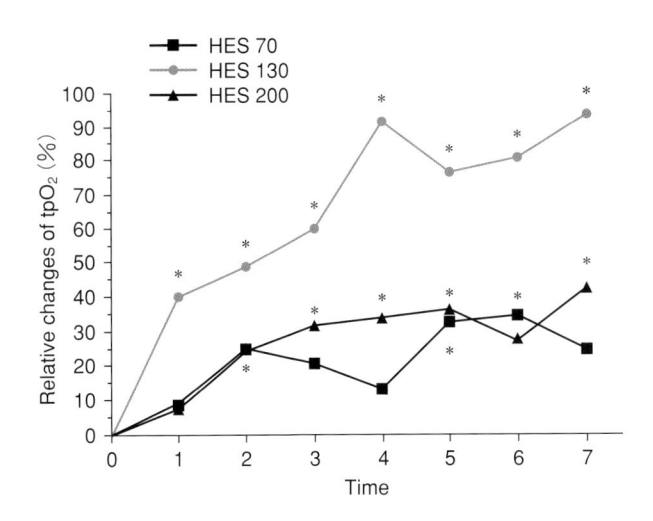

図2　異なるHES製剤で血液交換（1.2 HES vs 1 Blood volume）を行った後の大腿四頭筋酸素分圧変化

*p＜0.05

〔Standl T, Burmeister M-A, Schroeder F, Currlin E, am Esch JS, Freitag M, am Esch JS. Hydroxyethyl starch（HES）130/0.4 provides larger and faster increases in tissue oxygen tension in comparison with prehemodilution values than HES70/0.5 or HES200/0.5 in volunteers undergoing acute normovolemic hemodilution. Anesth Analg 96：936-943, 2003 より引用〕

ら[18]の研究では、高分子、高DS値のHES製剤の使用でHES分子と血漿凝固因子との結合のために血液凝固機能が低下することが認められている。しかしKonradら[19]の研究のごとく、フィブリノゲンとの反応でも低分子HESでは影響が少ないことが認められている。Treib[20]は、C2/C6値が高くても直接それによる凝固系への影響は少ないが、ただC2/C6比が高いHES製剤が繰り返し投与される場合には血液中での蓄積が認められ、それによる凝固系への影響が 図3 のごとく現れると報告している。すなわち、この現象を高C2/C6比の直接の影響というよりは、高C2/C6値HESでは長時間にわたり血漿量増量を維持するための凝固因子への希釈効果と解釈している。しかし一般に分子量が200kD以下の場合、DS値、C2/C6比からの凝固時間、凝血塊強度への影響は著しくないと評価されている。したがって現今は、低分子、低DS、比較的高C2/C6比のHES製剤の使用

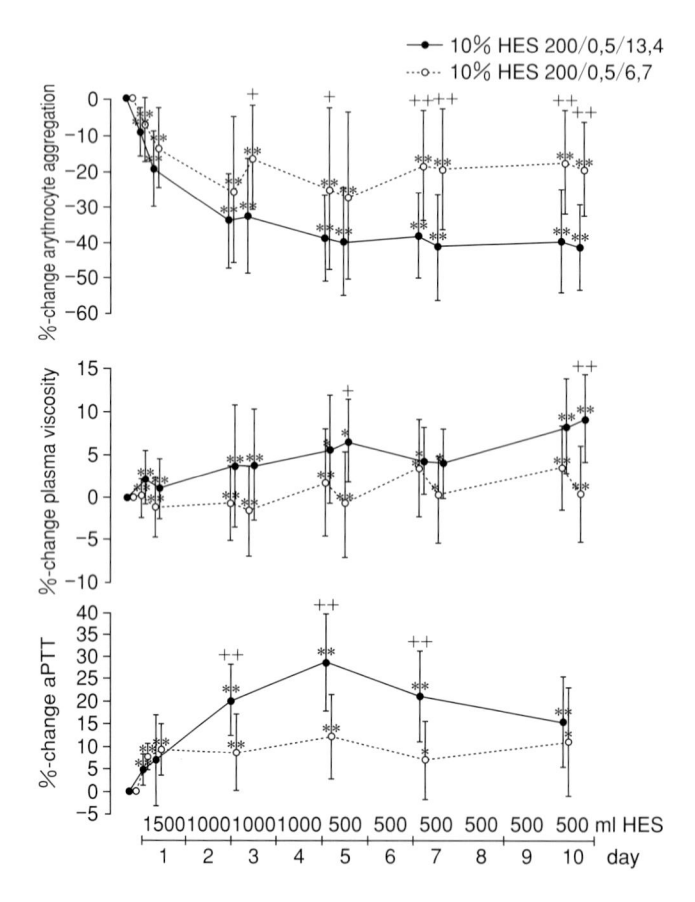

図3 異なるC2/C6値（5.7 vs 13.4）HES200/0.5の瀕回使用にともなう赤血球沈降速度、血漿粘度、activated partial thromboplastin timeの経時変化

初回投与時には両群に差は認められないが、投与回数が増えるに従って血液中貯留率の高いC2/C6＝13.4群において大きな変化を生じる。

〔Treib J, Haass A, Pindur G, Seyfert UT, Grauer MT. Influence of the C2/C6 hydroxyethylation ratio of hydroxyethyl starch (HES) on hemorrheology, coagulation and elimination kinetics. Thromb Haemost 74：1452-1456, 1995 より引用〕

が出血機能保持の面からも支持される傾向にある。

(3) 血液中滞留時間と組織沈着

すでに第3章のHES分子の体内分布・排泄の項にて述べたごとく、Thompsonら[21]が報告したHES435/0.7の血液中半減時間は12時間であったが、Weidlerら[22]がHES200/0.62、およびHES200/0.5の半減期について検討したところ、それぞれ5.08、3.35時間であった。またLehmannら[23]によると、HES70/0.5ではさらに半減期が短縮していることが認められている。これらについて見られるごとく、明らかに分子量、DSの低下はHES分子の速やかな血液中からの消退を示している。一方、C2/C6＝3以上ではその数値の上昇によって半減期の延長が見られたとするYungら[24]の報告もあるが、第2章で述べたごとく、C2/C6比が3以上ではαアミラーゼによる分解率はほとんど一定に保たれ、むしろC2/C6比の上昇は製品の均一性、安定性を得るのに役立っていると評価されている。

血液中半減期を延長させることは、血漿量維持・増量時間を延長させて安定した循環動態の維持を可能ならしめる。しかし一方では、組織、臓器へのHES分子の蓄積をもたらす結果も生じる。HES分子の臓器・組織への沈着・蓄積に関しては腎、肝、網内系などの機能に障害を来す可能性が懸念されるが、すでに第4章にて述べたごとく、きわめて特殊な条件での使用を除き、これらの臓器機能への影響はほとんど認められないことが確認されている。とはいえGallら[25]、Jureckaら[26]によって認めらた皮膚組織へのHESの沈着にともなう皮膚瘙痒症は投与量、投与期間にも関係するが、個人差が認められる。また、その症状は一般に長期間持続する[25]。このような皮膚瘙痒症の発生を考慮すると、HES分子の分子量、DS値は少なくともそれぞれ200kD，0.5以下であることが望ましいと思われる。しかしながら急性出血に対処して一時的にHES製剤を使用する場合には、むしろ比較的少量で効率良く血液量維持が可能な高分子、高DSのHES製剤が利用されやすく、また経済性の面から望まれる[27]。そのため高分子、高DS値の製剤、HES670/0.75製剤(Hespan®、Hextend®)が使用されるのは合理的である。

2 溶媒・溶解液

(1) 血液酸塩基平衡

わが国で杏林製薬が1970年当初にHES製剤を製造、市販するにあたり、その溶解液として乳酸リンゲル液を選択した。その根拠となったのは生理食塩液溶解の膠質液を大量に使用した場合には投与された生体の血清Cl濃度を上昇させ[28]、いわゆる高Clアシドーシス(希釈性アシドーシス)を発生させる可能性があるためであった。このような生理食塩液による高Clアシドーシス発生はWatersら[29]、O'Malleyら[30]によっても認められている。またBoldtら[31]は、腹部手術症例で有機酸イオンを増加させてClイオンを118mEq/Lに減少させた溶媒を使用した6% HES140/0.42液を用いて 図4 のごとく、血液Clイオンの上昇を防ぐことができたと報告している。そして溶媒に生理食塩液を使用したHES製剤を使用した際に見られたpHの低下、base excessの低下を防いでいる。このような過剰なClイオンの投与で生じるアシドーシスは、それが嫌気性要因から組織に発生した代謝性アシドーシスを発見することを困難ならしめるとWatersら[32]、Brillら[33]によって勧告されている 註1 。そのため生理食塩液に代わり、乳酸リンゲル液、あるいは酢酸リンゲル液を溶解液とするHES製剤の製造傾向が生じた。

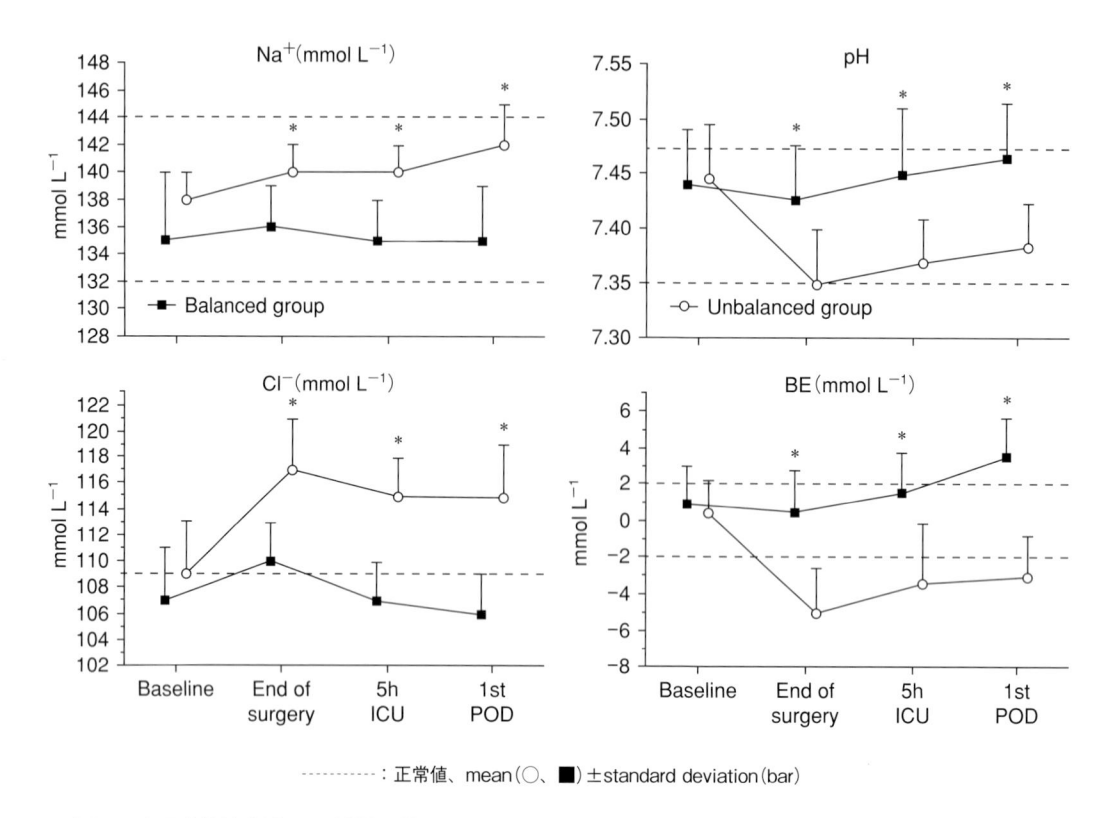

図4 生理食塩液(○)、調製電解質液(■)溶解 HES130/0.42 製剤使用による血清 Na、Cl、pH、base excess の術直後、5 時間後(ICU)、1 日目(1st POD)での変化

〔Boldt J, Schöllhorn T, Schulte G, Pabsdorf M. A total balanced volume replacement strategy using a new balanced hydroxyethyl starch preparation(6% HES130/0.42)in patients undergoing major abdominal surgery. Eur J Anaesthesiol 91：267-275, 2007 より引用〕

　しかし一方、乳酸リンゲル液を溶媒とした HES 製剤(Hespander®)を使用した症例ではその輸液回路を輸血回路に切り換える際に問題が生じた。すなわち、乳酸リンゲル液に含まれる Ca イオンのため回路内に凝血を生じる不都合が発生した。そのため溶解液を生理食塩液とした Salinhes® も市販されるようになった。

註1 生理食塩液を溶媒とした膠質液の注入にともなう高 Cl アシドーシスに関しては生体内で分解されて水と炭酸ガスに変化する乳酸、あるいは酢酸で Cl イオンを置換した細胞外液補充液での研究が行われた[34]。Cl イオンを乳酸、酢酸に置換しても、その大量使用によりそれぞれの酸の血液中濃度は一時的に上昇する。しかし、投与されたこれらの酸塩基は急速に分解され水と炭酸ガスとなるためアシドーシスの発生は認められなかった[34]。

(2)血液凝固能、心機能

　欧米では 1990 年代に血漿凝固機能を考慮し、また大量に使用した場合での心機能への影響も考慮して Ca、Mg を含有する溶解液の HES 製剤が市場に現れるようになった。Roche ら[35]は **表2**

表2 Hextend®、Tetraspan®の溶解液組成

	Hextend®	Tetraspan®
Na mEq/L	143	140
K 〃	3	4
Ca 〃	2.5	2.5
Mg 〃	0.5	1.0
Cl 〃	124	118
lactate 〃	28	…
acetate 〃	…	24

Hextend®：hetastarch、Tetraspan®：tetrastarch

のようなCaイオンを含む溶媒を使用したHES製剤(Hextend®、Tetraspan®)を用いて試験管内での血液希釈を行い、それが生理食塩液を溶媒として用いた製品に比較して凝固系への影響が少ないことを認めた。そして生理食塩液を溶媒として用いた製品では、血液希釈率が20％から60％になるに従って凝固系への影響が著明になり、またHES分子量が大となるに従って著明になった。しかしHES130/0.4(Tetrastarch®)おいては、使用溶媒の影響は認められなかった。さらにde Jongeら[36]は、Caイオン(2.5mMol/L)を含む6％ HES550/0.7液を使用した血液希釈ではむしろ血小板糖蛋白Ⅱb/Ⅲaの活性が高められたと報告している。そしてMartinら[37]は、Caイオンを含む6％ HES550/0.7液を非心臓手術で使用してトロンボエラストグラム上のr値、k値に手術後に変化を認めなかったが、生理食塩液を使用したHES製剤(Hespan®)群ではそれぞれの値に低下(時間延長)が認められたと報告している。同様の所見はBoldtら[38]によっても認められている。

一方、血清Mgイオン濃度に関しても考慮される傾向にある。一般手術では手術中に血清Mg濃度に著しい低下を来すことがないとの報告[39]もある。しかし手術中に低Mg血症を来し冠スパズム[40]、あるいは原因不明の突然死[40,41]を経験したことも報告されている。とくに大量出血に対してそれに見合った大量のHES製剤、とりわけ生理食塩液に溶解されたHES製剤を使用する場合には希釈性の低Mg血症が発生する可能性が高い。このような観点からHES製剤の溶解液には生理的な濃度、あるいはその50％程度の濃度のMgイオンを含むことが好ましいと考えられる。また、このような陽イオンを含有させることによってNa濃度を低下させ、比較的生理的なNa濃度に調節することも可能である。このような理由から最近市販されているHES製剤、Hextend®(HES670/0.75)、Tetraspan®(HES130/0.42)では 表2 のごとく、Ca、Mgを含む多電解質液を使用している。

注2 少量蘇生液(small volume resuscitation fluid)として使用するHES製剤には高張(7.2％)食塩液に溶解したHyperHaes®も市販されている。このような高張膠質液は出血ショックの治療[42〜44]、敗血症性ショック[45〜49]、あるいは熱射病[50]の治療にも有効であるといわれる。

2 馬鈴薯澱粉 HES（potato starch HES）

　馬鈴薯澱粉はトウモロコシ澱粉とは異なる構造、性格を有している。そのため馬鈴薯澱粉を基剤としたHES製剤はトウモロコシ澱粉由来のHES製剤と比較して、多少その物理・化学的性格が異なる。

1 血漿量維持効果

　一般に自然界から得られる澱粉には、その基本となるpyranose環にリン酸基が添加されている。とくに馬鈴薯澱粉ではC6位の70〜80％、C2位の20〜30％にリン酸基が結合しているといわれる[51)52)]。そのため精製されHES製剤となった後でも 表3 のごとく、トウモロコシ由来HES130/0.4に比較して10倍以上のリン酸基を含んでいる。HES製剤の製造に使用する澱粉の精製過程では、このリン酸基の除去に極力努めるが完全な除去は困難である。そのため馬鈴薯由来のものにhydroxyethyl基が導入されるときにC2/C6比をトウモロコシ由来澱粉のHESと同等に維持することができない。このことはアミラーゼ作用を受けやすくなり、たとえ同じ分子量、同じDS値であっても同等の血漿量維持効果が得られないことになる。

表3　馬鈴薯澱粉HESとトウモロコシ澱粉HES 物理・化学的性格比較

Parameter	HES130/0.42 (potato-based)			HES130/0.4 (waxy maize-based)	
	Ch.-B.: 3472H42-336[†]	Ch.-B.: 4385H41-871[†]	Ch.-B.: 4343H51[†]	Ch.-B.: 0014[‡]	Ch.-B.: 21022[§]
Molar substitution	0.45	0.46	0.46	0.45	0.41
Degree of substitution	0.39	0.41	0.41	0.39	0.34
C2/C6	7.4	6.9	7.7	7.6	9.05
Degree of branching (mol%)	5.1	5.0	4.8	5.1	6.6
Free phosphate (as P) (ppm)	34	53	63	84	—
Total phosphate (as P) (ppm)	205	259	287	290	15
Mw (Da)	152,177	151,621	153,943	149,762	143,200
Bottom fraction 10% (Da)	39,340	29,354	21,133	22,945	30,460
Top fraction 90% (Da)	328,882	351,124	375,783	365,331	313,700
Mark-Houwink constant K^*	0.00349	0.00352	0.00273	0.00298	0.00229
Mark-Houwink constant a^*	0.329	0.330	0.348	0.342	0.353

[*]According $[\eta] = K \cdot M^a$, [†]Venofundin®, [‡]VitaHES®, [§]Voluven®

（Sommermeyer K, Cech F, Schossow R. Differences in chemical structures between waxy maize- and potato starch based hydroxyethyl starch volume therapeutics. Transf Altern Transf Med 9：127-133, 2007 より引用）

2 αアミラーゼ作用

　HES 製造に使用する澱粉の基本的構造は、pyranose 環の 1-4 結合に加えて 1-6 結合の側鎖があって球状大分子構造を形成している。その側鎖を多く有するものが amylopectin であり、馬鈴薯の澱粉にはその側鎖数がトウモロコシ澱粉よりも少ない。そのため馬鈴薯澱粉は、pyranose 環の 1-4 結合のみで構成されている amylose と比較的少ない amylopectin の混合物といえる。このような澱粉でも hydroxyethyl 基が添加されれば α アミラーゼの作用を受け難くなるが、pyranose 環から 2 連鎖離れた pyranose 環の 1-4 結合が多ければ、それに比例して α アミラーゼの作用を受けやすくなる。また α アミラーゼの作用は側鎖分岐部に及ばない[53]が、側鎖分岐が少なくなればそれだけ作用しやすくなる。そのため 1-4 結合が多く存在する馬鈴薯澱粉ではトウモロコシ澱粉に比較して α アミラーゼの作用を受けやすく、分解されやすくなる。Lehmann ら[54]は研究協力者に馬鈴薯澱粉由来 6％ HES130/0.5 液（VitaHES®）を投与し、その際のその血液内濃度変化を観察した。しかし、その結果はトウモロコシ澱粉由来 HES130/0.42 と比較してほとんど同等であり、また組織への蓄積も少ないことを認めた。

3 製剤粘度

　馬鈴薯澱粉由来 HES 製剤とトウモロコシ澱粉由来 HES 製剤の粘度（limiting viscosity）と分子量との関係を研究した Sommermeyer ら[55]の成績は 図5 のごとくで、馬鈴薯澱粉由来 HES 製剤の粘度はトウモロコシ澱粉由来 HES 製剤よりも高いことが認められている。その機序は上述のごとく、馬鈴薯澱粉には側鎖数が比較的少なく、分子全体がより線状構造に近いために分子量に比較して粘度が上昇するものと考えられる。またリン酸基が多く含まれ、それによって分子表面の陰性荷電が増大するためとも解釈されている。

4 血液凝固

　上記のごとく、HES 分子内に含まれるリン酸エステルで分子表面が陰性に荷電しているため馬鈴薯澱粉由来の HES 製剤では凝固機能に影響を与えると考えられている。Jamnicki ら[56]は試験管内での 30、60％血液希釈を 6％トウモロコシ由来 HES200/0.5/5.1 液（HAES-steril®）、6％馬鈴薯由来 HES200/0.5/6.6 液（Infukoll®）で行い、血液凝固性の変化をトロンボエラストグラム上で観察した。Ht 値で示された血液の希釈度は、いずれの HES 製剤を使用した場合でも 13.2〜13.9％から 9.3（30％ haemodilution）、5.6％（60％ haemodilution）へと両群に有意差を認めなかったが、トロンボエラストグラム上の数値においては 図6 のごとく、対照とした生理食塩液での希釈に比していずれの HES 製剤でも凝固不全傾向が認められ、かつ馬鈴薯由来製剤で著明となるものが多かった。とくに凝固開始時間（r）、凝固時間（k）の遅延、フィブリン溶解度（Ly60）において有意差が認められた。ただ Boldt ら[38]は、馬鈴薯澱粉由来 HES でも溶解液の組成を Ca イオンを含むものに調整して使用すれば、トロンボエラストグラム上凝固機構への影響を軽減することができると報告している。さらに Boldt ら[57]は、生理食塩液に 6％に溶解した馬鈴薯澱粉由来 HES130/0.42/6：1 液とトウモロコシ澱粉由来 HES200/0.40/9：1 液とを臨床症例で使用し、トロンボエラストグラム上の数値、血小板凝集機能（Multiplate® aggregometer を使用）での数値について比較検討したが、それらの数

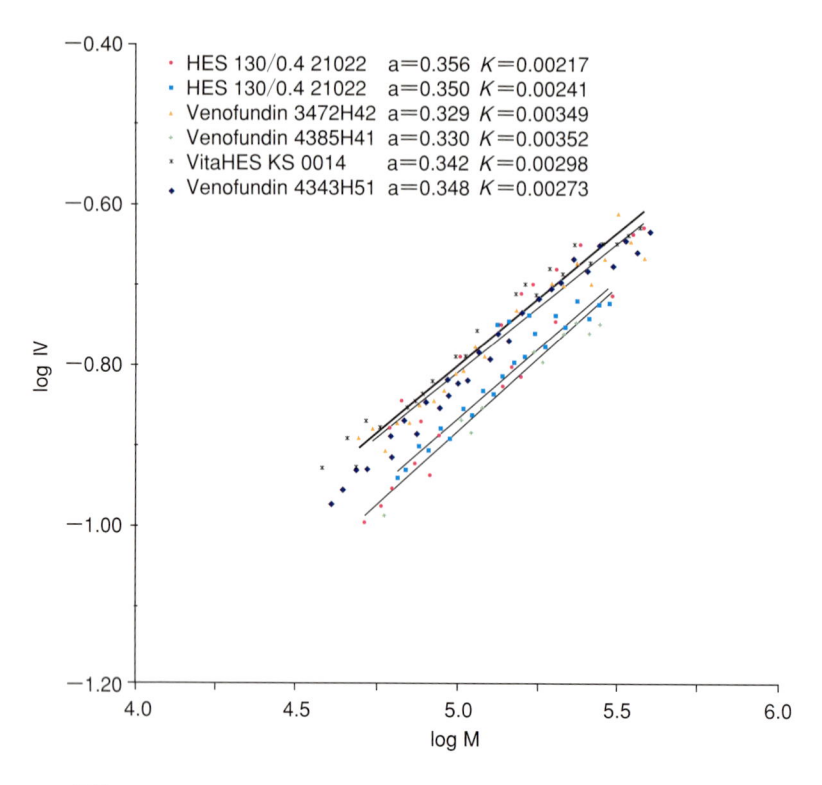

```
        · HES 130/0.4 21022      a=0.356  K=0.00217
        ■ HES 130/0.4 21022      a=0.350  K=0.00241
        △ Venofundin 3472H42    a=0.329  K=0.00349
        · Venofundin 4385H41    a=0.330  K=0.00352
        × VitaHES KS 0014        a=0.342  K=0.00298
        ◆ Venofundin 4343H51    a=0.348  K=0.00273
```

トウモロコシ澱粉 HES：HES130/0.4 21022, HES130/0.4 21022
馬鈴薯澱粉 HES：Venofundin 3472H42, Venofundin 4385H41, VitaHES KS 0014, Venofundin 4343H51

図5　Mark-Houwink プロット法で比較した馬鈴薯澱粉 HES とトウモロコシ澱粉 HES との粘度比較

　馬鈴薯澱粉 HES のプロット線はトウモロコシ澱粉 HES のプロット線よりも上部にあり、同一分子量に対して粘度が高くなることを示している。

(Sommermeyer K, Cech F, Schossow R. Differences in chemical structures between waxy maize- and potato starch based hydroxyethyl starch volume therapeutics. Transf Altern Transf Med 9：127-133, 2007 より引用)

値間に有意差は認められなかったと報告している。したがって、馬鈴薯澱粉由来 HES130/0.42/6：1 製剤も十分臨床使用が可能であると結論している。

5 高ビリルビン血症

　Sander ら[58]は、馬鈴薯澱粉由来 HES 製剤、6% HES130/0.4/6.4、および HES200/0.5/6.2 液のそれぞれの 17.5ml/kg、19.8ml/kg 量を婦人科手術の際に使用して、手術6時間後において同等の血漿量維持効果があること、凝固系諸因子への影響も同等であることを認めた。しかし手術翌日の血清ビリルビン値が HES130/0.4 製剤では、10.8 から 19.7μmol/l へ、HES200/0.5 では 9.4 から 16.7μmol/l に上昇したことを認めた。これは彼らが、かつてトウモロコシ由来澱粉 HES 製剤の使用で経験しなかった高ビリルビン血症の発現であったと報告している。

　その他、Marx ら[59]は豚の敗血症ショックモデルに馬鈴薯澱粉由来 HES 製剤を投与してアルブミ

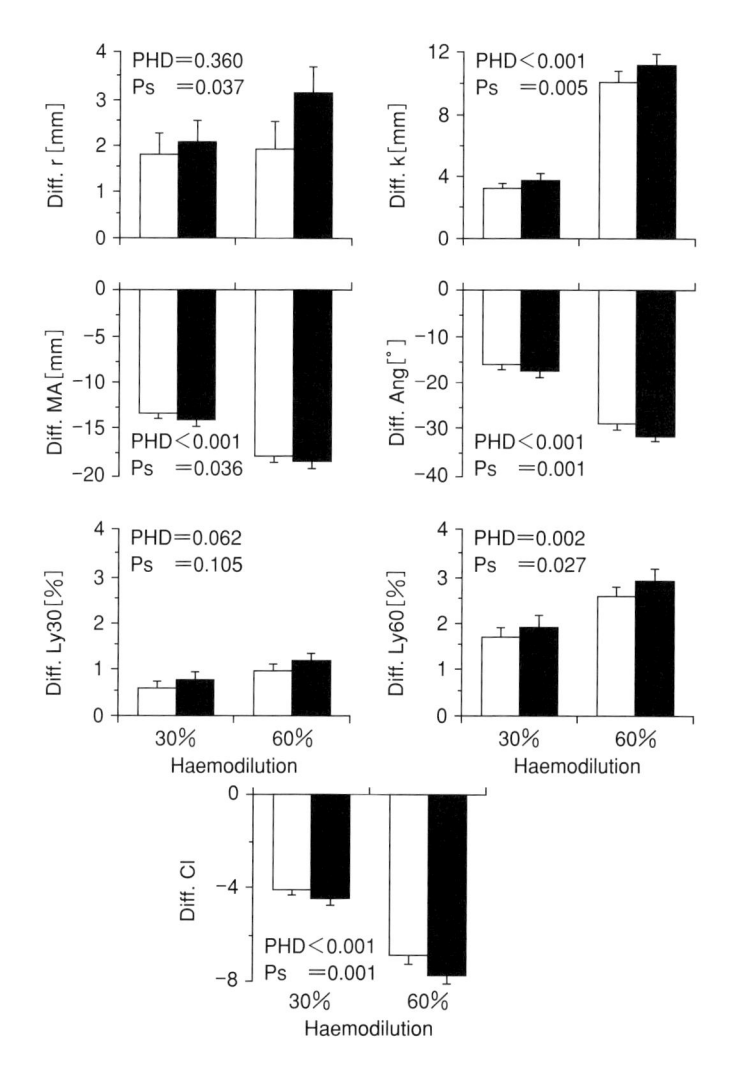

mean±SEM　PHD：血液希釈にともなう変化での有意差
Ps：馬鈴薯澱粉 HES（■）、トウモロコシ澱粉 HES（□）間の有意差
r：reaction time, k：coagulation time, MA：maximum amplitude, Ang：angle α, Ly30,
Ly60：clot lysis at 30, 60 min after maximum amplitude, CI：coagulation index

**図6　トウモロコシ澱粉 HES、馬鈴薯澱粉 HES による試験管内 30%、60%
血液希釈時におけるトロンボエラストグラム諸量値の比較**
生理食塩液での希釈値との差

(Jamnicki M, Zollinger A, Seifert B, Popovic D, Pasch T, Spahn DR. The effect of potato starch derived and corn starch derived hydroxyethyl starch on *in vitro* blood coagulation. Anaesthesia 53：638-644, 1998 より引用)

ン投与と比較したが、膠質浸透圧、血漿量の維持においては同等に有効であることを認めている。また Boldt ら[61)]は、馬鈴薯澱粉由来 HES を酸塩基平衡のバランスがとれた多電解質液に溶解して使用した場合には、トウモロコシ由来澱粉 HES と同様に血液酸塩基平衡に影響しないことを認めている。

参考1　acetyl starch（アセチール澱粉：ACS）

　hydroxyethyl基を澱粉に導入したHESに比較してアセチール（acetyl）基（CH_3CO-）の導入は比較的澱粉分子との結合が緩く、容易にエステラーゼ、グルコシダーゼの作用を受けやすいため、その血液内滞留時間が短縮すると想定されていた。Behneら[60]が開腹手術を必要とした患者を対象に6％ ACS200/0.5液の投与を行い、トウモロコシ澱粉由来の6％ HES200/0.5液（Hemohes®）を対照として薬物動態的解析を行った。その結果は表4のごとくで、投与したHES200/0.5が2区画分布を示したのに対してACS200/0.5は1区画分布を示し、前者の血液中半減期は4.37時間と短縮していた。そして投与24時間後では図7のごとく、ACSは血液中に痕跡程度しか残存しなかった。この結果についてBehneら[60]は、代用血漿剤はあくまで一時的な血漿量増量、維持が目的であるので、このような短い血液中半減時間の製品でも実地臨床への応用に十分であると述べている。しかし製品の酸性度が著しい、すなわちアセチール化された状態が常温で不安定でacetyl基が遊離し、製品溶液の酸性度が強まる[61]。さらに生体内で速やかな分解から生じる酸（酢酸）にともなう血液酸性化が問題となった。そのため臨床への導入は中断されている。

表4　Acetyl starch（ACS200/0.5）とHES200/0.5との薬物動態学的解析

	Acetyl starch (n=16)	Hydroxyethyl starch (n=16)
Noncompartmental analysis		
$t_{1/2}$(h)	4.37±1.06†	9.29±1.43
Cl(ml/min)	12.6±4.05	10.2±3.11
Two-compartment model		
$t_{1/2\alpha}$(h)	0.69±0.80*	1.34±0.89
$t_{1/2\beta}$(h)	5.31±2.66†	9.68±3.82
Cl(ml/min)	13.2±4.26	10.6±3.12
V_C(L)	4.01±1.05	4.31±1.06
V_3(L)	1.32±1.12†	2.93±1.37
V_{SS}(L)	5.34±1.88†	7.24±1.85
Initial half-life		
$t_{1/2init}$(h)	3.82±0.96	3.69±1.21

$t_{1/2}$：total half life, Cl：total clearance, $t_{1/2\alpha}$：distribution half life
$t_{1/2\beta}$：elimination half life, $t_{1/2init}$：half life for maximum concentration
V_C：distribution volume for central compartment
V_3：distribution volume for peripheral compartment
V_{SS}：distribution volume at steady state

(Behne M, Thomas H, Brernerich DH, Lischke V, Asskali F, Förster H. The pharmacokinetics of acetyl starch as a plasma volume expander in patients undergoing elective surgery. Anesth Analg 86：856-860, 1998 より引用)

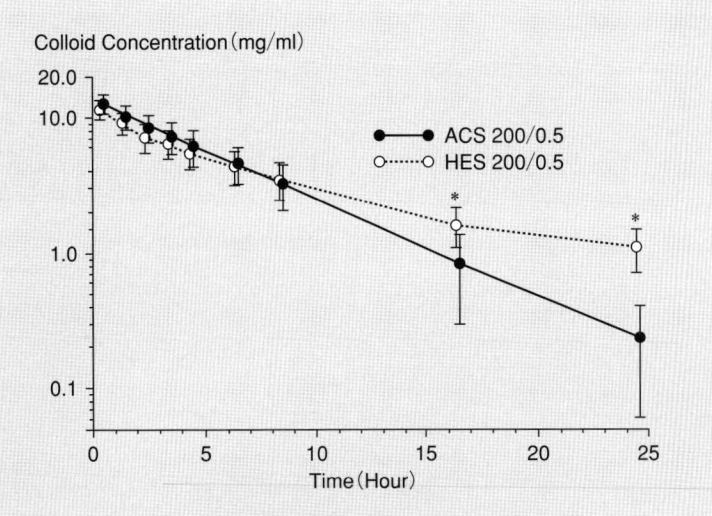

n=16, mean±standard deviation, ＊：p＜0.05

図7　acetyl starch, HES200/0.5 の投与後血液中濃度変化

(Behne M, Thomas H, Brernerich DH, Lischke V, Asskali F, Förster H. The pharmacokinetics of acetyl starch as a plasma volume expander in patients undergoing elective surgery. Anesth Analg 86：856-860, 1998 より引用)

参考2　carboxymethyl starch（カルボキシメチール澱粉：CMS）

　アルブミンは水溶液中においてその表面が陰性に荷電しているが、HES 分子表面はほぼ中性荷電である。したがって、Gibbs-Donnan 効果を示さない。しかし澱粉に carboxymethyl 基を導入した場合、すなわち polyanionic な澱粉を作製した場合には、その分子表面荷電性においてよりアルブミン分子のそれに近付けることが可能である。そして HES 分子よりも大きな水結合能（water binding capacity）とともに、より水溶性の高い性質を与えることが可能となる（註1）。そして HES 分子以上の血漿量増量効果が期待でき、さらに組織蓄積を少なくし、完全な体外排泄が期待できる。さらに澱粉分子に hydroxyethyl 基と carboxymethyl 基と両方を導入したカルボキシメチール・ヒドロキシエチール澱粉（carboxymethyl・hydroxyethyl starch：CMS+HES）（図8）の場合には、CMS と HES との中間的な物理化学的性格の人工膠質液を得ることができ、その臨床使用も期待される。

註1　最近の研究[62]によれば、血漿蛋白の陰性荷電は血漿蛋白の膠質浸透圧の 1/3 を占めるともいわれる。

　Madjdopour ら[63]は 表5 に示される分子量、hydroxyethyl、carboxymethyl 置換率の修飾澱粉の 6％液の 20 ml/kg 量を豚を投与して 図9 のごとく、その後の血漿中濃度、血漿中分子量変化を比較検討した。その結果は HES139 に比して CMS129、CMS+HES138 はともにほぼ

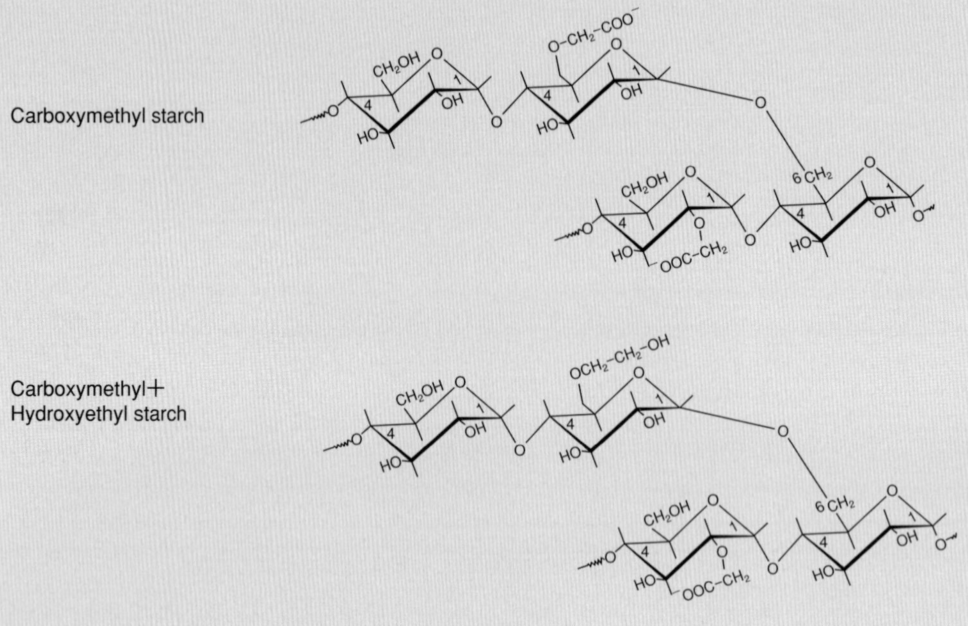

図8 carboxylmethyl starch、carboxylmethyl＋hydroxyethyl starch 分子構造

(Madjdpour C, Thyes C, Buclin T, Frascarolo P, von Roten I, Fisch A, Burmeistger M, Bomveli T, Spahn DR. Novel starches : Single-dose pharmacokinetics and effects of blood coagulation. Anesthesiology 106：132-143, 2007 より引用)

表5 hydroxyethyl starch(HES)、carboxylmethyl starch(CMS)、carboxylmethyl＋hydroxyethyl starch(CM-HES)の分子量、分散度、置換度、使用溶液濃度

	HES	CMS	CM-HES
Mw, kd	139	129	138
Mw 10%, kd	21	18	26
Mw 90%, kd	335	299	318
Mn, kd	49	48	61
Mw/Mn	2.8	2.7	2.3
MS with CM	—	0.30	0.06
MS with HE	0.42	—	0.34
Concentration, %	6	6	6

Mw 10% kd：molecular weight at which 10% of the molecular are small
Mw 90% kd：molecular weight at which 90% of the molecular are small

(Madjdpour C, Thyes C, Buclin T, Frascarolo P, von Roten I, Fisch A, Burmeistger M, Bomveli T, Spahn DR. Novel starches : Single-dose pharmacokinetics and effects of blood coagulation. Anesthesiology 106：132-143, 2007 より引用)

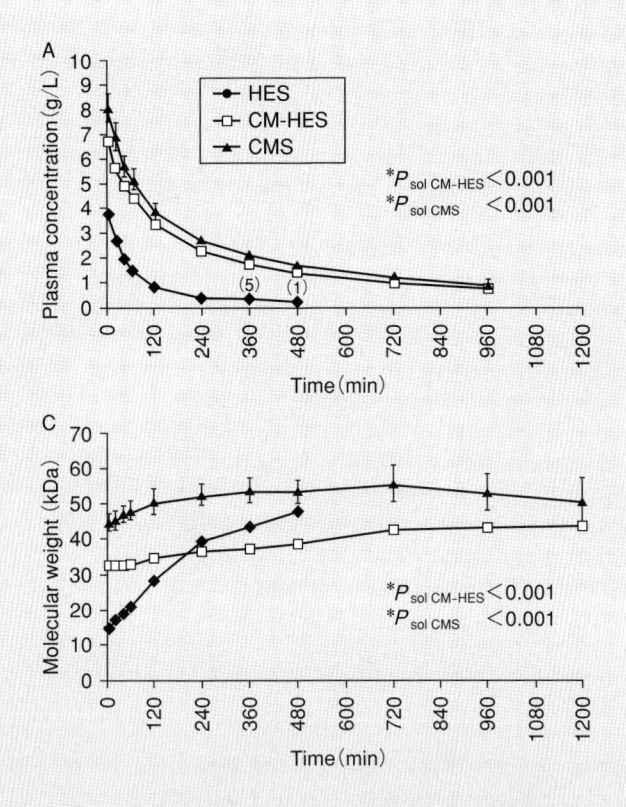

$P_\text{sol CM-HES}$：CMS versus HES, $P_\text{sol CMS}$：CMS versus HES

図9 hydroxyethyl starch（HES）、carboxylmethyl starch（CMS）、carboxylmethyl＋hydroxyethyl starch（CM-HES）投与後の血漿中濃度、それらの分子量（MW）変化

(Madjdpour C, Thyes C, Buclin T, Frascarolo P, von Roten I, Fisch A, Burmeistger M, Bomveli T, Spahn DR. Novel starches：Single-dose pharmacokinetics and effects of blood coagulation. Anesthesiology 106：132-143, 2007 より引用)

同等に2〜4倍の血液中濃度を維持した。すなわち、HES139はその中に含まれる小分子分画が速やかに排出されるため急速な血漿中濃度の低下を来す。一方HES139の中でも比較的高分子分画は、その後も残存することが認められた。これに反してCMS129、CMS＋HES138はHES139に比して血液中からの血管外移行が少ないことを示した。一方、血漿膠質浸透圧の変化はHES139の投与後ほとんど変化を認めなかったが、CMS＋HES138では投与5分後に2.6 mmHgの有意な上昇、CMS129では投与5分で4.5mmHg、60分でも1.4mmHgの上昇を認めた。それを反映してCMS＋HES、CMSではHb値においてそれぞれ2.0g/dlの低下を示し、血漿量増加が推定された。一方**図10**に示されるように、トロンボエラストグラムから評価したCMS129、CMS＋HES138の凝固機能への影響はHES139に比して低凝固性を示したが、トロンボプラスチン時間には変化を認めず、活性部分トロンボプラスチン時間ではむしろ短縮を認めた。したがってトロンボエラストグラム上に見られたCMS129の低凝固性は、その血漿量増量効果による血液希釈の影響のように思われる。

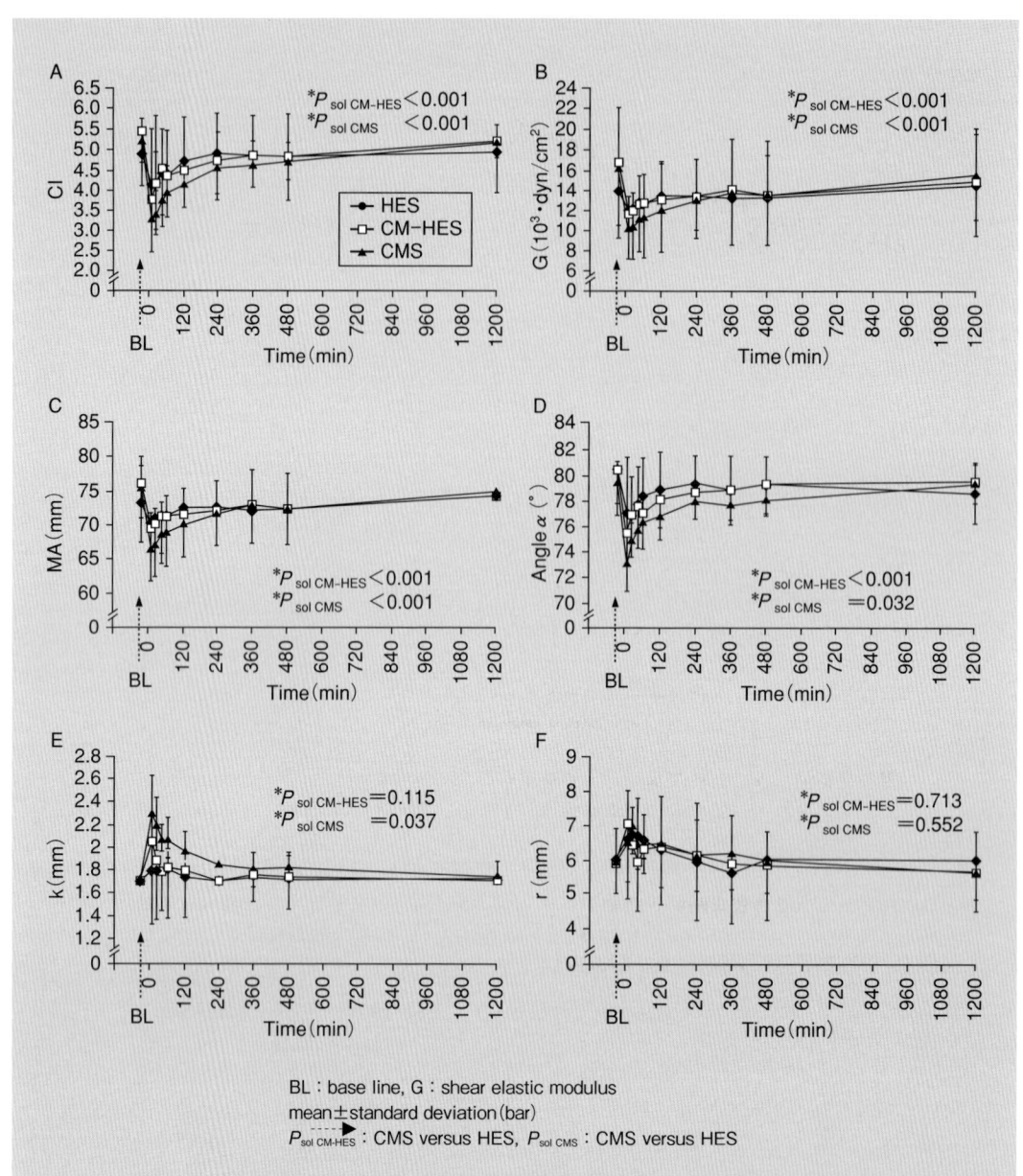

図10 hydroxyethyl starch（HES）、carboxylmethyl starch（CMS）、carboxylmethyl＋hydroxyethyl starch（CM-HES）投与後のトロンボエラストグラム上の諸因子変化

（Madjdpour C, Thyes C, Buclin T, Frascarolo P, von Roten I, Fisch A, Burmeistger M, Bomveli T, Spahn DR. Novel starches: Single-dose pharmacokinetics and effects of blood coagulation. Anesthesiology 106: 132-143, 2007 より引用）

　以上のごとく、CMS129、CMS＋HESはともに良い血漿量維持・増量効果を有し、人工膠質液として有望ではある。しかし、これらの製剤の生体機能への影響について十分な検討がなされていない。今後は多角的な面から種々の検討が必要と思われる。

引用文献

1) National Academy of Science, National Research Council. Third Conference on Artificial Colloid Agents. Washington, D. C.：National Academy of Science, National Research Council；March 25, 26 1965

2) Ballinger WF, Murray GF, Morse EE. Preliminary report on the use of hydroxyethyl starch solution in man. J surg Res 6：180-183, 1966

3) 入倉 勉, 平山隆士, 工藤善隆. 代用血漿剤 Hydroxyethyl Starch 溶液(Hespander®)の研究(第4報). 脱血ウサギの循環血液量に及ぼす効果. 応用薬理 6：1013-1017, 1972

4) 中條信義, 高折益彦, 中西代志夫, 美馬 昴, 小林芳夫. 代用血漿剤 Hydroxyethyl Starch 液の臨床応用. 麻酔 21：138-147, 1972

5) Gelin L-E. Hemato-rheological properties of low molecular weight dextran and other dextrans. Evaluation of Low Molecular Weight Dextran in Shock：Pharmacology and Pertinent Rheology. Washington, D. C.：National Academy of Sciences, National Research Council；1962 29th November 1962

6) Goto Y, Sakakura S, Hatta M, Sugiura Y, Kato T. Hemorheological effects of colloid plasma substitutes infusion：A comparative study. Acta Anaesthesiol Scand 29：217-223, 1985

7) Isbister JP. Plasma exchange in the management of hyperviscosity syndromes. Edited by Schmid-Schönbein, Messmer K, Rieger H. Hemodilution and Flow Improvement. Biblt. Haematol. 47. Basel：Karger；1981. p228-241

8) Messmer K, Sunder-Plasmann L, Kloevekorn WP, Holper K. Circulatory significance of hemodilution：Rheological changes and limitation. Advan Microcirc 4：1-77, 1972

9) Messmer K, Sunder-Plassmann L, Jesch F, Goernandt L, Sinagowitz E, Kessler M. Oxygen supply to the tissues during limited normovolemic hemodilution. Res Exp Med 159：152-166, 1973

10) Marik P, Iglasias J, Maini B. Gastric intramucosal pH changes after volume replacement with hydroxyethyl starch or crystalloid in patients undergoing elective abdominal aortic aneurysm repair. J Crit Care 12：51-55, 1997

11) Lartigue B, Barre J, Nguyen P, Potron G. Comparative study of hydroxyethylstarch 200/0.62 versus dextran 60 in hemodilution during total hip replacement：Influences on hemorheological parameters. Clin Hemorheol 13：779-789, 1993

12) Treib J, Haass A, Pindur G, Treib W, Schimrigk K. Influence of intravascular molecular weight of hydroxyethyl starch on platelets. Eur J Haematol 56：168-172, 1996

13) Standl T, Burmeister M-A, Schroeder F, Currlin E, am Esch JS, Freitag M, am Esch JS. Hydroxyethyl starch (HES)130/0.4 provides larger and faster increases in tissue oxygen tension in comparison with prehemodilution values than HES 70/0.5 or HES 200/0.5 in volunteers undergoing acute normovolemic hemodilution. Anesth Analg 96：936-943, 2003

14) Chen G, Yan M, Lu QH, Gong M. Effects of two different hydroxyethyl starch(HES200/0.5 vs. HES 130/0.4) on the expression of platelet membrane glycoprotein. Acta Anaesthesiol Scand 50：1089-1094, 2006

15) Stögermüller B, Stark J, Willschke H, Felfernig M, Hoerauf K, Kozek-Langenecker SA. The effect of hydroxyethyl strach 200 KD on platelet function. Anesth Analg 91：823-827, 2000

16) de Jonge E, Lebi M, Büller R, Berendes F, Kesecioglu J. Decreased circulating levels of von Willebrand factor after intravenous administration of a rapid degradable hydroxyethyl starch(HES 200/0.5)in healthy subjects. Intensive Care Med 27：1825-1829, 2001

17) Scharbert G, Deusch E, Kress HG, Greher M, Gustorff B, Kozek-Langenecker SA. Inhibition of platelet function by hydroxyethyl starch solutions in chronic pain patients undergoing epidural anesthesia. Anesth Analg 99：823-827, 2004

18) Conroy JM, Fishman RL, Reeves ST, Pinsky ML, Lazarchick J. The effcts of desmopressin and 6%

hydroxyethyl starch on factor Ⅷ : C. Anesth Analg 83 : 804-807, 1996

19) Konrad CJ, Markl TJ, Schuepfer GK, Schmeck J, Gerber HR. *In vitro* effects of different medium molecular hydroxyethyl starch solutions and lactated Ringer's solution on coagulation using SONOCLOT. Anesth Analg 90 : 274-279, 2000

20) Treib J, Haass A, Pindur G, Seyfert UT, Grauer MT. Influence of the C2/C6 hydroxyethylation ratio of hydroxyethyl starch(HES)on hemorheology, coagulation and elimination kinetics. Thromb Haemost 74 : 1452-1456, 1995

21) Thompson WL, Fukushima T, Rutherford RB, Walton RP. Intravascular persistence, tissue storage, and excretion of hydroxyethyl starch. Surg Gynecol Obstet 131 : 965-972, 1970

22) Weidler B, von Bormann B, Sommermeyer K, Lohmann E, Hempelmann G. Pharmakokinetische Merkmale als Kriterien für den klinischen Einsatz von Hydroxyethylstärke. Arzneimittelforschung 41 : 494-498, 1991

23) Lehmann G, Asskali F, Foester H. Pharmacokinetics of hydroxyethyl starch (70/0.5) following repeated infusions. Transfus Med Hemother 30 : 72-77, 2003

24) Jung F, Koscielny J, Mrowwietz C, Pindur G, Foerster H, Schimetta W, Kieswetter H, Wenzel E. Elimination kinetics of different hydroxyethyl starchs and effects on blood fluidity. Clin Hemorheol 14 : 189-202, 1994

25) Gall H, Schultz KD, Boehncke WH, Kaufmann R. Clinical and pathophysiological aspects of hydroxyethyl starch-indueced pruitus : Evaluation of 96 cases. Dermatology 192 : 222-226, 1996

26) Jurecka W, Sezepfalusi Z, Parth E, Schimetta W, Gebhart W, Scheiner O, Kraft D. Hydroxyethyl starch deposits in human skin—A model for pruritis. Arch Dermatol Res 285 : 13-19, 1993

27) Cabrales P, Tsai AG, Intaglietta M. Resuscitation from hemorrhagic shock with hydroxyethyl starch and coagulation changes. Shock 28 : 461-467, 2007

28) 高折益彦. 術中大量輸液とその限界. 麻酔 19 : 921-928, 1970

29) Waters JH, Gottlieb A, Schloenwald P, Popovich MJ, Sprung J, Nelson DR. Normal saline versus lactated Ringer's solution for intraoperative fluid management in patients undergoing abdominal aortic aneurysm repair : An outcome study. Anesth Analg 93 : 817-822, 2001

30) O'Malley CMN, Frumento RJ, Hardy MA, Benvenisty AI, Brentjens TE, Mercer JS, Bennett Cuerrero E. A randomized, double-blind comparison of lactated Ringer's solution and 0.9% NaCl during renal transplantation. Anesth Analg 100 : 1518-1524, 2005

31) Boldt J, Schöllhorn T, Schulte G, Pabsdorf M. A total balanced volume replacement strategy using a new balanced hydroxyethyl starch preparation(6% HES 130/0.42)in patients undergoing major abdominal surgery. Eur J Anaesthesiol 91 : 267-275, 2007

32) Waters JH, Bernstein CA. Dilutional acidosis following hetastarch or albumin in healthy volunteers. Anesthesiology 93 : 1184-1187, 2000

33) Brill SA, Stewart TR, Brundage SI, Schreiber MA. Base deficit does not predict mortality when secondary to hyperchloremic acidosis. Shock 17 : 459-462, 2002

34) 横山修三, 高折益彦. ショック予防輸液療法における細胞外液補充剤, 乳酸加リンゲル液, 酢酸加リンゲル液の比較. 臨床生理 1 : 258-263, 1971

35) Roche AM, James MFM, Bennett-Guerrero E, Mythen MG. A head-to-head comparison of *in vitro* coagulation effects of saline-based and balanced electrolyte crystalloid and colloid intravenous fluids. Anesth Analg 102 : 1274-1279, 2006

36) de Jonge E, Livi M. Effect of different plasma substitutes on blood coagulation : A comparative review. Crit Care Med 29 : 1261-1267, 2001

37) Martin G, Bennett-Guerrero E, Wakeling H, Mythen MG, El-Moalem H, Robertson K, Kucmeroski D, Gan TJ. A prospective, randomized comparison of thromboelastographic coagulation profile in patients receiving lactated Ringer's solution, 6% hetastarch in a balanced-saline during major surgery. J Cardiothorac Vasc Anesth 16 : 441-446, 2002

38) Boldt J, Wolf M, Megistu A. A new plasma-adapted hydroxyethylstarch preparation : In vitro coagulation studies using thromboelastography and whole blood aggregometry. Anesth Analg 104 : 425-430, 2007

39) 高折益彦, 木村健一, 福井 明, 福永仁夫. 全身麻酔下手術中の血清マグネシウム値変動. 日臨麻会誌 114 : 745-749, 1994

40) Turlapty PDWV, Altrura BM. Magnesium deficiency produces spasm of coronary arteries : Relationship to sudden death in ischemic heart disease. Science 208 : 198-200, 1980

41) Karppanen H. Epidemiological studies on the relationship between magnesium intake and cardiovascualr disease cited from Proc. Symposium on Magnesium and Health. Ed Altrura BM. Artery 9 : 190-199, 1981

42) Paula FM, Hollyfield-Gilbert MS, Myers T, Uchida T, Kramer GC. Fluid compartments in hemorrhaged rats after hyper-osmotic crystaloid and hyperoncotic colloid resuscitation. Am J Physiol 270 : F1-F8, 1996

43) Stapley SA, Clasper JC, Horrocks CL, Kenward CE, Watkins PE. The effects of repeated dosing with 7.5% sodium chloride/6% dextran following uncontrolled intra-abdominal hemorrhage. Shock 17 : 146-150, 2002

44) Riddez L, Drobin D, Sjostrand F, Svensen C, Hahn RG. Lower dose of hypertonic saline dextran reduces the risk of lethal rebleeding in uncontrolled hemorrhage. Shock 17 : 377-382, 2002

45) Smith GJ, Kramer GC, Perron P, Nakayama S, Gunther RA, Holcroft JW. A comparison of several hypertonic solutions for resuscitation of bled sheep. J Surg Res 39 : 517-528, 1985

46) Horton JW, Walker PB. Small-volume hypertonic saline dextran resuscitation from canine endotoxin shock. Ann Surg 213 : 64-73, 1991

47) de Carvalho H, Matos JA, Bouskela JA, Svensjo E. Vascular permeability increase and plasma volume loss induced by endotoxin was attenuated by hypertonic saline with or without dextran. Shock 12 : 75-80, 1999

48) Somell A, Sollevi A, Suneson A, Riddez L, Hjelmqvist H. Beneficial effects of hypertonic saline/dextran on early survival in porcine endotoxin shock. Acta Anaesthesiol Scand 49 : 1124-1134, 2005

49) Maciel F, Mook M, Zhang HB, Vincent JL. Comparison of hypertonic with isotonic saline hydroxy-ethyl starch solution on oxygen extraction capabilities during endotoxic shock. Shock 9 : 33-39, 1998

50) Liu CC, Cheng BC, Lin MT, Lin HJ. Small volume resuscitation in a rat model of heatstroke. Am J Med Sci 337 : 79-87, 2009

51) Tabata S, Hizukuri S. Studies on starch phosphate III. Isolation of glucose 3-phosphate and maltose phosphate by acid hydrolysis of potato starch. Stärke 23 : 267-272, 1971

52) Blennow A, Bay-Smidt AM, Olsen CE, Moller BL. The distribution of covalently bound phosphate in the starch granule in relation to starch cystallinity. Int J Biol Macromol 27 : 211-218, 2000

53) Sommermeyer K, Cech F, Schmidt M, Weidler B. Klinische verwendete Hydroxyethylstärke : Physikalische Characterisierung. Krankenhauspharmazie 95 : 271-278, 1987

54) Lehmann GB, Asskali F, Boll M, Burmeister MA, Marx G, Hilgers R, Forster H. HES 130/0.42 shows less alteration of pharmacokinetics than HES 200/0.5 when dosed repeatedly. Br J Anaesth 98 : 635-644, 2007

55) Sommermeyer K, Cech F, Schossow R. Differences in chemical structures between waxy maize- and potato starch based hydroxyethyl starch volume therapeutics. Transf Altern Transf Med 9 : 127-133, 2007

56) Jamnicki M, Zollinger A, Seifert B, Popovic D, Pasch T, Spahn DR. The effect of potato starch derived and corn starch derived hydroxyethyl starch on in vitro blood coagulation. Anaesthesia 53 : 638-644, 1998

57) Boldt J, Suttner S, Brosch C, Lehmann A, Mengistu A. Influence on coagulation of a potato-derived hydroxyethyl starch (HES 130/0.42) and a maize-derived hydroxyethyl starch (HES 130/0.4) in patients undergoing cardiac surgery. Br J Anaesth 102 : 191-197, 2009

58) Sander O, Reinhart K, Meier-Hellmann A. Equivalence of hydroxyethyl starch HES 130/0.4 and HES 200/0.5 for perioperative volume replacement in major gynecological surgery. Acta Anaesthesiol Scand 47 : 1151-1158, 2003

59) Marx G, Pedder S, Smith L, Searaj S, Grime S, Stockdale H, Leuwer M. Resuscitation from septic shock with capillary leakage : Hydroxyethyl starch (130kDa), but not Ringer's solution maintains plasma volume and systemic oxygenation. Shock 21 : 336-341, 2004

60) Behne M, Thomas H, Brernerich DH, Lischke V, Asskali F, Förster H. The pharmacokinetics of acetyl starch as a plasma volume expander in patients undergoing elective surgery. Anesth Analg 86 : 856-860, 1998

61) Sommermyer K, via Bepperling F. personal communication.

62) Rugheimer L, Hansell P, Wolgast M. Determination of the charge of the plasma proteins and consequent Donnan equilibruim across the capillary barriers in the rat microvasculature. Acta Physiol 194 : 335-339, 2008

63) Madjdpour C, Thyes C, Buclin T, Frascarolo P, von Roten I, Fisch A, Burmeistger M, Bomveli T, Spahn DR. Novel starches : Single-dose pharmacokinetics and effects of blood coagulation. Anesthesiology 106 : 132-143, 2007

第6章

臨床応用

1 出血に対する使用(blood volume replacement)

1 晶質液での循環血液量維持の限界

　厚生労働省の指針[1]では手術にともなう出血に対して、患者循環血液量の20％までは晶質液（細胞外液補充液：ECF replacer）を使用し、これ以上の出血の場合には赤血球製剤を使用するように提示されている。しかし、この指針で引用されたLundsgaard-Hansen[2]の論文、あるいはさらにその基礎となっているBucher[3]の論文では晶質液ではなくて膠質液（ゼラチン液）を使用することとなっている。一方、われわれ、あるいはわが国の多くの施設でも、一般に循環血液量の2〜3％量の出血に対しては同量、あるいは出血量の2〜3倍量の晶質液を使用して対処している。そして、その処置で少なくとも循環動態の維持ができることを経験している。しかし、このような晶質液の投与によって循環血液量を出血前値に維持しているか明確な根拠は得られていない。Takaoriら[4]は、動物で2.5倍量の晶質液（乳酸リンゲル液）を用いて10 ml/kg量の血液交換を5〜6回繰り返すことによってHt値を20％（希釈前の約50％）とした場合に **表1** のごとく、循環血液量は希釈前の68％に減少し、循環動態諸因子も正常値以下に低下することを認めた。さらに上記血液交換をさらに9〜10回追加した場合には動物が死亡することを認めている。またRushら[5]も電解質液では出血にともなう循環血液量の減少を補うことができないことを発表している。

　高折[6]は、正常状態の動物に出血を付加することなく200 ml/kgの晶質液を投与することによって、一時的に循環血液量が約30％増加することを認めた。しかし、その後に同量の晶質液を逐次追加投与すると、しだいにその増加量が減少し、800 ml/kg注入後では晶質液投与前値近くに達することを認めた。そして、この事実は後にTataraら[7]によって作成された数系モデルによっても理論的に示された。

　一方、膠質液（HES450/0.7、デキストラン40液）を使用したTakaoriら[8]による血液希釈での研究では、循環血液量は常に増加を示した。またデキストランを使用した手術時の希釈式自己血輸血での循環血液量を観察した高折ら[9]の報告でも減少することは認められなかった。すなわち、出血に対しての血液量回復に晶質液の使用は限定されること、そして膠質液使用が基本であることが示されている **註1**。

> **註1** 出血に対して輸血、すなわちヒト血液を注入することは血漿という膠質液と赤血球という固形物を同時に注入することになる。血液量維持という点では、特殊な血管壁を除いて血管外に滲出しない赤血球の効果は膠質液よりも安定していて優れている。しかし後述のごとく、血液（輸血）での循環血液量の補充、維持には輸血にともなう固有の問題点、例えば血液型適合性、抗体産生、感染症などの問題、さらに治療費の問題などが多々ある。すなわち、血液量維持という面のみで血液、輸血を選択することは実地臨床では適切とはいえない。

　HES製剤での血液量維持・増量効果についてはすでに第3章で述べているが、実地臨床での血漿量維持にはなお注意すべきいくつかの問題点がある。

表1 乳酸リンゲル液にて Ht 値を 20％に低下させた時点（End of HD）、2 時間後、
24 時間後の循環動態、代謝諸因子

	Before HD		End of HD		2 Hours After HD		24 Hours After HD	
	Mean	SEM	Mean	SEM	Mean	SEM	Mean	SEM
Hematocrit (%)	40.8	±1.7	21.2	±1.8	24.1	±2.6	14.5	±1.8
Hemoglobin content (gm/100 ml)	14.0	±0.6	7.2	±0.7	8.1	±0.9	4.9	±0.6
Heart rate (beats/min)	177	±13	194	±11	168	±18	196	±4
Aortic arterial mean pressure (mmHg)	148	±10	121	±8	74	±14	87	±6
Right ventricular								
mean pressure (mmHg)	14.6	±1.7	20.8	±2.9	8.0	±0.9	16.7	±4.4
end diastolic pressure (mmHg)	2.6	±0.9	3.6	±0.9	0.4	±0.4	5.0	±1.7
Cardiac index (liter/min/sqm)	3.34	±0.28	2.52	±0.53	1.85	±0.33	4.68	±0.75
Stroke index (ml/beat/sqm)	17.8	±1.2	14.1	±2.3	10.6	±1.8	22.2	±4.7
Central blood volume (ml/kg)	13.2	±0.7	11.6	±1.4	9.4	±1.3	12.9	±2.6
CBV/TBV (%)*	15.6	±1.4	20.2	±3.1	18.3	±1.7	19.5	±3.7
Total blood volume (ml/kg)	86.8	±6.7	59.0	±3.6	52.0	±3.8	66.3	±3.8
Plasma volume (ml/kg)	49.4	±4.2	46.0	±3.5	42.6	±4.5	56.7	±3.7
Red blood cell mass volume (ml/kg)	36.2	±2.7	12.4	±0.9	12.6	±1.2	9.3	±0.9
Arterial blood oxygen saturation (%)	98.3	±0.4	99.4	±0.6	95.9	±1.0	96.2	±0.7
Venous blood oxygen saturation (%)	72.6	±4.0	41.6	±3.7	28.0	±3.3	41.3	±6.0
Arteriovenous oxygen content difference (vol %)	5.13	±0.60	5.90	±0.79	7.88	±0.97	3.71	±0.26
Oxygen consumption (ml/sqm/min)	172	±24	134	±10	138	±21	171	±24
Lactate (mg/100 ml)	7.0	±0.8	26.3	±3.4	72.0	±20.6	17.5	±5.1
Pyruvate (mg/100 ml)	0.32	±0.04	0.56	±0.10	0.71	±0.18	0.87	±0.19
Glucose (mg/100 ml)	102	±4	116	±3	179	±16	125	±8
Buffer base (mEq/liter)	45.6	±1.1	41.1	±0.4	38.3	±1.0	40.6	±1.3
Arterial pH	7.38	±0.01	7.35	±0.01	7.29	±0.01	7.42	±0.01
Serum sodium (mEq/liter)	150	±2	147	±5	142	±5	137	±4
Serum potassium (mEq/liter)	3.9	±0.2	4.1	±0.3	3.8	±0.3	3.0	±0.1

*Ratio of central blood volume to total blood volume.　HD：hemodilution

（Takaori M, Safar P. Acute, severe hemodilution with lactated Ringer's solution. Arch Surg 94：67-73, 1967 より引用）

（1）併用晶質液量

　手術時、あるいは外傷時、いずれの場合でも静脈路が確保されて、晶質液（含糖電解質液の場合もあるが、糖液単独使用のことは少ない）が投与されている。手術時の晶質液投与量は一般に維持量（尿として、あるいは不感蒸泄として失われる水分、電解質の補充）として 1〜2ml/kg・h とされている。これと同時に HES 製剤を投与すれば、一時的に投与した HES 製剤量以上の血漿量増量効果が得られる。しかし実際の臨床の場における晶質液の投与量は上記量を上回ることが多い。これによる血漿量の増加は血管内圧の上昇を来し、血管内 HES 分子の血管外（組織間液、尿）への移行を促進する。そのため実地臨床では動物実験での観察結果よりも速やかな血漿中 HES 濃度の低下、血

漿量の低下が見られる。さらに併用した晶質液による希釈効果のため膠質浸透圧が低下し、投与したHES分子、ならびに本来循環血液中に存在していたアルブミン分子の血管外移行も促進される。そのために血漿量の減少が促進される。

(2) 炎症性変化（血液壁透過性）

一般に、膠質液の投与は血管外組織の水分を血管内に誘導して血漿量を増加させ、組織間液量を減少させる。しかし炎症により血管壁の透過性が亢進している場合にはHES分子、たとえ高分子分画であっても容易に血管外へと移行するようになる。そのため血漿量維持効果が軽減される。また血管外に移行したアルブミン分子、HES分子のため組織間液の膠質浸透圧が上昇して本来の血管内への水分移行を抑え、その部に水分貯留（浮腫）を来す。とくに肺組織においてはその傾向が著明であって、それにともなう肺換気機能の低下がもたらされる。すなわち炎症がともなう場合、膠質液（アルブミン）と晶質液との併用により肺水分量を増加させ肺換気機能を低下させることが、Holleman ら[10]、Moss ら[11]、Holcroft ら[12]、Metildi ら[13]によって報告されている。しかし乳酸リンゲル液を併用し、6％HES200/0.5液での血液交換でHt値を15％まで低下させたMargarido ら[14]の研究では、乳酸リンゲル液で同等の血液希釈を行った群と比較して血管外肺水分量には有意差を認められなかった。この場合HES200/0.5使用群の肺コンプライアンス、肺酸化効率（$Pa_{O_2}/F_{I_{O_2}}$）、死腔換気率はほぼ正常値近くに維持されていたが、乳酸リンゲル液使用群では著しい機能低下を示すいくつかの測定項目が認められた。とはいえ、このような組織間液の増加に関しては膠質液の投与も晶質液の投与と同等であるとした反論[15,16]もある。しかし少なくとも膠質液併用の場合には、人工膠質、アルブミンを問わず、その膠質が血管外に移行した場合、それが組織間腔に残存し、組織間液の増加が比較的長期間持続することは事実である。一般に手術部位、あるいは外傷部位では血液壁透過性が亢進しているため、このような部位には浮腫が生じる。その際に膠質液、例えばHES製剤が同時使用されていた場合には水分子は比較的速やかに消失しても、HES分子は組織沈着として残存する。

2 急性期でのHES製剤使用の限界

(1) 血液希釈の限界

ⅰ) 血液Hb濃度低下に対する生体順応

HES製剤に含有される酸素量は溶液に接する酸素分圧、液温度に規定された溶存酸素、すなわち室内空気吸入時には37℃で0.3ml/dlのみである。したがって出血に対してHES製剤が使用され、血液中の赤血球量が減少（Hb量の減少：血液希釈）した場合には肺から末梢組織への血液による酸素運搬量が減少する。しかしながら赤血球量の減少は血液粘度の低下を来し、末梢微小血管での血流に対する抵抗が低下して血流量の増加が生じる。さらに、それにともなう血流速度の上昇から血管壁でのshear stress（剪断力）が強まり血管内皮内の一酸化窒素（NO）の増加から血管拡張を来し、さらなる血流量増加を生じる。そのため末梢組織での代謝に必要な酸素量搬送は維持される。しかしながら、このような末梢組織への血流量増加を支える心臓からの血液拍出能力には限界がある。その一つが心室の拡張量の限界である。心室の1回拍出量（stroke volume）は正常値の1.2～1.3倍にまでしか増加しない。一方、拍出回数、すなわち心拍数（heart rate）は正常心拍数の3倍程度までは増加するが、約2.5倍程度以上に増加してからは心室の1回拍出量を減少させる。すなわち心拍

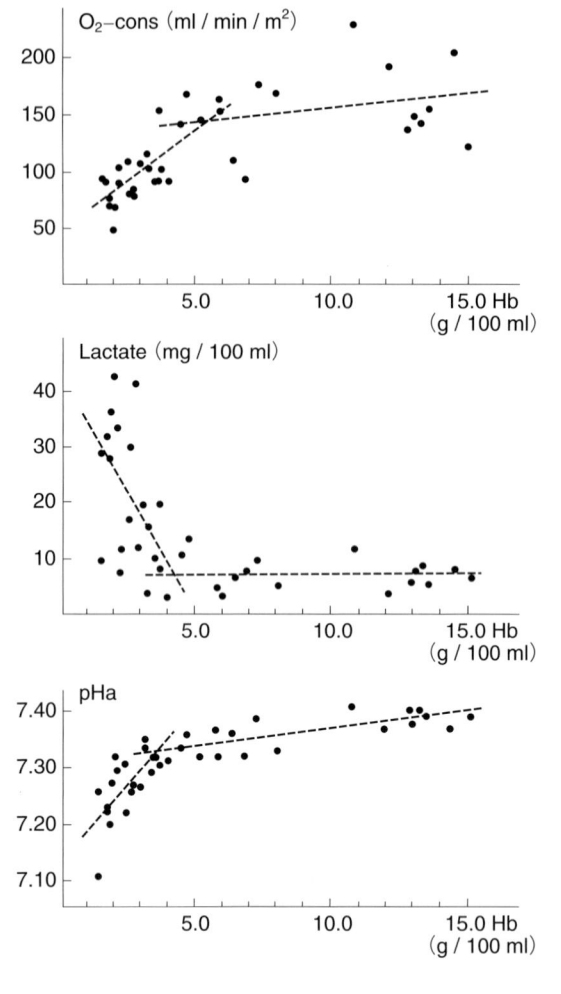

図1 血液希釈の限界

Hb値低下と酸素消費量(O_2-cons)、血液中乳酸値(Lactate)、動脈血pH(pHa)の変化
血液希釈が進行し、血液Hb含有量、5.5g/dlに達したときには組織酸素代謝を十分に行う酸素運搬量の低下が極限に達し、生体全体の酸素消費量が低下し始める。これにともない嫌気性代謝が進行して血液中乳酸値が上昇し始め、その結果血液pHが低下し始める。

(Takaori M, Safar P. Critical point in progressive hemodilution with hydroxyethyl starch. Kawasaki Med J 2:212-222, 1976より引用)

出量はほぼ2.5～3.0倍量まで増加する可能性があり、これが心拍出量増加に関する限界である。このことから血液希釈にともなう末梢組織での酸素代謝を正常に維持しうる限界は、正常値のHb量の1/2.5～1/3.0量、すなわち6～5g/dlであると推定できる。事実、Takaoriら[17]がHES450/0.7製剤を用いて行った研究でも図1のごとく、組織の嫌気性代謝が発生する血液Hb量は5.5g/dlであることが示されている。またWilkersonら[18]は、心臓の代償機能はHt値として10％が限界であると報告している。同様にSauaiaら[19]、Aibosiら[20]、Carsonら[21]は、臨床症例でHb値が3.0g/dl(Ht値として10％)以下となった場合には生存は困難であると述べている。しかしながら生体のこのような低酸素環境への順応性は、組織の酸素摂取率の亢進、Hb酸素親和性の変化、赤血球から

のATP放出などにより急速に構成されて、短時間ならばさらなる血液希釈状態にも耐えうる[22)23)]。そのためWilkersonら[18)]は、Ht値が4.0％であっても生存する可能性もあると報告している。実地臨床においてもHb値が3.0g/dl以下に低下した場合でも生存する症例が認められる。すなわち福井ら[24)]は、想定外の急性大量出血によりHt値が8.5±0.8％、動脈収縮期血圧が42±7mmHgに低下し、この状態が152±38分持続した6症例を経験したが、すべての症例において長期生存を得ている。Vieleら[25)]は、輸血拒否によって低Hb値状態を維持した症例で、Hb値が5.0g/dl以上であった症例では1例の死亡例もなかったが、これ以下のHb値の症例では死亡例が発生したことを報告している。このような研究から血液希釈の安全限界は5.0〜6.0g/dlと考えられ、アメリカNational Institute of Healthのガイドライン[26)]でも心機能低下症例を除く一般症例では赤血球輸血の開始点(trigger point)を6.0g/dlとしている。これを受けてわが国では、厚生労働省指針[1)]が7.0mg/dlを赤血球輸血の一般的な基準としている。すなわち相当量の出血に対しても患者のHb値がこのレベルに達するまでは酸素含有量がほとんどないHES製剤でも対処できることになる。例えば出血前に15g/dlのHb値の症例では、ほぼ60〜70ml/kgの手術的出血に対してHES製剤を使用して循環血液量を維持した場合に相当する。ただ上記の急性血液希釈(Hb値6.0g/dl)に対しての生体の代償機能の中心は心機能、すなわち心拍出量の増加によっているので、心機能の低下した症例ではHb値を9〜10g/dlに維持することが一般的に支持されている[27)28)]。**註2**。

> **註2** 心拍出量の増加には上記の心機能の維持が必要ではあるが、同時に心室充填量を維持して心室1回拍出量の増加を支える循環血液量の増加、理想的には1.2〜1.3倍量の増加をともなうことも要求される。一般にHES製剤の膠質浸透圧は血漿のそれよりも高く、投与にともなう血漿量増加が期待できる。しかしながらHES製剤中の低分子分画は速やかに尿中に排泄され、かつ比較的高分子成分もαアミラーゼの作用により低分子化されて上記の尿中排泄が生じ、血漿量維持効果が低下するので注意が必要である。すなわち、血液希釈時には循環血液量の維持は必須であり、そのために出血量の1.1〜1.2倍量の投与が望ましい。

参考1 急性・大量出血、出血性ショックに対する赤血球製剤とHES製剤の使用

予期しない急性出血、あるいはそれよって生じた出血性ショックに対しては**表2**のごとく輸血、赤血球製剤を使用するよりは代用血漿剤を使用することのほうが利便性において、経済性において、また治療効果の点において高く評価されている。すなわち、もっとも大きな点はHES製剤では特殊な保存条件を必要としない、すなわちHES製剤は製造から常温保存で3年間使用できる[29)]。HES製剤では血液製剤のごとく患者の血液型との適合性を考慮する必要性もない。またHES製剤の溶液粘度は赤血球製剤、とりわけMAP血のように濃縮された赤血球製剤に比較して低く、容易に注入できる。また37℃に加温する必要性がある場合でも容易に、かつ安全に加温することが可能である。また血液製剤のようにクエン酸中毒、あるいは低カルシウム血症の発生、さらに高K血症発生の危険性も生じない。大量使用にともなう代謝性アシドーシスの発生は皆無とはいえない[30)]が、後述するHES製剤の使用量ではほとんど生

表2 急速・大量出血、出血性ショックに対する HES 製剤と輸血（赤血球製剤）との治療効果・副作用発生に関する比較

	HES 製剤	輸血（赤血球製剤）
即応性		
血液型測定の必要性	なし	あり
保存条件	常温	4～6℃
製造からの使用有効期間	3年	21日間
注入速度	速やか（低粘度）	緩徐（高粘度）
注入による低体温発生	まれ	加温装置が必要
アシドーシス発生	まれ	屡々発生
クエン酸中毒・低 Ca 血症	なし※	大量使用で発生
高K血症	なし	発生
免疫反応の発生	0.02％以下	1％程度
末梢循環改善効果	あり	時に増悪
酸素運搬能	なし	あり

※：低 Ca 血症に関しては溶媒に生理食塩液を使用した製剤でもまれであって、血清電解質組成に調製した製品では発生しない（Roche AM, James MFM, Bennett-Guerrero E, Mythen MG. A head-to-head comparison of *in vitro* coagulation effects of saline-based and balanced electrolyte crystalloid and colloid intravenous fluids. Anesth Analg 102：1274-1279, 2006 より引用）。

体の酸塩基平衡に影響を及ぼさない。またアレルギー・アナフィラキシー反応などの免疫反応も血液製剤に比較して少ない[31)32)]。そして投与にともなう適当な血液希釈はショックにともなう末梢循環障害の改善に有効である。さらにその価格（500 ml Hespander®：¥853）も赤血球製剤の約 1/20～1/30 である。ただ HES 製剤の使用では血液の酸素含有量が低下するので、末梢組織への酸素供給能においては劣っている。また、大量使用にともない赤血球製剤に比して HES 製剤では出血傾向が発生しやすいとの指摘もあるが、出血、出血性ショック初期における一時的な凝固亢進の防止にはむしろ適している。

ⅱ）出血傾向と HES 製剤の投与量

Murray ら[33)]は、手術的出血に対して赤血球製剤、晶質液を投与して対処した症例の場合で循環血液量の 50％量の出血があった場合には、凝固機能検査において異常が認められなくても臨床的には出血傾向が見られると報告している。さらに第 4 章に述べたごとく、HES 製剤の投与は止血機能に影響を及ぼし上記の出血傾向を助長する。ただ、その止血機能への影響は使用した HES 製剤の分子量、DS 値、C2/C6 値によって変化する。われわれは HES450/0.7 製剤を使用した Lewis ら[34)]の血小板付着能のデータを基準に 30 ml/kg を HES 剤使用にともなう止血機能維持の安全限界としてきた。しかし Deusch ら[35)]の HES200/0.5 製剤を用いた研究では、HES 分子の血小板のフィブリノゲン受容体占拠にともなう止血機能への影響から循環血液量の 10％量の HES 製剤の使用を限界としている。これに対して Halonen ら[36)]は、6％ HES120/0.6 液を手術患者の出血に対して使用し、出血時間を指標として 20 ml/kg 量を安全限界としている。また、わが国では従来 6％ HES70/0.4 の製剤で 20 ml/kg を投与限界としてきた[37)]。一方、欧州では 6％ HES130/0.4 製剤を対象に 50

ml/kg を基準に[38)39)]、70ml/kg を超えないことを原則としている[40)]。また 6％ HES200/0.5 製剤では 30〜33ml/kg を基準としている[38)39)]。すなわち今後の HES 製剤の開発にともない、出血傾向発生防止の基準は変更される可能性がある。

このような観点から、急性期での HES 製剤使用の限界は血液希釈の限界、すなわち組織酸素代謝での限界よりはもっぱら出血傾向発生の限界に重点をおくようになってきている。

(2)危機的出血での使用

上記のごとく HES 製剤の使用には制限がある。しかし危機的出血での使用においては、出血傾向発生の限界のみに視点をおくことには問題がある。すなわち循環血液量の減少、すなわち心室血液充填不足から心拍出量が減少し脳、心筋などの重要臓器の循環不全が生じれば、すなわち不可逆的な死をもたらす結果となる。したがって、このような場合には出血傾向の発生を無視して循環血液量の維持を優先しなければならない。現在までにも高度の血液希釈にもかかわらず循環血液量維持を第一選択として患者の長期生存に成功した Velanovich[41)]、Randy[42)]、Hiippala ら[43)]などの報告がある。著しい出血傾向、あるいは制御しがたい出血に対しては、組織結紮、鉗子留置などの外科的処置、あるいは出血部位の直接的な、間接的な圧迫などの物理的な手技によって一応の出血停止、あるいは出血軽減が得られた時点で赤血球製剤、血小板製剤、新鮮凍結血漿の注入を行い、完全な止血を得る操作を行うことが提唱されている。Hiippala[44)]は、一般出血においても出血量が循環血液量の 1.4 倍に達した場合にはフィブリノゲンの補給が望ましいと提唱している。さらに Strauss ら[45)]が指摘するごとく、HES 製剤には特異的にトロンビン・フィブリノゲン反応抑制、Nielsen ら[46)〜48)]が指摘するフィブリノゲンの重合抑制作用が存在するため大量の HES 製剤使用にともない生じた出血傾向発生時にはフィブリノゲン製剤の投与が有効的であるといわれている[註3]。

> **[註3]** わが国の健康保険制度では、無フィブリノゲン血症以外にフィブリノゲンの使用が認められていない。むろん自己血から調整したクリオプレシピテートを使用すことも可能であるが、準備のための時間の問題、その作製に必要な設備整備などの問題点がある。そのため多くの施設では新鮮凍結血漿で代用しているのが現実である。しかし新鮮凍結血漿は本来の生理的血漿が希釈されている状態にあり、また免疫的にも安全とはいえない。

ただ、この際の出血に対して上記の一時的な止血操作で可能であるか、あるいは軽減できるか、またそれも困難であるかの判断が要求される。外科的操作にて容易に止血できないと判断された場合、すなわちいわゆる uncontrollable bleeding と判断された場合に血液製剤、HES 製剤を無制限に使用することはかえって患者の生命を危険に曝すことになる。uncontollable bleeding の対処法については 1994 年に発表された Bickell ら[49)]の報告以来いくつかの論文[50)〜52)]で検討されているが、いまだに結論を得ていない。それらの中に高張食塩液使用、すなわち少量液蘇生（small volume resuscitation）も推奨されている[53)〜55)]。HES 製剤については、HES200/0.5 を 7.2％生理食塩液に溶解した製品（HyperHaes®）は hypertonic-hyperoncotic 製剤に属し uncontrollable bleeding 治療の選択肢の一つと考えられている。また同時に微小血管を収縮させるバソプレシン[56)]、凝固機能に障害がある場合には適量の第Ⅶ因子製剤の併用[57)]も考慮される。ただ第Ⅶ因子製剤の使用にはフィブリノゲン値に異常がないことが不可欠条件である。

3 少量・慢性出血での使用

　繰り返される少量の慢性出血に対しては、HES製剤を含むすべての代用血漿剤、そしてアルブミン、あるは新鮮凍結血漿は適応とはならない。すでに第4章で述べたごとく、外因性のHES分子、アルブミン分子の膠質浸透圧効果は肝での蛋白合成は影響を及ぼすと考えられている。一方、少量の出血により赤血球量が減少しても血漿量は血管外組織からのアルブミンの血管内流入[58]、組織間液の膠質浸透圧と血管内膠質浸透圧平衡から[59]比較的保たれている。また上述のごとく、慢性的な貧血状態では生体の代償機能が作動して酸素代謝機構も保たれる。このような状態で膠質液の静脈内投与により直接血漿量を維持することはむしろ逆効果を生じる。そのため経腸的な栄養・水分補給方法を選択すべきである。また非経口的な手段を選択せざるをえない場合には、高カロリー輸液、アミノ酸輸液によって生体のアルブミン合成を促進させる。慢性的にHES製剤を投与することはHES分子の生体組織への沈着を来し、それにともなう障害を生じる。そのため慢性出血に対しHES製剤の使用は好ましくない（註4）。

　註4　後述するごとく脳虚血、脳梗塞の治療、改善にHES製剤を1〜2週間連日、あるいは隔日に投与することが行われることがある。しかし、この際にはHES分子の組織蓄積に十分な注意が必要である。

2 硬膜外麻酔・くも膜下麻酔時の血圧低下予防 (preventive use for hypotension with spinal & epidural anesthesia)

　これらの伝達麻酔施行時には、知覚神経の麻痺とともに、それに随伴した交感神経の麻痺も発生し知覚消失領域に一致した領域の血管拡張が生じる。それにともない中心血液量の減少、そして心腔血液充填量の減少から心拍出量の低下が生じる。そのため動脈血圧が低下し、ショック状態に陥ることもある。むろん、この状態の治療の基本は血管の拡張・弛緩の改善である。すなわちアドレナリンα受容体の作動薬(agonist)を用いる。しかしアドレナリンα受容体の作動薬の血管系以外、例えば心機能への作用を懸念して使用を躊躇する場合もある。このような場合に晶質液、デキストラン液、HES製剤などの輸液により、一時的に血液量を増加させて上記症状を回避、治療することが行われている。しかしながら出血に対しての処置に対して述べたごとく、晶質液での効果は期待できない。Koskiら[60]は、硬膜外麻酔で手術を受ける患者を対象として麻酔30分前に1,000mlの含糖多電解質液を、手術の15分前に500mlの6% HES138/0.55、HES125/0.66液、あるいはデキストラン70製剤を投与して血管収縮薬エチレフリンの使用頻度を比較した。その結果は、麻酔導入後30分までのエチレフリンの使用回数は含糖多電解質液を使用した群では4/31であった。これに比してHES138/0.55製剤の使用群で1/30、HES125/0.66使用群で6/31、デキストラン70使用群で2/31であって、HES138/0.55群ではエチレフリンの使用頻度を低下させることができたと報告した。またRileyら[61]は、くも膜下麻酔下に帝王切開を施行した症例で1,000mlの乳酸リンゲル液と500mlのHetastarch®を前処置した症例と2,000mlの乳酸リンゲル液のみで前処置した症例とを比較した。そのときの低血圧の発生率は、前者で45％、後者で85％であって、前者の使用に

よって有意に血圧低下を防止できたと報告した。Sharma ら[62]も 500ml の HES 製剤（Hetastarch®）と 1,000ml の乳酸リンゲル液のくも膜下麻酔直前投与とを比較して、低血圧発生率は後者の 11/21 に対して前者の 3/19 と有意に低く膠質液使用の有効性を認めている。その後も French ら[63]、Ueyama ら[64]、Yorozu ら[65]も膠質液の有効性を報告している。このように晶質の投与ではこれらの麻酔にともなう血圧低下を防止できないことに関して Ueyama ら[64]は晶質液ではたとえ 1,500ml を投与しても投与した晶質液は 300ml のみが血管内にとどまり、これは循環血液量をわずか 5％増加させたのにすぎず、末梢血管拡張にともなう有効循環血液量の不足を代償するには不足するためと解釈している。同様に Sharma ら[62]と Carey ら[66]も晶質液を投与した場合、その 75％は組織間液となり、血液量として有効に働くものは 25％にすぎないために、くも膜下麻酔にともなう血圧低下は防止できないと述べている。また Siddik ら[67]は、HES 製剤の膠質浸透圧効果と血管内容量増加を目的として 500ml の 10％ HES200/0.5 液をくも膜下麻酔で帝王切開を施行する患者に投与した。その際に、1,000ml の乳酸リンゲル液の投与では収縮期血圧が 90mmHg となった症例が 11/20 症例であったのに対して、HES 製剤投与群では 2/20 症例であって、HES 製剤使用の有効性を認めた。なお Marcus ら[68]は、帝王切開時のくも膜下麻酔時の血圧低下の予防として母体に投与した HES 分子がほとんど胎盤を通過しないことも認め、帝王切開での HES 製剤使用の安全性も確認している。

3 希釈式自己血輸血（hemodilutional autologous blood transfusion）

自己血輸血は同種血輸血を回避する手段として、あるいは輸血用同種血液が入手できないときの代替手段として有効な方法である。その中で希釈式自己血輸血（hemodilutional autologous blood transfusion）といわれるものは、欧米で acute normovolemic hemodilution（ANH）と呼ばれる。すなわち手術直前に 400〜800ml の患者血液を採取し、同量の膠質液、あるいは晶質液 **註5** を注入し、あるいは患者の血液の採取と同時に同量の膠質液、あるいは晶質液を投与して循環血液量を維持する。そして、この採取、確保した患者自身の血液を手術によって生じる出血に対して輸血して、Hb 量と循環血液量とを回復する方法である。

> **註5** 4〜8ml/kg 量の血液採取に対しては晶質液を使用することも可能である。しかし、この程度の量の自己血を輸血することによって手術的出血に対処することの意義が少ない。したがって、一般的な手術に必要な自己血採取（10〜20ml/kg）が必要となり、これに対しては同量の膠質液、HES 製剤を投与する。

1 実施方法

患者の血液の採取に先立ち 10〜20 分間で 10ml/kg の晶質液の輸液を行う。これは血液採取時の一時的な血圧低下を防止するばかりでなく、HES 製剤投与にともなう血漿量増量効果を促進する[69]。次に患者血液を採取し、その終了後に HES 製剤を可及的速やかに静脈内に投与する。ある

いは患者からの採血と同時にHES製剤を投与する。その投与量に関して一般的には採血量と同量としているが、著者は1.1〜1.2倍量を使用している。使用量が限定されるために、とくにHES製剤の分子量、DS値、C2/C6値への考慮は原則として必要としない。しかし手術にともなう出血を採取しておいた自己血で補った際も患者血液中には血液交換で使用したHES製剤が循環していて、そのHES分子の血液内分解、血管外排出が速やかである場合には手術後、あるいは手術中から血漿量減少を来す可能性がある。この点を考慮すれば、血液内分解、体外排出が少ない比較的高分子、高DS値のHES製剤の使用が望まれる。

現在わが国では、低分子、低DSのHES製剤が市販されている。これを使用する場合、その投与中においてもHES分子のアミラーゼ分解、低分子分画成分の尿中排泄が進行している。そのため膠質浸透圧効果にもかかわらず患者循環血液量は減少した状態に移行する[70)71)]。また比較的高分子、高DSのHES製剤を使用した場合でも、必ずしも循環血液量の維持が可能であるともいえない。すなわち、血漿量増量効果が大きい低分子分画が速やか尿中に排出されるためである。生体は血液量増量に対しての耐容性が大きいので[72)]、血液希釈時にはむしろ血液増加状態を維持することが循環動態維持には好ましい。そのため自己血確保量の1.1〜1.2倍量、すなわち成人患者を対象として800mlの自己血の確保に対して1,000mlのHES製剤の使用が勧められる。そして確保した自己血は一般手術では常温で保存するので、その場合には採血後3〜4時間以内に使用することが原則となる。

2 適応

本法は出血傾向を有する患者への適応は禁忌とされている。また血液希釈にともなう心拍出量の増加が期待できない心不全状態、心弁膜症患者、また循環系に左-右、あるいは右-左シャントを有する患者での施行は禁忌となる。また極度の貧血患者、とくに急性貧血患者でHb値が8.0g/dl以下の症例では適応とならない。しかし慢性貧血患者では、Hb値が8.0g/dlであっても10〜15ml/kgの自己血確保が可能である**註6**。一方、真性多血症、過去に血栓症発生の既往のある症例にはむしろ積極的に本法を活用すべきである。

> **註6** 慢性貧血患者（血液悪性疾患を除く）では一般に血漿量増加状態にある。すなわち採血にともなうHb値の低下が著しくない。また赤血球中の2.3 DPG量の変化から酸素運搬量増加、組織の酸素摂取機能の亢進をともなう順応状態もあり、その限界Hb値（critical Hb値）が一般的なcritical Hb値、すなわちHb＝5.5g/dlよりも低値であることが多い。さらに、低Hb値循環血液からの一定量採血にともなうHb値の低下率は、高Hb値からのそれに比して緩やかである。そのため採血・血液希釈にともなう症例の循環動態の反応を観察しながら施行することが可能である。

参考2 血液型と出血傾向

Quirogaら[73)]によって血液型がO型であるヒトでは、その他の血液型のヒトよりも皮膚、粘膜での自然出血、あるいは外傷にともなう出血が発生しやすいことが報告されている。その理由についてSoutoら[74)]は、O型血液型のヒトの血漿中の第Ⅷ因子、von Willebrand因子の濃度

が低いことから説明している。Hurauxら[75]は、20、30ml/kgの6％HES200/0.6を2時間の手術患者に投与した結果、Ⅷ/vW Factor complexは投与量に比例して低下することが見られ、この傾向はO型血液の患者では著しいことを認めた。しかしO型血液の患者と他の血液型患者での出血量には差は認められなかった。さらにKangら[76]は、O型の患者でHES130/0.4製剤で希釈式自己血輸血を行い、他の血液型の患者に比較して部分トロンボプラスチン時間（aPTT）の延長、第Ⅷ因子活性（factor Ⅷ activity）、von Willebrand因子 restocetin cofactor活性（vWF：RCof）、von Willebrand因子抗体濃度（vWF：Ag）が6％HES130/0.4液による血液希釈効果、すなわちHt値の低下率以上に低下することを示した。そしてvWF：Ag値が希釈前の50％以下となった症例の中のO型患者では、その他の血液型患者に比較して出血量が有意に増加したことを報告している。機序はいまだ十分に明らかにされてはいないが、この事実は少なくともO型血液型患者での希釈式自己血輸血においては参考になる。

3 利点、欠点

他の自己血輸血法と比較して希釈式自己血輸血法にはいくつかの利点が認められる。希釈式自己血輸血は上記の条件が充たされれば緊急手術にも対応できる。そして確保された自己血は凝固因子が十分に機能する、また酸素運搬能においても欠損がない新鮮血液である。さらに、もっとも安価に施行でき、主として全身麻酔下において施行するため患者に不快感、負担を与えることがない。ただ手術直前に施行するために、10～20分の手術開始時間の遅延を来すことがある。

4 モニター

本法施行において患者循環動態の管理上で必要とされる項目は、一般的な血圧、脈拍数の観察で十分である。血液希釈にともない一般に動脈収縮期血圧は希釈前の10％は低下するが、その状態が安定していること、また一般症例でそれが90mmHg以下とならない注意は必要である。また動脈拡張期圧が40mmHg以下とならないことも注意すべきことである。とくに全身状態が不安定である症例での監視には中心静脈カテーテルを挿入して、その圧、中心静脈血液酸素飽和度の監視を行うことが望ましい。術前のHb値が10g/dl以上の場合、自己血確保、HES製剤投与、そしてその後にHb値を測定することは循環動態の異常が認められないかぎり必要としない。

患者血液を確保した後に膠質液に代えて晶質液を使用することも一部の施設で行われている。しかし、その場合には上述したように十分な循環血液量の維持が不可能である。事実、晶質液で本法を施行した場合に腎血漿量、糸球体濾過量の減少があることがFenger-Eriksenら[77]によって認められている。さらにMargaridoら[78]は、動物実験で確保血液と等量のHES200/0.5製剤（Haesteril®）を用いた場合と3倍量の乳酸リンゲル液を用いた場合と比較して、HES使用群では肺換気諸量に異常を認めなかったが乳酸リンゲル液使用群では肺酸素化効率の低下を認めている。一方、Rehmら[79]は、1,150mlの患者血液確保に対して1,330mlの膠質液（アルブミン）を使用し、注入膠質液量/採血量比＝1.15として本法を施行した。手術にともなう出血量は平均727mlであったが、手術が終了した時点で確保血液をすべて輸血した。そのときの患者血液量は平均255ml増加して

いたと報告している。Rehm らは、投与後の分解がほとんどないアルブミン液を使用したが、もし血液内分解がある HES 製剤を使用した場合には確保血液量の少なくとも 1.1〜1.2 倍量の HES 製剤の投与が必要であると述べている。すなわち、われわれが推奨する HES 製剤使用量と一致している。一方、心臓手術で HES670/0.7 製剤 (Hextend®) を使用した Moskowitz ら[80]によって、Hextend® 使用量が 1ml/kg 増加すると 24 時間での胸腔内からの出血量が 1.66% 増加することが報告されている。そのため彼らは HES 製剤の使用量を 20ml/kg 以内にすべきであると述べている。しかし平均 855ml の患者血液を確保した Hobisch-Hagen ら[81]の臨床経験では、血液希釈によって凝固系諸因子 (PT、aPTT、F 1+2、TAT、PAP) に変化は認められなかったと報告している。なお血液量補填液に HES 製剤に代えてアルブミン液 (Plasmanate®) を使用した Laks ら[82]の観察では、成人患者から循環血液量の 40% (1,600ml) の自己血採血を行い、同量のアルブミン液にて補填したが全く血液凝固系に異常を認めなかったと報告している。このデータから 20ml/kg 以上の自己血確保を必要とする場合には、HES 製剤とアルブミン液との併用も一法と考えられる。

希釈式自己血輸血施行中の監視体制として Bak ら[83]は、食道エコーの意義を強調している。しかし一般手術施行患者に対しては食道エコーの適応は現実性に乏しいように思われる。これに対して Schou ら[84]は、中心静脈血の酸素飽和度を全身酸素代謝の指標としている。中心静脈圧測定のためのカテーテル挿入は非侵襲的とはいえないし、また決して合併症をともなわないともいえない。しかし現在の外科領域での中心静脈カテーテル挿入操作の頻度も高く、また希釈自己血輸血を行う程度の手術の侵襲度と比較すれば適切な操作と評価されよう。

Brecher ら[85]は、赤血球輸血のトリガー Ht 値 (輸血開始 Ht 値) を 25%、18% と設定して、実際の手術での出血量から希釈式自己血輸血の輸血削減効率をコンピュータ計算にて推定した。その結果に基づくと、実際に確保できる患者血液量が限定されるため希釈式自己血輸血の有効性は少ないと述べている。しかし本法使用により患者自身の血液量、赤血球量温存量は明らかに増加することを Kick[86]、Weiskopf[87]、Goodnough ら[88]は認めている。Weiskopf[87]は、輸血トリガー値としての Ht 値を 18.2% としたとき、患者初期血液量、赤血球量のそれぞれ 70%、50% が確保できると述べている。

一般的に心臓弁膜症を有する患者への本法の適応は禁忌とされているが、Licker ら[89]は大動脈弁狭窄症の手術に際して、患者から 14ml/kg 量の血液を採取し、これと同量の 6% HES200/0.5 液を注入し患者の Ht 値を 28% とする血液希釈を行っている。そして血液希釈にともなう血液粘度の低下から、患者の心機能の改善を得たと述べている。すなわち図2のごとく、中心静脈圧と 1 回拍出量との関係で表した心機能プロットにおいて全症例とも改善が認められた。また Licker ら[90]は手術にともなうトロポニン、クレアチニンキナーゼの心筋からの遊離量を指標として見た心筋への手術侵襲度も本法によって軽減されたと報告している。ただ、この研究において行われた血液希釈の程度は一般的な血液希釈の程度よりは軽度であって、最低 Ht 値を 28% に維持している点に注意を要する。

また本法はすべての年齢患者にて適応される。Schaller ら[91]は生後 25 日の新生児にも施行しているし、Fontana ら[92]は脊柱側彎症の小児を対象に本法を施行している。この症例での手術では表3のごとく、最低 Ht 値が平均 9.0% に達する血液希釈状態を生じたが、いずれの症例も合併症なく治療できたと報告している。とくに 1 症例では Hb 値が 10.0g/dl から 3.0g/dl に低下し、酸

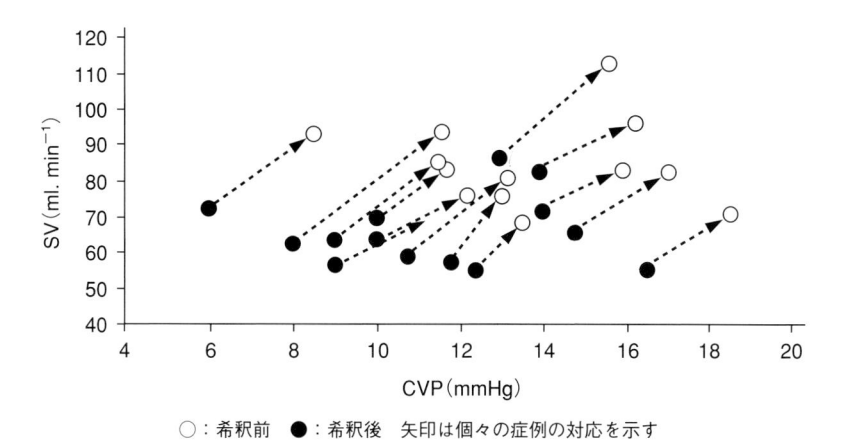

図2　中心静脈圧(CVP)と1回拍出量(SV)関係にて示した個々の大動脈弁狭窄症症例の心機能変化プロット

○：希釈前　●：希釈後　矢印は個々の症例の対応を示す

(Licker M, Ellenberger C, Murith N, Tassaux D, Sierra J, Diaper J, Morel DR. Cardiovascular response to acute normovolemic haemodilution in patients with severe aortic stemosis：Assessment with transesophageal echocardiography. Anaesthesia 59：1170-1177, 2004 より引用)

表3　血液希釈前・後での Ht 値、Hb 値、酸塩基平衡状態

Variable	T_0	T_1	T_2
Hct(%)	29.5±4.8	9.0±2.2*	16.7±3.1*
(Range)	(20.3-36.1)	(6.3-13.3)	(12.2-21.6)
Hgb(g/dl)	10.0±1.6	3.0±0.8*	5.6±1.0*
(Range)	(7.0-12.4)	(2.1-4.5)	(4.1-7.1)
Lactate(mmol/L)	1.3±0.2	1.4±0.5	1.5±0.5
(Range)	(1.0-1.5)	(0.9-1.95)	(1.0-2.2)
Arterial pH	7.42±0.05	7.33±0.08*	7.37±0.06
(Range)	(7.33-7.50)	(7.25-7.49)	(7.26-7.45)
Venous pH	7.39±0.05	7.28±0.07*	7.33±0.06
(Range)	(7.34-7.46)	(7.22-7.42)	(7.22-7.42)
Pa_{CO_2}	34.1±6.5	37.9±3.4	39.2±4.1
(Range)	(25.1-46.1)	(32.1-42.7)	(33.6-45.0)
Pv_{CO_2}	38.3±4.0	43.4±2.5*	44.8±4.3
(Range)	(32.5-43.3)	(39.3-45.9)	(39.2-50.8)
ABE(mmol/L)	−1.1±2.3	−5.0±3.6*	−1.8±2.5
(Range)	(−6.1-0.6)	(−8.4-2.4)	(−5.4-2.1)
VBE(mmol/L)	−0.6±1.1	−6.0±3.5*	−2.3±2.5*
(Range)	(−2.5-1.0)	(−8.9-1.4)	(−5.5-2.1)

T_0：血液希釈直前、T_1：Hb 値最低時、T_2：手術終了時、ABE：arterial base excess、VBE：mixed venous base excess
＊：T_0値からの変化で有意($p<0.05$)

(Fontana JL, Welborn L, Mongan PD, Sturm P, Martin G, Buenger R. Oxygen consumption and cardiovascular function in children during profound intraoperative normovolemic hemodilution. Anesth Analg 80：219-225, 1995 より引用)

表4 膝関節手術にともなう希釈式自己血輸血と術前貯血式自己血輸血の医療費比較

	ANH(n=15)	PAD(n=17)
Primary		
Autologous transfusions	68±30	291±140
Autologous discards	14±26	157±170
Allogeneic transfusions	42±77	13±46
Total	124±67	461±234[a]
Revision/bilateral		
Autologous transfusions	61±26	334±129
Autologous discards	0	57±113
Allogeneic transfusions	287±210	418±320
Total	348±213	809±227[a]

[a]$p<0.05$、ANH vs PAD
ANH：希釈式自己血輸血　　PDA：貯血式自己血輸血

(Goodnough LT, Monk TG, Despotis GJ, Merkel K. A randomized trial of acute normovolemic hemodilution compared to preoperative autologous blood donation in total knee arthroplasty. Vox Sang 77：11-16, 1999 より引用)

素運搬能が 532 ml/min・m² から 260 ml/min・m² に低下したが、全身の酸素消費量には変化を認めなかったと報告している。覚醒下で自己血確保が困難な小児では、むしろ全身麻酔下で施行される希釈式自己血輸血法のほうが行いやすい特徴も認められる。

医療費面での有利性としてわが国で本法を施行するためには、輸血用保存バッグ費用（¥600〜1,000）に 200 ml あたり輸血料（¥4,500）を必要とするが、これは同量の貯血式の（輸血料 ¥9,500＋バッグ費用 ¥1,000〜3,000）に比較して半額以下に軽減されている。アメリカ合衆国でのRobertsら[93]が示した費用比較、すなわち貯血式で $189.29 に対しての希釈式での $83.10、あるいはGoodnough ら[94]が 表4 に示した膝関節手術での輸血費用でも希釈式では著しく低医療費となっている。

参考3　hypervolemic hemodilution

Schnabel ら[72]がすでに示したごとく、心不全状態にないかぎり生体は 20 ml/kg 程度の血液量増加に順応する能力がある。これを利用して、出血前に HES 製剤を投与して循環血液量を増加させておいて、同量程度の出血で循環血液量を正常化して同種血輸血を回避しようとするのが hypervolemic hemodilution 法である。本法は Trouwborst ら[95]によって始められた。すなわち 15〜20 ml/kg 量の HES 製剤を投与して手術を開始し、出血があってもすでに循環血液量が増加しているので、バランスが保たれるため安全であるとするものである。Singbartl ら[96]によると、循環血液量の 40％以下の出血の場合、生体の Hb 量保存率は一般的な希釈式自己血輸血を施行した場合とほぼ同等であったと報告している。本法では手術開始時に循環血液量が増加しているため出血量も増加するのではないかとの懸念もあるが、Mielke ら[97]は一般希釈式自己血輸血施行群と同等であったと報告している。ただ、すでに述べたごとく、血液量増加に

ともない投与されたHES、あるいはアルブミンの血管外移行が促進されることに注意が必要である。とくに本法の施行に関しては比較的高分子、高DSのHES製剤が適しているように思われる。

4 末梢循環改善(improvement of tissue & organ perfusion)

血液希釈は臓器、組織の循環血流量、とくに微小循環血流量を増加させる。この際一定量の血液量の増加がともなえば、さらなる効果が期待され、各種病状の治療に応用されている。

1 脳梗塞予防・治療

Chanら[98]は、動物のHt値を20％にまで低下させた血液希釈下で中大脳動脈の血流遮断を行ったにもかかわらず、脳組織の酸素分圧は血液希釈前に維持されること、そして脳波上でも脳活動が維持されていることを認めた。これは血液希釈にともなう脳血流量の増加によるものと解釈できた。そこで1980年代から治療を目的として血液希釈療法、さらに循環血液量増加をともなう血液希釈療法が脳虚血、あるいは脳梗塞の病態を有する症例に応用されてきた。Woodら[99]は、急性脳虚血の患者に対して250mlのデキストラン40液、あるいはアルブミン液を注入、血漿量を増加させ、Ht値を41％から32％に低下させた結果、患者の神経機能の改善を認めた。さらにTuら[100]は、動物の中大脳動脈に一過性の血流遮断を行い、その1時間後に血液希釈により動物の血液のHt値を45％から31〜33％に低下させたところ、対照群に比して梗塞部位の縮小を認めた。さらに、この梗塞部位の縮小は脳皮質血流量と有意に相関すること、神経症状の改善もそれに平行することを認めた。Yanakaら[101]の研究では、動物の中大脳動脈、奇前脳動脈の両方の血流遮断を行い、その直後、3時間後、6時間後にそれぞれにデキストラン40液を用いてHt値を46％から30％に低下させる血液希釈を導入した。その結果、血液希釈施行群の脳梗塞の大きさは、血液希釈を行わなかった群に比較して直後、3時間後ともに縮小していた。しかし6時間後に施行した群では対照群、すなわち血液希釈非施行群と同等となり、出血性梗塞病変を呈していた。一方、Kroemerら[102]は、21名の脳虚血を起こした患者に6％HES200/0.5液の注入を10日間にわたり行い、患者のHt値を22％から16.8％に低下させて維持した。この血液希釈治療法の評価では、デキストラン40液による血液希釈に比してHES製剤の使用で定常的な血液粘度の維持が得られて、治療効果が優れていることを認めた。Wangら[103]は1982〜1984年間での脳梗塞患者、ならびにその後遺症を有する患者に300〜700mlのHES製剤(hydroxyethylamylum)、あるいはデキストラン40液を用いて等量血液交換を行う血液希釈を5日ごとに行い、神経症状の改善を認めたと報告した。これに対して、血液交換を行わず500mlのデキストラン40液のみを投与した症例では**表5**のごとく、効果が得られなかったことを認めている。

しかしHossmannら[104]は、動物で10％デキストラン液を用いて等量血液交換を行いHt値を15〜20％とする血液希釈下で中大脳動脈の15分間の血流遮断を行い、これを無処置群、同時に26〜30℃の低体温導入した群とも比較検討した。その結果は**表6**のごとくで、血液希釈による治療効果の優位性は得られなかった。また、イタリア脳卒中研究班[105]も発作後12時間以内にHt値を43％か

表5 脳梗塞に対する血液希釈療法の効果

group	curative (%)	marked(%) effective	effective (%)	ineffective (%)	mortality (%)
HG	56.3	25.4	14.1	2.8	1.4
CG	34.9	13.9	11.6	30.3	9.3
P	<0.05	NS	NS	<0.01	<0.05

HG：300〜700mlのデキストラン40、またはHES(hydroxyethylamylum)にて等量血液交換を3〜5日に1回繰返し施行した群、CG：500mlのデキストラン40の単独投与を連日、14日間施行した群

(Wang B-P, Sun F-C. Treatment of ischemic cerebral stroke by isovolemic hemodilution. Clin Hemorheol 8：269-272, 1988 より引用)

表6 脳虚血治療としての血液希釈の影響

	Before ischemia	2 h following 15 min cerebro-circulatory arrest		
		untreated	hemodilution	hemodilution, hypothermia and barbiturates
Blood flow, ml/100 g/min	72.1±11.8	70.5±11.6	76.3±3.5	75.2±5.7
CMR O_2, μmol/100 g/min	172±36	241±35	181±13	216±14
Energy charge	0.93±0.01	0.83±0.06	0.90±0.02	0.88±0.03
EEG score	5	2.3±0.6	3.0±0.3	1.7±0.5

(Hossmann K-A, van der Kerckhoff W, Matsuoka Y. Treatment of cerebral ischemia by hemodilution. Bibl Haematol 47：77-85, 1981 より引用)

表7 脳卒中発症後12時間以内に血液希釈を施行して治療した群と血液希釈非施行群との退院時神経症状の比較

	Haemodilution	Control	Total
Death	103	93	196
Coma or stupor	31	35	66
Severe motor deficit	168	172	340
Slight motor deficit	159	163	322
Other neurological deficit	57	52	109
Normal	115	119	234
Total cases	633	634	1267*

*χ^2=1・14, df=5, p(two tailed)=0・95.

(Italian Acute Stroke Study Group. Haemodilution in acute stroke：Results of the Italian Haemodilution Trial. Lancet 1：318-320, 1988 より引用)

ら37％に低下させる血液希釈を1,267例の症例に導入し、7日間持続したが退院時、ならびに7カ月後での神経症状は 表7 のごとく、血液希釈非施行群との間に有意差を認めることができなかった。このような結果は、血液希釈によって脳血流量は増加するが同時に脳血液量も増加し[106]、それにともない脳内圧が上昇したため良好な結果が得られなかったのではないかと解釈している。そのため血液希釈を施行する場合には、脳室ドレナージなどの処置により脳圧低下を図ることが勧められている。またHES製剤の投与禁忌となっている脳内出血、すなわち出血性梗塞でないことの確認も必要である。さらに2週間程度の連日、あるいは隔日投与にともなうHES分子の体内蓄積、組織沈着、そしてそれによって生じる合併症も考慮しなければならない。このような状況からHES製剤を用いた血漿量増量治療、あるいは血液希釈による脳梗塞治療は現在は十分に受け入れられていない。

2 下肢虚血・間欠性跛行

　Ratliff は[107]は、外傷性末梢循環不全症例の受傷直後に890ml、その2日後に1,390mlのデキストラン40液を注入することによって末梢組織の壊死を防ぐことができたと報告し、Berganら[108]は、四肢の血管閉塞発生に対しては症状発生から4〜8時間以内にデキストラン40液を投与した場合にはその治療効果が優れていたと報告した。Folseら[109]は、四肢虚血患者を対象にデキストラン40、あるいはデキストラン75液を静脈内、または動脈内に投与してその治療効果を比較検討した。その際の治療効果は使用したデキストランの分子量において差が生じないと報告した。またRudofskyら[110]は、非運動時においても疼痛を有する下肢虚血患者78症例に4％アルブミン液を用いて500mlの血液交換を行い、その11症例にはなんら治療効果を認めなかったが、62症例においては非運動時の疼痛緩和、歩行距離の延長などの症状改善を認めた。Ernstら[111]は、間欠性跛行の患者20名にデキストラン40液による500mlの血液交換を1週間間隔で3回施行し、その50％に歩行能力の改善を認めた。そして以前に10％HES200液を使用して治療した成績[112]と比較して、HES製剤使用の優位性を報告している。すなわち彼らは、HES製剤の低粘度性、赤血球集合解離効果によってその優れた治療効果をもたらしたと強調している。一方、Brücknerら[113]は、6％HES200/0.62液とデキストラン70液を用いてビーグル犬でHt値を20％に低下させて臓器血流分布について研究し、臓器・組織への血流量変化は使用した膠質液の粘度には関係しないと報告している。同様な指摘は、上記のFolseら[109]によってもなされている。

　これに対してHES製剤を使用することによって、その抗凝固作用がこのような四肢虚血での治療で有効性を示しているのではないかとの疑問もある。しかし松田ら[114]は、HES製剤（Hespander®）の投与により逆に一時的には出血時間を短縮させると発表している。そして術後に見られる凝固系亢進に対するHES製剤の抑制効果についてPeterら[115]、Vinazzerら[116]は、HES製剤の有する抗血栓効果はHES製剤の抗凝固性ではなく、もっぱら血液希釈にともなう希釈効果であることを主張している。

3 皮膚移植、皮膚潰瘍治療（skin transplantation & ulcer therapy）

　McFarlaneら[117]は、デキストラン40液を遊離皮膚移植を行ったラットに10ml/kgずつ5日間投与し、dimethyl sulfoxide使用群とその移植皮膚生着状況を比較検討した。その結果、後者群では生着率が6％であったのに対して前者群では50％で、明らかな優位性を認めた。またPowley[118]、

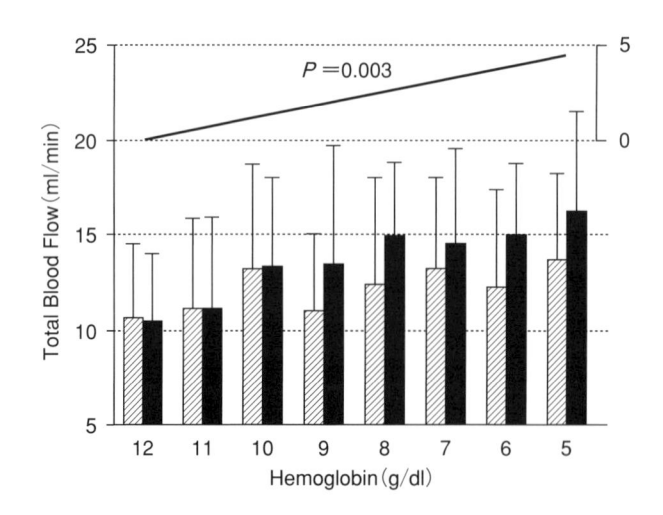

図3 血液希釈にともなう直腹筋付き腹壁皮膚での血流量

hatched bar：対照群、solid bar：血液希釈群
mean±standard deviation、P value：Hb値に対しての血流量の相関係数

(Schramm S, Wettstein R, Wessendorf R, Jakoh SM, Banic A, Erni D. Acute normovolemic hemodilution improves oxygenation in ischemic flap tissue. Anesthesiology 96：1478-1484, 2002 より引用)

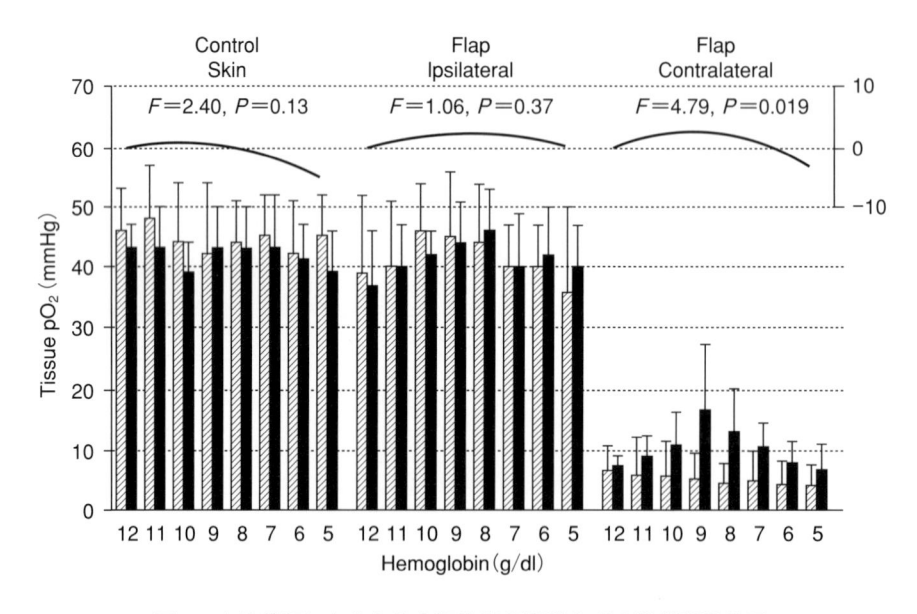

図4 血液希釈にともなう直腹筋付き腹壁皮膚の組織酸素分圧

flap ipsilateral：動脈血流を受けている組織、flap contralateral：動脈血流を受けている組織から間接的に血流を受けている組織、hatched bar：対照群、solid bar：血液希釈群
mean±standard deviation、P value：Hb値に対しての血流量の相関係数

(Schramm S, Wettstein R, Wessendorf R, Jakoh SM, Banic A, Erni D. Acute normovolemic hemodilution improves oxygenation in ischemic flap tissue. Anesthesiology 96：1478-1484, 2002 より引用)

Bienenstockら[119]も500mlのデキストラン40液を難治性皮膚潰瘍、皮膚壊死症例に3日間投与して治癒を促進することができたと報告している。一方、Schrammら[120]は、6% HES200/0.5液を投与して直腹筋付き腹壁皮膚の血流量、およびその組織酸素分を測定し、**図3**のごとく、その部の血流量の増加を認めた。また**図4**のごとく、組織酸素分圧はHb値を9g/dlとする血液希釈を行ったにもかかわらず希釈前に維持されていることを認めた。したがって彼らは、血管柄付き皮膚移植でのHES製剤投与にともなう血液希釈の有用性を認めた。同様にAtchabahianら[121]も、有茎弁付き皮膚移植の際にその部で発生する血栓形成頻度を19/20から14/20に抑制するHES製剤使用の有効性を認めている。Velanovichら[122]の反論もあるが、Atchabahianらは使用したHES製剤の抗凝固作用よりは、血液希釈そのもの効果であると述べている。すなわち、血流増加にともなう組織酸素代謝の維持、赤血球均等分布の血流、そして血管外組織液灌流の維持がその効果と考えられる。

4 交感神経節ブロック

上村ら[123]は星状神経節ブロックを行い、さらに6% HES70/0.4液（Hespander®）を投与すると当該領域の血管拡張、血流量増加が認められてブロック効果が倍増することを報告している。すなわち**表8**のごとく、後脛骨動脈血流量、足背動脈血流量においてはHES製剤添加において変化が認められないが、星状神経節ブロック効果があった総頸動脈、上腕動脈領域の血流量は星状神経節ブロック単独による血流量をさらに増加していることが認められる。また鈴木ら[124]は、重症顔面神経

表8　星状神経節ブロックにHES製剤を投与したときの末梢動脈血流量増加

測定項目	群	安静時	HES 250 ml	同 500 ml	SGB 15分	同30分	同45分	同60分
総頸動脈血流量(ml/秒)	SGB	8.6±1.3			14.5±4.3*	13.5±4.2*	11.5±2.5*	11.9±3.1*
	HES+SGB	9.9±1.9	10.2±2.2	10.0±2.2	18.7±3.9*†	16.4±3.1*	14.0±1.9*†	12.4±2.5*
上腕動脈血流量(ml/秒)	SGB	2.5±1.2			3.2±1.7*	3.0±0.8*	2.8±1.6	2.6±1.2
	HES+SGB	1.6±1.0	1.3±0.7	1.4±0.7	3.5±1.9*	3.2±1.8*	2.9±1.6*	3.3±1.9*
橈骨動脈血流量(ml/秒)	SGB	0.7±0.4			1.1±0.5*	0.9±0.5*	0.8±0.4	0.8±0.6
	HES+SGB	0.4±0.3	0.3±0.2	0.3±0.2	1.0±0.5*	1.3±0.9*	0.8±0.6	0.7±0.5
後脛骨動脈血流量(ml/秒)	SGB	0.6±0.4			0.8±0.7	0.6±0.5	0.6±0.5	0.5±0.2
	HES+SGB	0.1±0.1†	0.2±0.2†	0.2±0.1	0.2±0.1†	0.2±0.1†	0.3±0.3	0.2±0.1
足背動脈血流量(ml/秒)	SGB	0.4±0.6			0.4±0.5	0.5±0.5	0.4±0.5	0.4±0.4
	HES+SGB	0.2±0.2	0.1±0.1	0.1±0.1	0.2±0.3	0.3±0.4	0.2±0.2	0.3±0.4

神経ブロックが行われた領域での血流量増加が著しくなっている。
Mean±SD、n=11、*$p<0.05$ 対 安静時値、†$p<0.05$ 対 SGB
SGB：星状神経節ブロック、HES：HES製剤（HES70/0.7）投与

（上村浩一，増谷正人，田中　彰，岡崎直人，広沢壽一，藤井　昭．星状神経節ブロック代用血漿剤輸液併用による末梢動脈血流量増加作用．臨床麻酔 12：1593-1596，1988 より改変引用）

麻痺患者に神経ブロックとステロイド、デキストラン40液投与を連日7〜10日間併用することによって効果が向上することを認めている。すなわち星状神経節ブロックに持続硬膜外麻酔を併用し、さらにデキストラン液と比較的大量のプレドニゾロンの投与を行った群では星状神経節ブロック、持続硬膜外麻酔のみの施行に比較して完治率の有意な向上が認められた。稲村ら[125]もステロイド、デキストラン40液併用は神経ブロック単独使用よりも効果が認められると報告している。

表9 エンドトキシン注入開始からの循環諸量、酸素運搬諸量の変化

	Baseline	2 h	4 h	6 h	8 h
MAP (mmHg)					
Albumin group	142±8	108±11*	103±11*	106±9*	109±9*
Dextran group	145±7	130±4*	118±7*	119±4*	117±6*
HES group	133±5	105±6*	104±7*	104±6*	103±3*
Control group	121±10	119±9	103±13	89±21	79±23+
SMA flow (ml/min/kg)					
Albumin group	15.0±2.4	10.9±3.0	10.7±2.5	21.5±4.0†	24.8±3.4†
Dextran group	14.5±4.1	10.2±2.5	10.2±2.6	20.6±6.9	18.7±6.0
HES group	10.8±1.5	10.1±1.9	11.2±3.0	16.6±2.2*†	17.3±2.4*†
Control group	14.5±1.1	9.6±0.9	9.3±1.1	7.1±1.5	6.4±1.4*†
SMA resistance (mmHg/ml/min/kg)					
Albumin group	10.7±1.7	12.4±2.5	12.3±3.2	5.7±0.9*†	4.8±0.6*†
Dextran group	17.1±6.4	22.1±8.8	19.4±8.0	9.6±3.0†	10.5±3.1†
HES group	14.5±3.3	13.1±3.1	11.5±2.7*	6.7±0.8*†	6.5±0.9*†
Control group	8.4±0.7	12.4±0.5	14.0±0.9	12.4±1.7	12.0±1.2+
Intestinal DO_2 (ml/min/kg)					
Albumin group	3.1±0.5	2.3±0.6	2.2±0.5	3.7±0.7†	4.2±0.6†
Dextran group	2.9±0.8	1.9±0.5	2.0±0.5	3.2±1.0	2.7±0.8
HES group	2.1±0.2	1.9±0.4	2.0±0.5	2.9±0.4*†	2.9±0.4*†
Control group	2.9±0.3	2.1±0.3	1.8±0.2	1.4±0.3	1.2±0.3*+
Intestinal VO_2 (ml/min/kg)					
Albumin group	0.28±0.09	0.31±0.16	0.21±0.1	0.43±0.16	0.53±0.16†
Dextran group	0.22±0.09	0.13±0.06	0.09±0.02	0.31±0.16	0.26±0.1
HES group	0.12±0.03	0.11±0.04	0.15±0.08	0.24±0.07*†	0.24±0.07*
Control group	0.26±0.05	0.12±0.04	0.09±0.02	0.06±0.02	0.05±0.02*+
Intestinal O_2ER (%)					
Albumin group	9.0±1.7	12.1±6.1	9.5±2.5	9.9±2.3	11.8±2.0
Dextran group	7.6±1.1	6.8±1.7	4.5±0.9	9.7±1.3	9.6±1.6†
HES group	5.7±1.0	5.8±1.1	7.5±1.7	8.3±1.3*†	8.5±1.3*
Control group	8.7±1.0	5.6±1.0	5.0±0.5	4.3±0.6	3.9±0.6+

膠質液注入は4hのデータが得られた時点から行われた。
MAP：平均動脈圧、SMA：上腸管脈動脈、flow：血流量、resistance：血管抵抗、DO_2：酸素運搬量、VO_2：酸素消費量、O_2ER：酸素抽出率
*$p<0.005$：初期値との比較、†$p<0.005$：4時間値との比較、+$p<0.05$：対照群とすべての膠質液使用との比較での差

(Holbeck S, Grände PO. Hypovolemia is a main factor behind disturbed perfusion and metabolism in the intestine during endotoxemia in cat. Shock 18：367-373, 2002 より引用)

しかしこのような血流改善効果を期待したHES製剤使用は、比較的長期に及ぶのでHES使用量が増加し、しだいにHES分子の体内蓄積が生じ、その組織沈着にともなう合併症が生じる可能性がある。とくに腎機能への影響、皮膚瘙痒症発生への注意が必要である。

5 敗血症性ショック治療(treatment for septic shock)

　出血性ショックに対してHES製剤が適応となることは、本章の冒頭に述べたごとく疑う余地のないところである。また前述したごとく冠状動脈灌流不全、すなわち心原性ショックに対しても限定的ではあるがHES製剤の使用が適応となる。しかしながら、その他のショックへの治療、処置に対しては必ずしも適応性が認められるとはかぎらない。ショック治療における膠質液使用の薬理学的な根拠は、それにともなう血液量増加による心室血液充填量の改善、血液希釈にともなう血液粘度の低下、赤血球集合の解除である。したがって、アナフイラキシーショックでの使用は一般に認められていない。一方、敗血症性ショックにおいては膠質液投与の適応を認める報告が多い[126]〜[130]。敗血症、敗血症性ショックでのHES製剤の栓効果(sealing effect)についてはすでに述べたが、血漿量の回復、維持はもっとも重要な治療目標である。すなわち敗血症性ショックでの循環動態変動の中心をなすのは血管透過性亢進にともなう絶対的な循環血液量の減少、血管拡張と循環血液量の分布異常にともなう機能的循環血液量減少であり、また微小循環系における赤血球のsludging(泥化)をともなう灌流不全である。そして、これらの病態改善の中で機能的な血液量の回復が治療法の第一選択肢とされている[131]〜[136]。Holbeckら[136]は、1mg/kg・h量のエンドトキシンの8時間連続注入により発生させた敗血症性ショックモデルに対して6％アルブミン、6％デキストラン70、6％HES200/0.5液を初期の30分間に5ml/kg、その後3.5時間では2.5ml/kg・hで投与して、その効果を観察した。その結果は 表9 のごとく、いずれの膠質液投与でも治療効果が認められた。この結果から、敗血症性ショック治療の基本は循環血液量の維持であるとした。同様にMarxら[130]は、自己の腸内細菌の腹腔内散布によって発生させた豚の腹膜炎性敗血症の治療で中心静脈圧を12mmHgに保つために8,260mlのリンゲル液、あるいは2,910mlの6％HES130/0.5液を投与し、無処置群には1,625mlのリンゲル液を投与した。敗血症導入6時間後の動脈血圧、心拍出量など循環動態諸量は 表10 のごとく、HES130/0.5製剤の投与で比較的初期値に近く維持されたが、リンゲル液注入群ではむしろ悪化が認められた。そして血漿量も前者では初期値に維持されていたが、後者では25ml/kgの減少を認めた。すなわち敗血症性ショック時のごとく、血管壁透過性が亢進している際に大量の晶質液を注入することによって血漿アルブミンの38％を血管外に流出させる結果を生じたと報告している。この際にHES130/0.5液の注入でも同等のアルブミン血管外流出を生じたが、HES分子の膠質浸透圧により血漿量の維持は得られていたと報告している。しかしこの研究では、中心静脈圧を12mmHgに維持するために比較的大量のHES製剤が使用され、本来血管内に存在したアルブミンの血管外流出をもたらしていることが指摘される。敗血症発生時には血管壁の透過性が亢進しているので蘇生液の増量は当然血管内膠質、すなわちHES分子のみならず血漿アルブミンも血管内から血管外へ移行させる。
　高張食塩液のショック治療への導入、すなわち少量蘇生液治療(small volume resuscitation)は

表10 対照群(無処置)、乳酸リンゲル液注入群、HES130/0.5注入群での初期、および敗血症性腹膜炎導入6時間後の循環諸量

	Baseline	6h
Heart rate (beats min^{-1})		
Control	85±18	100±19
RS	90±12	169±27*
HES 130 kD	89±10	157±26*
MAP (mmHg)		
Control	98±3	110±11
RS	83±5*	55±20*
HES 130 kD	98±4	83±14*
CVP (mmHg)		
Control	9±1	12±0
RS	8±1	13±1
HES 130 kD	8±1	12±0
PAOP (mmHg)		
Control	10±1	15±2
RS	8±1	15±3
HES 130 kD	10±1	14±1
ITBV (ml kg^{-1})		
Control	24±5	24±4
RS	22±2	14±5*
HES 130 kD	22±3	19±2*
EVLW (ml kg^{-1})		
Control	7±2	6±3
RS	7±2	6±2
HES 130 kD	7±1	7±2
CO (ml min^{-1} kg^{-1})		
Control	130±39	145±31
RS	131±34	90±18#*
HES 130 kD	124±14	166±28

*P≤0.05 vs. control、#P≤0.05 RS vs. HES
Control：無処置群、RS：乳酸リンゲル使用群、HES 130 kD：HES130/0.5使用群、PAOP：pulmonary artery occlusion pressure、ITBV：intrathoracic blood volume、EVLW：extravascular lung water volume
mean±standard deviation

〔Marx G, Pedder S, Smith L, Swaraj S, Grime S, Stockdale H, Leuwer M. Resuscitation from septic shock with capillary leakage：Hydroxyethyl starch(130 kD), but not Ringer's solution maintains plasma volume and systemic oxygenation. Shock 21：336-341, 2004 より引用〕

Monafoら[137]によって1971年に導入されたが、すべてに効果的ではなかった。すなわち高張食塩液のみでは循環動態を維持する十分な循環血液量の補填が不可能なため、その後、膠質を含有する高浸透圧蘇生液の使用が提唱された。1985年にSmithら[138]は、出血ショックの羊の治療に各種蘇生液を検討して、高張食塩液(7.0％)に膠質(デキストラン70)を溶解させたものがもっとも良い生存率を得ることを発表した。その後Hortonら[139]、de Carvalhoら[140]、Somellら[141]よって、敗血症性

ショックにもこのような hypertonic-hyperoncotic 液の注入が優れていることが報告された。Maciel ら[142]は、大腸菌内毒素の 2mg/kg の注入により作製した敗血症モデル犬に HES200/0.5 を等張食塩液に溶解したものと 7.5％食塩液に溶解したものとを 10 分間に投与して、その効果を比較した。その結果、ショック前の心拍出量を維持するための等張食塩液に溶解した 6％ HES200/0.5 液の投与量は平均 291m/kg であったが、高張食塩液溶解した 6％ HES200/0.5 の投与量は平均 123ml/kg と投与量を 1/2 量以下に減量することができた。さらに心タンポナーデを導入した際には、高張食塩液溶解 HES200/0.5 投与群では組織の酸素摂取率が高く維持される効果が得られた。一方、Weeren ら[143]は、等張食塩液に 6％に溶解したデキストラン 70 液（4ml/kg 量）と 7％食塩液に 6％に溶解したデキストラン 70 液（1ml/kg）とを大腸菌内毒素を 3mg/kg を 5 分間注入して作製したショックモデルに投与、その後、前者で平均で 67.2ml/kg、後者で平均 10.0ml/kg 投与して検討したが、循環動態諸量、酸素運搬量・消費量などに有意差を認めることができなかったと報告している。したがって、高張食塩液に溶解した膠質液の優位性は認められないと結論付けた。しかしながら、この研究でも等張食塩膠質液の使用量は高張食塩膠質液に比較して著しく多量であった。これは投与された膠質の血管外移行も増加させている可能性が高く、それにともなう血管外水分貯留を増加させる危険性を含んでいて、少量蘇生液治療の範疇外であったと思われる。したがって、高張食塩液に溶解した HES 製剤の敗血症性ショックへの応用の意義はあるものと解釈できる。すでにこのような目的に対して 7.2％食塩液に HES200/0.5 を溶解した製品（HyperHaes®）が市販されている。

6 体外循環回路充填 (extracorporeal circuit priming)

1960 年代から心臓手術に使用する体外循環回路の充填に輸血用血液に代えて、単独で、あるいは輸血用血液と混合して、生理食塩液[144]、5％ブドウ糖液[145]、低分子デキストラン液[146][147]、アルブミン液[148][149]、そして HES 製剤[150][151]などが用いられてきた。当初、多血症を有する先天性心疾患患者に対して血液希釈を導入することにより末梢微小循環の改善を目的としたが、同時に新鮮ヘパリン化血液 註7 の使用量を少なくすることも目的とした[152]。しかし、それ以外に血漿蛋白の変性防止[153]、溶血の軽減[154]、赤血球集合の防止、それにともなう末梢循環の改善[143]、手術後呼吸障害の軽減[155][156]、血液中補体活性化の抑制[157]なども輸血用血液のみでの体外循環回路充填に比べて有利であるとされてきた。

註7 1955〜1965 年、当時は酸性化のある、かつ凝固因子の欠乏したクエン酸加保存血液を使用することを避け、ヘパリン化新鮮血液を使用することが一般的であった。

表11 体外循環前後における臓器水分量変化
—体外循環回路への生理食塩液（crystalloid）と HES200/0.7（PF）液充填の比較—

Organ	Baseline (naive) (n=4)	Crystalloid (n=10) % Tissue water	Δ From baseline	PF (n=11) % Tissue water	Δ From baseline
Kidney	82.9±0.5	87.4±0.4*†	4.5†	85.0±0.5*†	2.1†
Pancreas	78.5±0.5	86.8±0.6*†	8.3†	82.5±1.3*†	4.0†
Stomach	83.8±1.1	92.1±0.8*†	8.3†	85.9±0.6†	2.1†
Jejunum	81.8±1.5	88.1±0.5*†	6.3†	86.2±0.5*†	4.4†
Colon	84.7±0.8	90.6±0.4*†	5.9†	87.8±0.5*†	3.1†
Muscle	79.5±0.6	83.7±0.6*†	4.2†	79.8±0.9†	0.3†
Heart	81.7±0.3	83.5±0.4	1.8	83.0±0.9	1.3
Lung	82.2±0.3	86.3±0.6*	4.1	85.7±0.8*	3.5
Liver	75.6±0.2	76.8±0.3	1.2	76.4±0.4	0.8
Spleen	80.3±0.1	81.8±0.4	1.5	81.5±0.7	1.2
Skin	72.5±5.3	79.1±2.5	6.6	74.6±3.6	2.1
Right side of brain	84.0±0.6	83.3±0.4	−0.7	81.1±2.3	−2.9
Left side of brain	82.7±0.8	83.4±0.9	0.7	83.3±1.3	0.6

[Wet weight-dry weight]/wet weight×100(%), mean±standard error of the mean
*$p<0.05$ by ANOVA between baseline (naive animals) versus crystalloid or pentafraction
†$p<0.05$ by analysis of variance (ANOVA) between crystalloid versus pentafraction

(Yeh T Jr, Parmar JM, Rebeyka IM, Lofland GK, Allen EL, Dognan RJ, Dyke CM, Wechsler AS. Limiting edema in neonatal cardiopulmonary bypass with narrow-range molecular weight hydroxyethyl starch. J Thorac Cardiovasc Surg 104：659-665, 1992 より引用)

　とくに HES 製剤による体外循環回路の充填は、アルブミンの使用に比較して医療費面で経済的であり、その活用が望まれた。また HES 製剤、とりわけ低分子、低 DS 製剤は限られた時間内での体外循環の使用には適していた。Buhre ら[156]、Hoeft ら[158]は、膠質液を使用しても肺の血管外水分量を減少させる効果が少なく、晶質液、乳酸リンゲル液と同等でその価値が認められない、したがって、体外循環後の呼吸機能への影響に関して膠質液を使用する意味がないと報告している。しかし Yeh ら[159]は、6％ HES 260/0.7 液（Pentafraction®）、または晶質液（Plasmalyte®：Baxter）で体外循環回路充填を行った心臓手術で HES260/0.7 液の使用群では表11のごとく、腎臓、膵臓、消化管の臓器での体外循環後の水分量増加が有意に抑えられ、肺水分量の増加は HES 260/0.7 液の使用により統計的には有意でないが比較的少ない増加を示していると報告している。

表12 各種HES製剤とアルブミン使用での体外循環使用手術での手術後胸腔内出血量比較

Trial	Albumin Mean	Albumin SD	HES Mean	HES SD	SMD	95% CI Lower	95% CI Upper	Weight %
HES 480 kd								
Diehl et al.	494	215	637	402	−0.43	−0.95	0.06	9.2
Moggio et al.	415	480	217	122	0.57	−0.01	1.15	7.2
Saunders et al.	454	174	599	253	−0.67	−1.57	0.24	3.0
Kirklin et al.	619	155	819	404	−0.65	−1.39	0.06	4.5
Gallagher et al.	518	76	593	280	−0.37	−1.62	0.89	1.6
Sade et al.	542	482	626	377	−0.19	−0.73	0.34	8.5
Boldt et al.	700	130	890	180	−1.14	−2.10	−0.18	2.6
Brulocao et al.	21.6	9.3	21.9	13.4	−0.03	−0.66	0.61	6.0
Saxena et al.	360	72	389	68	−0.41	−0.97	0.15	7.8
Subtotal					−0.27	−0.49	−0.05	50.5
HES 200 kd								
Boldt et al.	275	107	287	96	−0.12	−0.86	0.63	4.4
London et al.	1024	545	1135	676	−0.18	−0.59	0.23	14.8
Boldt et al.	485	184	550	210	−0.34	−1.03	0.36	5.0
London et al.	1373	392	1559	933	−0.26	−0.77	0.25	9.5
Boldt et al.	25	11	27	12	−0.17	−0.89	0.54	4.8
Boldt et al.	700	130	660	120	0.32	−0.54	1.19	3.3
Mastroianni et al.	970	334	1179	621	−0.44	−1.19	0.31	4.4
Tigchelaar et al.	704	116	807	297	−0.47	−1.33	0.38	3.4
Subtotal					−0.21	−0.44	0.01	49.5
Total					−0.24	−0.40	−0.06	100.0

Favors Albumin　Favors HES
−2.0 −1.5 −1.0 −0.5 0.0 0.5 1.0
Standardized Mean Difference

bleeding volume：ml/kg、□：個々の試験、◇：プールデータ（95％信頼度）

(Wilkes MM, Navickis RJ, Sibbald WJ. Albumin versus hydroxyethyl starch in cardiopulmonary bypass surgery：A meta-analysis of postoperative bleeding. Ann Thorac Surg 72：527-533, 2001 より改変引用)

　一方、HES製剤を使用することにともない出血傾向の発生が懸念されるが、表12のごとくHES製剤使用群とアルブミン使用群とをメタ解析で比較したWilkesら[160]の成績では、アルブミン使用群で術後の胸腔内出血量が少なかったが、その差はわずかであった。ただし1,000ml以上の出血例はアルブミン群で19％であったのに対して、HES製剤使用群で33％であった。これに対してCanverら[161]は、2,200mlの晶質液単独使用群、同量の晶質液に25％のアルブミンを50ml添加した群、6％ HES600/0.7液(Hespan®)を500ml添加した群、そして25％アルブミン50mlとHES600/0.7液の500mlを添加した群での患者入院中の諸因子は表13のごとく、各群間に有意差を認めることがなかったと報告している。それゆえに体外循環回路の充填液にHES600/0.7製剤を使用することは、出血傾向の危険性を生じることがないと結論付けている。
　Irizら[162]は、血液中のS-100β蛋白量変化を指標に6％ HES 450/0.7液(Varihes®、Eczacibasi社、Istanbul)と乳酸リンゲル液での体外循環回路充填での心臓手術術後の患者の精神活動能力、とくに

表13 体外循環回路充填液と手術・入院中諸因子との関係
―晶質液(Group 1)、アルブミン(Group 2)、HES製剤(Group 3)、
アルブミン・HES製剤併用(Group 4)での比較―

Variables	Group 1 (n=211)	Group 2 (n=217)	Group 3 (n=298)	Group 4 (n=161)
Perfusion time, min	143±3	166±3	125±3	179±4
Cross-clamping time, min	84±2	103±3	79±2	127±3
Anastomoses, No.	3.6±0.05	3.7±0.06	3.5±0.04	3.9±0.07
ITA graft, %	68	70	86	68
Heparin loading dose, 10^3/IU	25±0.3	25±0.2	25±0.2	26±0.3
Length of ICU stay, d	4.7±0.5	5±0.5	4.9±0.3	4.9±0.2
Length of hospital stay, d	14±1.3	14±1.2	12±0.7	12±0.5
Reexploration for postoperative hemorrhage No(%)	3(1.8)	5(2.3)	2(0.6)	2(0.9)

PRBC：packed red cell、FFP：freshed frozen plasma

(Canver CC, Nichols RD. Use of intraoperative hetastarch priming during coronary bypass. Chest 118：1616-1620, 2000 より引用)

表14 体外循環前後における血液中S-100蛋白濃度(mg/L)変化
―HES450/0.7(Group 1)、乳酸リンゲル液(Group 2)による体外循環回路充填での比較―

Group	Preoperative	Preoperative Cardiopulmonary Bypass	Cardiopulmonary Bypass	Postoperative 5th Hour	Postoperative 24th Hour	Analysis of Variance p Value Group	Time	Interaction
1	0.10±0.01	0.37±0.06	2.07±0.39	0.40±0.06	0.38±0.07	0.97	0.001	0.12
2	0.09±0.01	0.26±0.03	1.91±0.34	0.39±0.08	0.56±0.09			

(Iriz E, Kolbakir F, Akar H, Adamn B, Keceligil HT. Comparison of hydroxyethyl starch and Ringer lactate as a prime solution regarding S-100β protein levels and informative cognitive tests in cerebral injury. Ann Thorac Surg 79：666-671, 2005 より引用)

記憶力を中心に検討した結果、表14のごとく脳組織からの神経系障害を示す蛋白、S-100の遊離がHES450/0.7使用群の体外循環24時間後において抑えられる傾向を示し、表15に見られる各種記銘力試験においても、有意に優れた結果が得られたと報告した。そして、この結果はSchellら[163]、Wisselinkら[164]が認めた虚血後での神経障害に対するHES製剤の栓効果(sealing effect)によるものではないかと推測した。

HES製剤による体外循環回路充填での有用性に関しては、上述の報告に見られる以外にもすでに述べたごとく、他の人工膠質液に比較して生体内での赤血球集合の防止・解離、溶血防止、速やかな体外排泄などの優越性が認められるので、今後とも体外循環回路への充填にHES製剤は利用されるものと思われる。

表15 体外循環手術後記銘力テスト成績
―体外循環回路へのHES450/0.7充填群(Group 1)と乳酸リンゲル液充填群(Group 2)との比較―

Informative Cognitive Tests (Minumum-Maximum Scores)	Group 1 Preoperative	Group 1 Postoperative	p^a	Group 2 Preoperative	Group 2 Postoperative	p^a
Continuous skill test (0-25)	24.0±0.4	24.5±0.2	0.13	24.8±0.1	23.4±0.4	0.01
Verbal accuracy (human)	17.3±1.6	18.6±1.8	0.02	17.4±1.5	14.3±1.6	0.01
Verbal accuracy (animal)	13.8±1.3	13.4±1.4	0.93	14.1±1.2	12.6±1.3	0.02
Verbal accuracy (human-animal)	6.7±0.5	6.9±0.6	0.77	7.9±0.5	6.9±0.5	0.03
Go-no-go paradigm (0-10)	9.2±0.1	9.3±0.3	0.50	9.5±0.2	8.7±0.2	0.02
Three shapes three words (immediately) (0-2)	1.8±0.1	1.7±0.1	0.70	1.7±0.1	1.6±0.1	0.70
Three shapes three words (5 min) (0-2)	1.5±0.1	1.6±0.1	0.35	1.4±0.1	1.4±0.1	0.79
Three shapes three words (15 min) (0-2)	1.1±0.2	1.3±0.1	0.47	1.3±0.2	1.2±0.1	0.47
Calculating ability (0-4)	3.5±0.2	3.7±0.1	0.18	3.5±0.2	3.1±0.2	0.02
Abstract thinking (0-3)	2.8±0.1	2.7±0.1	0.56	2.9±0.1	2.6±0.1	0.04
11:20 o'clock drawing (0-1)	0.8±0.1	0.9±0.1	0.31	0.9±0.1	0.8±0.1	0.31
3-dimensional cube drawing (0-1)	0.3±0.1	0.4±0.1	0.31	0.5±0.1	0.5±0.1	0.31

P^a：Mann-Whitney U test
(Iriz E, Kolbakir F, Akar H, Adamn B, Keceligil HT. Comparison of hydroxyethyl starch and Ringer lactate as a prime solution regarding S-100 beta protein levels and informative cognitive tests in cerebral injury. Ann Thorac Surg 79：666-671, 2005 より引用)

7 凍害防止(cryoprotection)、臓器保存(organ preservation)

　正常の細胞が凍結されると細胞内の水分子が氷結晶を形成する。その際に溶質を放出して、その濃度が上昇して細胞膜を破壊する[165]。しかしグリセロール、ジメチルスルホキシドなどで細胞内の水分子と共軛結合させておくと上記の氷結晶の生成量が少なくなり細胞膜を保護することができる。このような作用は細胞内での作用であるので、細胞内凍害保護作用といわれる。これに対してデキストラン、HES製剤は細胞内に浸透することなく、細胞表面に付着して細胞膜を外部から保護する(細胞外凍害保護作用)。すなわちHES分子は、凍結にともなう細胞内水分の細胞膜への蓄積を抑制して細胞膜の安定化を図るものと推定されている。一方、Connorら[166]は細胞膜そのものに作用するのではなく、細胞膜に接する溶液部分の物理学的性状を変化させて細胞膜を保護する機序を提唱している。このような膠質による細胞外凍害保護作用はグリセロールなどによる細胞内部からの保護作用に比較して、その保護作用は劣る。しかしながらHES製剤のような細胞外凍害保護剤は単なる細胞の洗浄によって容易に除去することができる。1967年にKnorppら[167]は、赤血球を15％ HES450/0.7液に浮遊させ、-196℃の液体窒素で撹拌しながら冷却した。そして-140℃に1週間保存した後、その容器を47℃の温水中に1分間浸漬して解凍した。その際の赤血球の回収率は

97.4％で、遊離 Hb 値は 28.3mg/dl であったと報告している。そして、さらに低分子 HES 製剤を使用することによって、さらなる凍害保護作用が得られるであろうと述べている。その後 Ben-David ら[168]は、HES450/0.7 液と PVP（polyvinylpyrrolidone）液との凍害保護作用を比較して、HES 製剤のほうが解凍時に溶血を少なくすることを報告した。Weatherbee ら[169]は、凍結前の赤血球を生理食塩液にて洗浄して共存する血漿蛋白を除去し、そして 14％の HES450/0.7 液に浮遊させて解凍後の回収率、生理食塩液中での安定性を上昇させることに成功している。

　HES 製剤は赤血球のみならず血小板の凍結保存[170]、骨髄の凍結保存[171]にも利用されている。そして最近、Kenmochi ら[172]は 6％ HES 液の添加によりジメチルスルホキシドの使用量を少なくし、その毒性を少なくする方法を採用している。そして、これによりヒト膵臓ランゲルハンス島細胞の凍結保存にともなう形態的変化をほとんど発生させないことに成功したと報告している。このような臨床面での応用に対して HES200/0.5/6：1 を生理食塩液に 6％に溶解した製品、KryoHAES®が主として赤血球凍結用として市販されている。

8 白血球回収（leukapheresis）

　敗血症、あるいは他の感染症に対して選択的に好中球を輸血することは 1960 年代に始められた[173)174]。そのための白血球の収集には当初、単なる沈降法が用いられていたが、その後、患者血液を体外循環回路に誘導して間欠的に、あるは連続的に遠心分離して白血球を回収する方法が導入さ

表16　連続回収装置使用での顆粒球回収における HES 製剤使用の効果
―HES 製剤非使用時との比較―

Centrifuge	Granulocytes collected（×10^9） No HES 450/0.70	HES 450/0.70	Reference
Aminco	4.7	9.7	Mishler et al.(1974)
IFC	3.4	10.2-13.3	Huestis et al.(1975)
IFC	1.1-3.4	10.5-14.0	Huestis et al.(1975)
IBM 2990 Aminco	2.0	10.0	McCredie et al.(1973)
IBM 2990 Aminco	1.8	9.1	McCredie et al.(1974)
IFC	—	7.1	Sussman et al.(1975)
IFC	—	7.6	Strauss et al.(1977)
Cytriage*	6.7	17.7	Ungerleider et al.(1977)
IBM 2990	2.7	10.1	
IFC	5.9	12.9	Bergmann et al.(1978)
IBM 2997	—	10.1	Hester et al.(1979)

*CFC, an automatic control system and a three-stage rotor

（Mishler JM. Pharmacology of hydroxyethyl starch. New York, Toronto：Oxford University Press；1982. p120 より引用）

れて、一時期は盛んに行われた[175)〜177)]。しかし組み替えヒト白血球増殖因子（colony stimulating factor：CSF）が臨床に用いられるようになってからは好中球輸血の実施数が少なくなってきた。現在では好中球輸血の有効性は認められていても、その副作用（免疫的反応としての発熱反応、抗体産生など）のために必ずしも一般化しているとはいえない状態にある。しかしながら、なお実際に臨床使用は続けられている[178)〜180)]。白血球、とりわけ好中球を赤血球分画から分離し、効率よく回収するために以前はフィブリノゲン、ガンマグロブリン、デキストランなど高分子製剤が用られた。しかしHES450/0.7製剤の使用が1970年にRoyら[181)]によって導入されて以来、その後はほとんどの実施例でHES製剤が用いれている。すなわちHES製剤を患者の静脈内に、あるいは上記の遠心分離装置接続回路に直接注入する方法が採用されている。これによって、(1)各血球成分それぞれに血球の集合が発生し、そのため各血球分画での比重差が大きくなり遠心分離を容易ならしめる。また(2)患者血液量が増加し臓器などに沈積している白血球を大循環系に放出させることができる。そしてその結果、回収率を上昇させると解釈されている。その回収効果はMishler[182)]によれば**表16**のごとく、HES製剤非使用群に比較して3〜8倍の増加が認められている。その際に使用するHES450/0.7量はMishler[183)]によれば1回の操作に総量として60gを基準としている。血球成分の集合を促進するためにはHES製剤として比較的高分子にて構成されたものが適している。しかし高分子HES製剤の使用、とくに特定の献血者から頻回に好中球採取を行うためにHES分子の体内貯留、組織沈着による合併症例の報告がなされている[177)184)185)]。将来的に好中球回収に用いる場合には高分子、低DS、低C2/C6比のHES製剤、たとえばHES650/0.4/3：1のようなHES製剤が利用されるのではないかと思われる。

引用文献

1) 厚生労働省医薬食品局血液対策課．輸血療法の実施に関する指針（改訂版）薬食発第0906002号．平成17年9月6日．2005．p18-24

2) Lundsgaard-Hansen P. Component therapy of surgical hemorrhage：Red cell concentrates, colloids and crystalloids. Bibl Haematol 46：147-169, 1980

3) Bucher U. Fortschritte der Medizin in Einzeldarstellungen XLVIII：Der Einsatz der Blutkomponenten in der Behandlung des Blutverlustes. Wien Klin Wochenshrt 91：408-414, 1979

4) Takaori M, Safar P. Acute, severe hemodilution with lactated Ringer's solution. Arch Surg 94：67-73, 1967

5) Rush BF, Richardson JD, Bosomworth P, Eiseman B. Limitations of blood replacement with electrolyte solutions. Arch Surg 98：49-52, 1969

6) 高折益彦．術中大量輸液とその限界．麻酔 19：921-928, 1970

7) Tatara T, Tashiro C. Quantitative analysis of fluid balance during abdominal surgery. Anesth Analg 104：347-354, 2007

8) Takaori M, Safar P, Galla SJ. Changes in body fluid compartments during hemodilution with HES and dextran 40. Arch Surg 100：263-268, 1970

9) 高折益彦，中山雅人．同種血輸血節減のための各法とその比較．日輸学誌 30：284-286, 1984

10) Holleman JH, Gabel JC, Hardy JD. Pulmonary effects of intravenous fluid therapy in burn resuscitation.

Surg Gynecol Obstet 147 : 161-166, 1978

11) Moss GS, Das Gupt TK, Brinkman R, Sehgal L, Newsom B. Changes in lung ultrastructure following heterogenous and homologous serum albumin infusion in the treatment of hemorrhagic shock. Ann Surg 189 : 230-242, 1979

12) Holcroft JW, Trunckey DD, Lim RC. Further analysis of lung water in baboons resuscitated from hemorrhagic shock. J Surg Res 20 : 291-297, 1976

13) Metildi LA, Shackford SR, Virgilio RW, Peters RM. Crystalloid versus colloid in fluid resuscitation of patients with severe pulmonary insufficiency. Surg Gynecol Obstet 158 : 207-212, 1984

14) Margarido CB, Margarido NF, Otsuki DA, Fantoni DT, Marumo CK, Kitahara FR, Magalhaes AA, Paswualucci CA, Auler JOC. Pulmonary function is better preserved in pigs when acute normovolemic hemodilution is achieved with hydroxyethyl starch versus lactated Ringer's solution. Shock 27 : 390-396, 2007

15) Demling RH, Niehaus G, Will JA. Pulmonary microvascular response to hemorrhagic shock, resuscitation, and recovery. J Appl Physiol 46 : 498-503, 1979

16) Virgilio RW, Rice CL, Smith DE, James DR, Zarins CK, Hobelmann CF, Peters RM. Crystalloid vs colloid resusciation : Is one better? A randomized clinical study. Surgery 85 : 129-139, 1979

17) Takaori M, Safar P. Critical point in progressive hemodilution with hydroxyethyl starch. Kawasaki Med J 2 : 212-222, 1976

18) Wilkerson DK, Rosen AL, Sehgal LR, Gould SA, Sehgal HL, Moss GS. Limits of cardiac compensation in anemic baboons. Surgery 103 : 665-670, 1988

19) Sauaia A, Moore FA, Moore EE, Norris JM, Lezotte DC, Hamman RF. Multiple organ failure can be predicted as early as 12 hours after injury. J Trauma 45 : 291-301, 1998

20) Aibosi J, Moore EE, Ciesla DJ, Silliman CC. Blood transfusion and the two-insult model of post-injury multiple organ failure. Shock 15 : 302-306, 2001

21) Carson JL, Noveck H, Berlin JA, Gould SA. Mortality and morbidity in patients with very low postoperative Hb levels who decline blood transfusion. Transfusion 42 : 812-818, 2002

22) Takaori M, Safar P. Adaptation to acute, severe hemodilution with dextran 75 in dogs. Arch Surg 92 : 743-748, 1966

23) Takaori M, Safar P. Treatment of massive hemorrhage with colloid and crystalloid solutions. JAMA 199 : 297-302, 1967

24) 福井　明，木村健一，藤田喜久，高折益彦．術中の極度の血液希釈からの回復．日臨麻会誌 13 : 654-660, 1993

25) Viele MK, Weiskopf RB. What can we learn about the need for transfusion from patients who refuse blood? The experience with Jehovah's Witnesses. Transfusion 34 : 396-401, 1994

26) US Department of Health. Indications for the use of red blood cells, platelets and fresh frozen plasma. National Blood Resource Education Program Bethesda NIH Publication 89-2974a, 1989

27) Herregods L, Foubert L, Moerman A, Francois K, Rolly G. Comparative study of limited intentional normovolaemic haemodilution in patients with left main coronary artery stenosis. Anaesthesia 50 : 950-953, 1995

28) Wedgwood JJ, Thomas JG. Peri-oprative haemoglobin : An overview of current opinion regarding the acceptable level of haemoglobin in the peri-operative period. Eur J Anaesthesiol 13 : 316-324, 1996

29) 医薬品インタビューフオーム．日本標準商品分類番号 873319．フレゼニウスカービジャパン株式会社 ; July 2007. p16

30) Boldt J, Schöllhorn T, Schulte G, Pabsdorf M. A total balanced volume replacement strategy using a new

balanced hydroxyethyl starch preparation (6% HES 130/0.42) in patients undergoing major abdominal surgery. Eur J Anaesthesiol 91：267-275, 2007

31）Ring J, Messmer K. Incidence and severity of anaphylactoid reactions to colloid volume substitutes. Lancet 1：466-469, 1977

32）Roberts JS, Bratton SL. Colloid volume expanders：Problems, pitfalls and possibilities. Drugs 55：621-630, 1998

33）Murray DJ, Pennell BJ, Weinstein SL, Olson JD. Packed red cells in acute blood loss：Dilutional coagulopathy as a cause of surgical bleeding. Anesth Analg 80：336-342, 1995

34）Lewis JH, Szeto ILF, Bayer WL, Takaori M, Safar P. Severe hemodilution with hydroxyethyl strach and dextrans. Arch Surg 93：941-950, 1966

35）Deusch E, Gamsjaeger T, Kress H-G, Kozek-Langenecker SA. Binding of hydroxyethyl starch molecules to the platelet surface. Anesth Analg 97：680-683, 2003

36）Halonen K, Linho K, Myllylä K. A study of haemostasis following the use of high doses of hydroxyethyl starch 120 and dextran in major laparotomies. Acta Anaesthesiol Scand 31：320-324, 1987

37）ヘスパンダー®添付文書．フレゼニウスカービジャパン株式会社；July 2007

38）Ellger B, Freyhoff J, van Aken H, Booke M, Marcus MAE. High-dose volume replacement using HES 130/0.4 during major surgery：Impact on coagulation and incidence of postoperative itching. Netherlands Tijdschft Anaesthesiol 19：63-68, 2006

39）Kasper S-M, Meinert P, Kampe S, Goerg C, Geisen C, Mehlhorn U, Diefenbach C. Large-dose hydroxyethyl starch 130/0.4 does not increase blood loss and transfusion requirements in coronary artery bypass surgery compared with hydroxyethyl starch 200/0.5 at recommended doses. Anesthesiology 99：42-47, 2003

40）Neff TA, Doelberg M, Jungheinrich C, Sauerland A, Spahn DR, Stocker R. Repetitive large-dose infusion of the novel hydroxyethyl starch 130/0.4 in patients with severe head injury. Anesth Analg 96：1453-1459, 2003

41）Velanovich V. Crystalloid versus colloid fluid resuscitation：a meta-analysis. Surgery 10：65-71, 1989

42）Randy M. An argument for colloid resuscitation for shock. Acad Emerg Med 1：372-379, 1994

43）Hiippala S, Linko K, Myllylä G, Lalla M, Hekali R, Mäkeläinen A. Replacement of major surgical blood loss by hypo-oncotic or conventional plasma substitutes. Acta Anaesthesiol Scand 39：228-235, 1995

44）Hiippala S. Replacement of massive blood loss. Vox Sang 74(S2)：399-408, 1998

45）Strauss RG, Stump DC, Henriksen RA, Saunders R. Effect of hydroxyethyl starch on fibrinogen, fibrin clot formation, and fibrinolysis. Transfusion 25：230-234, 1985

46）Nielsen VG. Effefts of PentaLyte™ and Voluven™ hemodilution on plasma coagulation kinetics in the rabbit：Role of thrombin-fibrinogen and factor XIII-fibrin polymer interactions. Acta Anaesthesiol Scand 49：1263-1271, 2005

47）Nielsen VG. Colloids decrease clot propagation and strength：Role of factor XIII-fibrin polymer and thrombin-fibrinogen interactions. Acta Anaesthesiol Scand 49：1163-1171, 2005

48）Nielsen VG, Kirklin JK. Hydroxyethyl starch enhances argatroban-mediated decreases in clot propagation and strength by diminishing thrombin-fibrinogen interaction. Blood Coagul Fibrinol 18：49-54, 2007

49）Bickell WH, Wall MJ Jr, Pepe PE, Martin RR, Ginger VF, Allen MK, Mattox KL. Immediate versus delayed fluid resuscitation for hypotensive patients with penetrating torso injuries. N Engl J Med 331：1105-1109, 1994

50）Leppäniemi A, Soltero R, Burris D, Pikoulis E, Waasdorp C, Ratigan J, Hufnagel H, Malcolm D. Fluid resuscitation in a model of uncontrolled hemorrhage：Too much too early, or too little too late? J Surg Res 63：

413-418, 1996

51) Stern SA, Wang X, Mertz MI, Chowanski ZP, Remick DG, Kim HN, Dronen SC. Under-resuscitation of near-lethal uncontrolled hemorrhage : Effects on mortality and end-organ function at 72 hours. Shock 15 : 16-23, 2001

52) Duggan JM. Personal view : Crystalloid transfusion in acute gastrointestinal haemorrhage : Is it beneficial? An historical perspective. Aliment Pharmacol Ther 24 : 493-496, 2006

53) Paula FM, Hollyfield-Gilbert MS, Myers T, Uchida T, Kramer GC. Fluid compartments in hemorrhaged rats after hyper-osmotic crystaloid and hyperoncotic colloid resuscitation. Am J Physiol 270 : F1-F8, 1996

54) Stapley SA, Clasper JC, Horrocks CL, Kenward CE, Watkins PE. The effects of repeated dosing with 7.5% sodium chloride/6% Dextran following uncontrolled intra-abdominal hemorrhage. Shock 17 : 146-150, 2002

55) Riddez L, Drobin D, Sjostrand F, Svensen C, Hahn RG. Lower dose of hypertonic saline dextran reduces the risk of lethal rebleeding in uncontrolled hemorrhage. Shock 17 : 377-382, 2002

56) Stadbauer KH, WagnerBerger HG, Raedler C, Voelckei WG, Wenzel V, Krismer AC, Klima G, Rheinberger K, Nussbaumer W, Pressmar D, Lindner KH, Königsrainer A. Vasopressin, but not fluid resuscitation enhances survival in a liver trauma model with uncontrolled and otherwise lethal hemorrhagic shock in pigs. Anesthesiology 98 : 699-708, 2003

57) Arnaud F, Hammett M, Philbin N, Scultetus A, McCarron R, Freilich D. Hematologic effects of recombinant factor VIIa combined with hemoglobin-based oxygen carrier-201 for prehospital resuscitation of swine with severe uncontrolled hemorrhage due to liver injury. Blood Coagulat Fibrinol 19 : 669-678, 2008

58) Cope O, Litwin B. Contribution of the lymphatic system to the replacement of the plasma volume following a hemorrhage. Ann Surg 156 : 655-667, 1962

59) Fauchald P, Noddeland H, Horseth J. Interstitial fluid volume, plasma volume and colloid osmotic pressure in patients with nephrotic syndrome. Scand J Clin Lab Invest 44 : 661-667, 1984

60) Koski E, Tuppurainen T, Mattila M, Gordin A, Salo H. Hydroxyethyl starches, dextran and balanced salt solution in correction of hypotension during epidural anaesthesia. Acta Anaesthesiol Scand 28 : 595-599, 1984

61) Riley ET, Cohen SE, Rubenstein AJ, Flagagan B. Prevention of hypotension after spinal anesthesia for cesarean section : Six percent Hetastarch versus lactated Ringer's solution. Anesth Analg 81 : 838-842, 1995

62) Sharma SK, Gajraj NM, Sidawi JE. Prevention of hypotension during spinal anesthesia : A comparison of intravenous administration of hetastarch versus lactated Ringer's solution. Anesth Analg 84 : 111-114, 1997

63) French GWG, White JB, Howell JB, Popat M. Comparison of pentastarch and Hartmann's solution for volume preloading in spinal anaesthesia for elective Caesarean section. Br J Anaesth 83 : 475-477, 1999

64) Ueyama H, He YL, Tanigami H, Mashimo T, Yoshiya I. Effects of crystalloid and colloid preload on blood volume in the parturient undergoing spinal anesthesia for elective cesarean section. Anesthesiology 91 : 1571-1576, 1999

65) Yorozu T, Morisaki H, Kondoh M, Zemfuku M, Shigematsu T. Comparative effect of 6% hydroxyethyl starch (containing 1% dextrose) and lactated Ringer's solution for cesarean section under spinal anesthesia. J Anesth 16 : 203-206, 2002

66) Carey JS, Scharsmidt BF, Culliford AT, Greenlee JE, Scott CR. Hemodynamic effectiveness of colloid and electrolyte solutions for replacement of simulated operative blood loss. Surg Gynecol Obstet 131 : 679-686, 1970

67) Siddik SM, Aouad MT, Kai GE, Sfeir MM, Baraka AS. Hydroxyethylstarch 10% is superior to Ringer's solution for preloading before spinal anesthesia for Cesarean section. Can J Anaesth 47 : 616-621, 2000

68) Marcus MAE, Vertommen JD, Van Aken H. Hydroxyethyl starch versus lactated Ringer's solution in the

chronic maternal-fetal sheep preparation : A pharmacodynamic and pharmacokinetic study. Anesth Analg 80 : 949-954, 1995

69) 高折益彦. 血液希釈. 循環制御 1 : 93-106, 1980

70) 中山雅人, 瀬戸真理子, 河本義之, 藤原道久, 杉山 守, 片山 誠, 小川重夫, 石原恵美子, 黒木 透, 高折益彦. 血液希釈性自家血輸血による婦人科手術における他家血輸血の回避. 産婦人科治療 44 : 133-138, 1982

71) 中山雅人, 高折益彦. 血液希釈性拡大自己血輸血. 日輸学誌 30 : 40-41, 1984

72) Schnabel TG Jr, Eliasch H, Thomasson B, Werkö L. The effect of experimentally induced hypervolemia on cardiac function in normal subjects and patients with mitral stenosis. J Clin Invest 38 : 117-137, 1959

73) Quiroga TG, Perez MC, Rodriguez SP, Munoz BV, Aranda EL, Murales MG, Verdugo PL, Pereira JG, Mezzano DA. Hemorragias mucocutaneas : Evaluacion clinica, secuencia de estudio y frecuencia relativa de enfermedades hereditarias de la hemostasia en poblacion chilena. Rev Med Chile 125 : 409-418, 1997

74) Souto JC, Almasy L, Muniz-Diaz E, Soria JM, Borrell M, Bayen L, Mateo J, Maoz P, Stone W, Blangero J, Fontcuberta J. Functional effects of the ABO locus polymorphism on plasma levels of von Willebrand factor, factor Ⅷ, and activated partial thromboplastin time. Arterioscler Thromb Vasc Biol 20 : 2024-2028, 2000

75) Huraux C, Nakri AA, Eyraud D, Sevint O, Menegaux F, Coriat P, Samama C-M. Hemostatic changers in patients receiving hydroxyethyl starch : The influence of ABO blood group. Anesth Analg 69 : 1691-1695, 2001

76) Kang JG, Ahn HJ, Kim GS, Hahn TS, Lee JJ, Gwak NS, Choi SJ. The hemostatic profiles of patients with type O and non-O blood after acute normovolemic hemodilution with 6% hydroxyethyl starch (130/0.4). Anesth Analg 103 : 1543-1548, 2006

77) Fenger-Eriksen C, Rasmussen CH, Jensen TK, Anker-Moller E, Heslop J, Frokeaer J, Tonnesen E. Renal effects of hypotensive anaesthesia in combination with acute normovolemic haemodilution with hydroxyethyl starch 130/0.4 or isotonic saline. Acta Anaesthesiol Scand 49 : 969-974, 2005

78) Margarido CB, Margarido NF, Otsuki DA, Fantoni DT, Marumo CK, Kitahara FR, Magalhaes AA, Paswualucci CA, Auler JOC. Pulmonary function is better preserved in pigs when acute normovolemic hemodilution is achieved with hydroxyethyl starch versus lactated Ringer's solution. Shock 27 : 390-396, 2007

79) Rehm M, Orth V, Kreimeier U, Thiel M, Haller M, Brechtelsbauer H, Finsterer U. Changes in intravascular volume during acute normovolemic hemodilution and intraoperative retransfusion in patients with radical hysterectomy. Anesthesiology 92 : 657-664, 2000

80) Moskowitz DM, Shander A, Javidroozi M, Klein JJ, Perelman SI, Nemeth J, Ergin MA. Postoperative blood loss and transfusion associated with use of Hextend in cardiac surgery patients at a blood conservation center. Transfusion 48 : 768-775, 2008

81) Hobisch-Hagen P, Wirleitner B, Mair J, Luz G, Innerhofer P, Frischhut B, Ulmer H, Schobersberger W. Consequences of acute normovolemic haemodilution on haemostasis during major orthopaedic surgery. Br J Anaesth 82 : 503-509, 1999

82) Laks H, Handin RI, Martin V, Pilon RN. The effects of acute normovolemic hemodilution on coagulation and blood utilization in major surgery. J Surg Res 20 : 225-230, 1976

83) Bak Z, Abildgard L, Lisander B, Janerot Sjoberg B. Transesophageal echocardiographic hemodynamic monitoring during preoperative acute normovolemic hemodilution. Anesthesiology 92 : 1250-1256, 2000

84) Schou H, Perez de Sa V, Larsson A. Central and mixed venous blood oxygen correlate well during acute normovolemic hemodilution in anesthetized pigs. Acta Anaesthesiol Scand 42 : 172-177, 1998

85) Brecher ME, Rosenfeld M. Mathematical and computer modeling of acute normovolemic hemodilution. Transfusion 34 : 176-179, 1994

86) Kick O. The efficacy of acute normovolemic hemodilution. Anesth Analg 87 : 497-498, 1998

87) Weiskopf RB. Efficacy of acute normovolemic hemodilution assessed as a function of fraction of blood volume lost. Anesthesiology 94 : 439-446, 2001

88) Goodnough LT, Despotis GJ, Merkel K, Monk TG. A randomized trial comparing acute normovolemic hemodilution and preoperative autologous blood donation in total hip arthroplasty. Transfusion 40 : 1054-1057, 2000

89) Licker M, Ellenberger C, Murith N, Tassaux D, Sierra J, Diaper J, Morel DR. Cardiovascular response to acute normovolemic haemodilution in patients with severe aortic stenosis : Assessment with transesophageal echocardiography. Anaesthesia 59 : 1170-1177, 2004

90) Licker M, Sierra J, Kalangos A, Panos A, Diaper J, Ellenberger C. Cardioprotective effects of acute normovolemic hemodilution in patients with severe aortic stenosis undergoing valve replacement. Transfusion 47 : 341-348, 2007

91) Schaller RT, Schaller J, Morgan A, Furman EB. Hemodilution anesthesia : A valuable aid to major cancer surgery in children. Am J Surg 146 : 79-84, 1983

92) Fontana JL, Welborn L, Mongan PD, Sturm P, Martin G, Buenger R. Oxygen consumption and cardiovascular function in children during profound intraoperative normovolemic hemodilution. Anesth Analg 80 : 219-225, 1995

93) Roberts WA, Kirkley SA, Newby M. A cost comparison of allogenic and preoperatively or intraoperatively donated autologous blood. Anesth Analg 83 : 129-133, 1996

94) Goodnough LT, Monk TG, Despotis GJ, Merkel K. A randomized trial of acute normovolemic hemodilution compared to preoperative autologous blood donation in total knee arthroplasty. Vox Sang 77 : 11-16, 1999

95) Trouwborst A, van Woerkens EC, van Daele M, Tenbrinck R. Acute hypervolemic haemodilution to avoid blood transfusion during major surgery. Lancet 336 : 1295-1297, 1990

96) Singbartl K, Schleinzer W, Singbartl G. Hypervolemic hemodilution : An alternative to acute normo-volemic hemodilution? A mathematical analysis. J Surg Res 86 : 206-212, 1999

97) Mielke LL, Entholzner EK, Kling M, Breinbauer BEM, Burgkart R, Hargasser SR, Hipp RFJ. Preoperative acute hypervolemic hemodilution with hydroxyethylstarch : An alternative to acute nomovolemic hemodilution? Anesth Analg 84 : 26-30, 1997

98) Chan R, Leniger-Follert E, Maettig A. Effect of isovolemic hemodilution on oxygen supply and electrocorticogram in cat brain during focal ischemia and in normal tissue. Int J Microcirc Clin Exp 2 : 297-313, 1983

99) Wood JH, Fleischer AS. Observations during hypervolemic hemodilution of patients with acute focal cerebral ischemia. JAMA 248 : 2999-3004, 1982

100) Tu Y-K, Heros RC, Karacostas D, Liszczak T, Hyodo A, Candia G, Zervas N, Lagree K. Isovolemic hemodilution in experimental focal cerebral ischemia Part 2. Effects on regional cerebral blood flow and size of infarction. J Neurosurg 69 : 82-91, 1988

101) Yanaka K, Camarata PJ, Spelman SR, McDonald DE, Heros RC. Optimal timing of hemodilution for brain protection in a canine model of focal cerebral ischemia. Stroke 27 : 905-911, 1996

102) Kroemer H, Haass A, Mueller K, Jaeger H, Wagner EM, Heimburg P, Klotz U. Haemodilution therapy in ischemic stroke : plasma concentrations and plasma viscosity during long-term infusion of dextran 40 or hydroxyethyl starch 200/0.5. Eur J Clin Pharmacol 31 : 705-710, 1987

103) Wang B-P, Sun F-C. Treatment of ischemic cerebral stroke by isovolemic hemodilution. Clin Hemorheol 8 : 269-272, 1988

104) Hossmann K-A, van der Kerckhoff W, Matsuoka Y. Treatment of cerebral ischemia by hemodilution. Bibl Haemat 47 : 77-85, 1981

105) Italian Acute Stroke Study Group. Haemodilution in acute stroke : Results of the Italian haemodilution trial. Lancet 1 : 318-320, 1988

106) Todd MM, Weeks JB, Warner DS. Cerebral blood flow, blood volume, and brain tissue hematocrit during isovolemic hemodilution with hetastarch in rats. Am J Physiol 263 : H75-H82, 1992

107) Ratliff AHC. Low-molecular-weight dextran (Reomacrodex) in the treatment of severe vascular insufficiency after trauma. Lancet 1 : 1188-1189, 1963

108) Bergan JJ, Trippel OH, Kaupp HA, Kukral JC, Nowlin WF. Low molecular weight dextran in treatment of severe ischemia. Arch Surg 91 : 338-341, 1965

109) Folse R, Cope JG. Comparison of the peripheral and central hemodynamic effects of regular and low molecular weight dextran in patients with ischemic limbs. Surgery 58 : 779-788, 1965

110) Rudofsky G, Meyer P, Strohmenger HU. Effect of hemodilution on resting flow and reactive hyperemia in lower limbs. Bibth Haemat No 47 : 157-164, 1981. Hemodilution and Flow Improvement. In : Schmidt-Schönbein H, Messmer K, Rieger H, editors. Basel : Karger ; 1981

111) Ernst E, Kollar L, Matrai A. A double-blind trial of dextran-haemodilution vs placebo in claudicants. J Intern Med 227 : 19-24, 1990

112) Ernst E, Matrai A, Kollar L. Placebo-controlled, double-blind study of hemodilution in peripheral arterial disease. Lancet 2 : 1449-1451, 1987

113) Brückner UD, Messmer K. Organdruchbluteung und Sauerstoffversorgung bei limitierter isovolaemischer Haemodilution mit 6% HAES 200/0.62 und 6% Dextran 70. Anaesthesist 40 : 434-440, 1991

114) 松田　保, 村上誠一, 橋爪一子. ハイドロキシエチル澱粉の凝血能・線溶能に及ぼす影響 (第2報). 臨床血液 13：934-938, 1972

115) Peter K, Grander HP, Lutz H, Nold W, Stosiek U, Lang U. Die Beeinflussung der Blutgerinnung durch Hydroxyathylstarke Eine klinische Vergleichsuntersuchung. Anaesthesist 24 : 219-224, 1976

116) Vinazzer H, Bergann H. Zur Beeinflussung postoperativer Anderungen der Blutgerinnung durch Hydroxyathylstärke. Anaesthesist 24 : 517-520, 1975

117) McFarlane RM, Laird JJ, Lamon R, Finlauson JR, Johnson R. Evaluation of dextran and DMSO to prevent necrosis in experimental pedicle flaps. Plast Reconstr Surg 41 : 64-70, 1968

118) Powley PH. Rheomacrodex in peripheral ischemia. Lancet 1 : 1189-1190, 1963

119) Bienenstock J, Harding ELT. Low-molecular-weight dextran (Rheomacrodex) in ischemic ulceration in the skin. Lancet 2 : 524-526, 1964

120) Schramm S, Wettstein R, Wessendorf R, Jakoh SM, Banic A, Erni D. Acute normovolemic hemodilution improves oxygenation in ischemic flap tissue. Anesthesiology 96 : 1478-1484, 2002

121) Atchabahian A, Masquelet AC. Experimental prevention of free flap thrombosis. Microsurgery 17 : 1531-1537, 1996

122) Velanovich V, Smith DJJ, Robson MC, Heggers JP. The effect of hemoglobin and hematocrit levels on free flap survival. Ann Surg 54 : 659-663, 1988

123) 上村浩一, 増谷正人, 田中　彰, 岡崎直人, 広沢壽一, 藤井　昭. 星状神経節ブロック：代用血漿剤輸液併用による末梢動脈血流量増加作用. 臨床麻酔 12：1593-1596, 1988

124) 鈴木健二, 木村　丘, 松井秀明. 重症ベル麻痺患者の治療方法と成績. ペインクリニック 20：557-559, 1999

125) 稲村博雄, 戸島　均, 斎藤　修, 前山裕之, 武田一彦, 青柳　優. 当科における特発性顔面神経麻痺の保存的治療法：ステロイド大量投与法の効果について. 新薬と診療 43：434-440, 1992

126) Mohr PA, Monson DO, Owczarski C, Shoemaker W. Sequential cardiorespiratory events during and after dextran-40 infusion in normal and shock patients. Circulation 39 : 379-393, 1969

127) Modig J. Comparison of effects of dextran-70 and Ringer's acetated on pulmonary function, hemodynamics, and survival in experimental septic shock. Crit Care Med 16 : 266-271, 1988

128) Webb AR, Tighe D, Moss RF, Al-Saady N, Hynd JW, Bennett ED. Advatages of a narrow-range, medium molecular weight hydroxyethyl starch for volume maintenance in a porcine model of fecal peritonitis. Crit Care Med 19 : 409-416, 1991

129) Schaefer CF, Lerner MR, Biber B. Oxygen metabolism changes and outcome in response to immediate colloid treatment in the endotoxaemic rat. Acta Anaesthesiol Scand 39 : 43-49, 1995

130) Marx G, Pedder S, Smith L, Swaraj S, Grime S, Stockdale H, Leuwer M. Resuscitation from septic shock with capillary leakage : Hydroxyethyl starch(130 kD), but not Ringer's solution maintaines plasma volume and systemic oxygenation. Shock 21 : 336-341, 2004

131) Jardin F, Eveleigh MC, Gurdjian F, Delille F, Margairaz A. Venous admixture in human septic shock : Comparative effects of blood volume expansion, dopamine infusion and isoproterenol infusion on mismatching of ventilation and pulmonary blood flow in peritonitis. Circulation 60 : 155-159, 1979

132) Ottosson J, Dawidson I, Brandberg A, Idvall J, Sandor Z. Cardiac output and organ blood flow in experimental septic shock : Effect of treatment with antibiotics, corticosteroids, and fluid infusion. Circ Shock 35 : 14-24, 1991

133) Filep JG, Delalandre A, Beauchamp M. Dual role for nitric oxide in the regulation of plasma volume and albumin escape during endotoxin shock in conscious rats. Circ Res 81 : 840-847, 1997

134) Filep JG. Role for endogenous endothelin in the regulation of plasma volume and albumin escape during endotoxin shock in conscious rats. Br J Pharmacol 129 : 975-983, 2000

135) Margarson MP, Soni NC. Changes in serum albumin concentration and volume expanding effects following a bolus of albumin 20% in septic patients. Br J Anaesth 92 : 821-826, 2004

136) Holbeck S, Grände PO. Hypovolemia is a main factor behind disturbed perfusion and metabolism in the intestine during endotoxemia in cat. Shock 18 : 367-373, 2002

137) Monafo WW, Deitz F, Bradley RE, Ayazian VH. Bioassay of murine hemorrhagic shock II. The relationship of sodium, osmolal, anionic, and water loads to survival. J Trauma 11 : 940-946, 1971

138) Smith GJ, Kramer GC, Perron P, Nakayama S, Gunther RA, Holcroft JW. A comparison of several hypertonic solutions for resuscitation of bled sheep. J Surg Res 39 : 517-528, 1985

139) Horton JW, Walker PB. Small-volume hypertonic saline dextran resuscitation from canine endotoxin shock. Ann Surg 213 : 64-73, 1991

140) de Carvalho H, Matos JA, Bouskela JA, Svensjo E. Vascular permeability increase and plasma volume loss induced by endotoxin was attenuated by hypertonic saline with or without dextran. Shock 12 : 75-80, 1999

141) Somell A, Sollevi A, Suneson A, Riddez L, Hjelmqvist H. Beneficial effects of hypertonic saline/dextran on early survival in porcine endotoxin shock. Acta Anaesthesiol Scand 49 : 1124-1134, 2005

142) Maciel F, Mook M, Zhang HB, Vincent JL. Comparison of hypertonic with isotonic saline hydroxy-ethyl starch solution on oxygen extraction capabilities during endotoxic shock. Shock 9 : 33-39, 1998

143) Weeren FR, Tobias TA, Schertel ER, Allen DA, Brourman JD. Comparative effects of 7% NaCl in 6% dextran 70 and 0.9% NaCl on oxygen transport in endotoxemic dogs. Shock 1 : 159-165, 1994

144) Naptune WB, Bougas JA, Panico FR. Open heart surgery without the need for donor-blood priming in the pump oxygenator. N Engl J Med 263 : 111-115, 1960

145) Zuhdi N, Carey J, Cutter J, Rader L, Greer A. Intentional hemodilution. Arch Surg 87 : 554-559, 1963

146) Bernstein EF, Emmings FG, Evans RL, Castaneda A, Varco RL. Effect of low molecular weight dextran on red blood cell charge during clinical extracorporeal circulation. Circulation 27 : 816-819, 1963

147) Hellstroem G, Bjoerk VO. Hemodilution with Rheomacrodex during total body perfusion. J Thorac Cardiovasc Surg 45 : 395-401, 1963

148) Tigchelaar I, Gallandat Huet RC, Korsten J, Boonsta PW, van Oeveren W. Hemostatic effets of three colloid plasma substitutes for priming solution in cardiopulmonary bypass. Eur J Cardiothorac Surg 11 : 624-632, 1997

149) Long DM Jr, Sanchez L, Varco RL, Lillehei CW. The use of low molecular weight dextran and serum albumin as plasma expanders in extracorporeal circulation. Surgery 50 : 12-28, 1961

150) Lee WH Jr, Rubin JW, Huggins MP. Clinical evaluation of priming solutions for pump oxygenator perfusion. Ann Thorac Surg 19 : 529-536, 1977

151) Diehl JT, Lester JL, Cosgrove DM. Clinical comparison of Hetastarch and albumin in postoperative cardiac patients. Ann Thorac Surg 34 : 674-679 1982

152) Kirklin JK, Lell WA, Kouchoukos NT. Hydroxyethyl starch versus albumin for colloid infusion following cardiopulmonary bypass in patients undergoing myocardial revascularization. Ann Thorac Surg 37 : 40-46, 1984

153) Lee WH Jr, Krumhaar D, Fonkalsrud EW, Schjeide OA, Maloney JV. Denaturation of plasma proteins as a cause of morbidity and death after intracardiac operations. Surgery 50 : 29-38, 1961

154) Mainardi LC, Bhanganada K, Mack JD, Lillehei CW. Hemodilution in extracorporeal circulation : Comparative study of low molecular weight dextran and 5 percent dextrose. Surgery 56 : 349-354, 1964

155) Camishion RC, Fraimow W, Kelsey DM, Tokunaga K, Davies AL, Joshi P, Cathcart RT, Pierucci L. Effect of partial and total cardiopulmonary bypass with whole blood or hemodilution priming on pulmonary surfactant activity. J Surg Res 8 : 1-6, 1968

156) Buhre W, Hoeft A, Schorn B, Weyland A, Scholz M, Sonntag H. Acute effect of mitral valve replacement on extravascular lung water in patients receiving colloid or crystalloid priming of cardiopulmonary bypass. Br J Anaesth 79 : 311-316, 1997

157) Mellbye OJ, Froland SS, Lilleaasen P, Svennevig J-L, Mollnes TE. Complement activation during cardiopulmonary bypass : Comparison between the use of large volumes of plasma and dextran 70. Eur Surg Res 20 : 101-109, 1988

158) Hoeft A, Korb H, Mehlhorn U, Stephan H, Sonntag H. Priming of cardiopulmonary bypass with human albumin or Ringer lactate: Effect on colloid osmotic pressure and extravascular lung water. Br J Anaesth 66 : 73-80, 1991

159) Yeh T Jr, Parmar JM, Rebeyka IM, Lofland GK, Allen EL, Dognan RJ, Dyke CM, Wechsler AS. Limiting edema in neonatal cardiopulmonary bypass with narrow-range molecular weight hydroxyethyl starch. J Thorac Cardiovasc Surg 104 : 659-665, 1992

160) Wilkes MM, Navickis RJ, Sibbald WJ. Albumin versus hydroxyethyl starch in cardiopulmonary bypass surgery : A meta-analysis of postoperative bleeding. Ann Thorac Surg 72 : 527-533. 2001

161) Canver CC, Nichols RD. Use of intraoperative hetastarch priming during coronary bypass. Chest 118 : 1616-1620, 2000

162) Iriz E, Kolbakir F, Akar H, Adamn B, Keceligil HT. Comparison of hydroxyethyl starch and Ringer lactate as a prime solution regarding S-100 beta protein levels and informative cognitive tests in cerebral injury. Ann Thorac Surg 79 : 666-671, 2005

163) Schell RM, Cole DJ, Schultz RL, Osborne TN. Temporary cerebral ischemia effects of pentastarch or

albumin on reperfusion injury. Anesthesiology 77 : 86-92, 1992

164) Wisselink W, Patetsios P, Panetta TF, Ramirez JA, Rodino W, Kirwin JD, Zikria BA. Medium molecular weight pentastarch reduces reperfusion injury by decreasing capillary leak in an animal model of spinal cord ischemia. J Vasc Surg 27 : 109-116, 1998

165) Lovelock JE. The hemolysis of human red cell by freezing and thawing. Biochem Biophys 10 : 414, 1953

166) Connor W, Ashwood-Smith MT. Cryoprotection of mammalian cells in tissure calcuture with polymers : Posible mechanism. Cryobiology 10 : 488-496, 1973

167) Knorpp CT, Merchant WR, Gikas PW, Spencer HH, Thompson NW. Hydroxyethyl starch : Extracellular cryophylactic agent for erythrocytes. Science 157 : 1312-1313, 1967

168) Ben-David A, Gavendo S. The protective effect of polyvinylpyrrolidone and hydroxyethyl starch on noncryogenic injury to red blood cells. Cryobiology 9 : 192-197, 1972

169) Weatherbee L, Allen ED, Specer HH, Linderauer SM, Permoad PA. The effect of plasma on hydroxyethyl starch—Preserved red cells. Cryobiology 12 : 119-122, 1975

170) Choudhury C, Gunstone MJ. Freeze preservation of platelets using hydroxyethyl starch (HES) : A preliminary report. Cryobiology 15 : 493-501, 1978

171) Schaefer UW, Beyer JH. Protective effect of hydroxyethyl starch (HES) in cryoconservation of bone-marrow of mouse and human. Anaesthesist 24 : 505-506, 1975

172) Kenmochi T, Asano T, Maruyama M, Saigo K, Akutsu N, Iwashita C, Ohtsuki K, Suzuki A, Miyazaki M. Cryopreservation of human pancreatic islets from non-heart-beating donors using hydroxyethyl starch and dimethyl sulfoxide as cryoprotectants. Cell Transplant 17 : 61-68, 2008

173) Freireich EJ, Morse EE, Bronson WR, Carbone PP. Transfusion of granulocytes from donors with chronic myelocytic leukemia to leukopenic recipients. J Clin Invest 41 : 1359-1365, 1962

174) Schwarzenberg L, Mathe G, de Grouchy J, DeNava C, de Vries MJ, Amiel JL. White blood cell transfusion. Isr J Med Sci 1 : 925-956, 1965

175) Mishler JM, Higby DJ, Rhomberg W, Cohen E, Nicora RW, Holland JF. Hydroxyethyl starch and dexamethasone as an adjunct to leukocyte separation with the IBM blood cell separator. Transfusion 14 : 352-356, 1974

176) Huestis DW, White RF, Price MJ, Inman M. Use of hydroxyethyl starch to improve granulocyte collection in the Latham blood processor. Transfusion 15 : 559-564, 1975

177) Rock G, Wise P. Plasma expansion during granulocyte procurement : Cumulative effects of hydroxyethyl starch. Blood 53 : 1156-1163, 1979

178) Lee JJ, Song HC, Chung IJ, Bom HS, Cho D, Kim HJ. Clinical efficacy and prediction of response to granulocyte transfusion therapy for patients with neutropenia-related infections. Haematologica 89 : 632-633, 2004

179) Schiffer CA. Granulocyte transfusion therapy 2006 : The comeback kid? Med Mycol 44 : S383-S393, 2006

180) Price TH. Granulocyte transfusion : Current status. Semin Hematol 44 : 15-23, 2007

181) Roy AJ, Simmons WB, Franklin A, Djerassi I. Hydroxyethyl starch for separation of normal granulocytes. Fed Proc 29 : 424, 1970

182) Mishler JM. Pharmacology of Hydroxyethyl Starch. New York, Toronto : Oxford University Press ; 1982. p119-136

183) Mishler JM. New dosage regimens for HES during intensive leukapheresis. Transfusion 18 : 126-127, 1978

184) Parker NE, Porter JB, Wolliams HJM, Leftley N. Pruritus after administration of hetastarch. Br Med J 284: 385-386, 1982

185) Auwerda JJA, Leebeek FWG, Wilson JHP, van Diggelen OP, Lam KH, Sonneveld P. Acquired lysosomal storage caused by frequent plasmapheresis procedures with hydroxyethyl starch. Transfusion 46: 1705-1711, 2006

索　引

和　文

〔あ〕
アセチール基　130
アセチール澱粉　130
アナフィラキシーショック　99
アナフィラキシー反応　99
アボガドロ数　23
アミノ酸輸液　148
アミラーゼ結合部位　107
アミラーゼ作用　34
アミラーゼ抵抗性　84
アメリカ胸部学会　90
アラビアゴム　3
アルカリホスファターゼ値　93
アルギン酸　3
αアミラーゼ　17,34,51
アルブミン　165
　　──液　152,163
　　──血管外移行　101,143
　　──血管外漏出係数　101
　　──合成　94,148
アレルギー・アナフィラキシー反応　146
アレルギー反応　57,98
アレルギー様反応　98

〔い〕
易加温性　145
異種赤血球　94
移植皮膚生着　157
イタリア脳卒中研究班　155
一酸化窒素　143
イヌリンクリアランス　87
医療経済　123,164
医療費　154
陰性荷電　83,127

〔え〕
エアゾール　11
エステラーゼ　130
エチレフリン　148
エチレンオキサイド　18
炎症　143
エンドトキシン　161

〔お〕
黄疸指数　93
温血動物グリコーゲン　98
温度と粘度　27

〔か〕
回収効果　169
外傷患者　90
外傷部位　143
開存毛細管数　102
解凍時溶血　168
ガウス分布　20
下肢虚血　157
角化細胞　91
活性部分トロンボプラスチン時間　133
カプサイシン　92
カルボキシメチール澱粉　131
肝機能　92
間欠性跛行　157
還元粘度　29
冠スパズム　125
ガンマグロブリン　169
顔面神経麻痺　159

〔き〕
記憶力　166
気管支痙攣　99
基剤澱粉　82
希釈式自己血輸血　149
　　──禁忌　150
　　──適応　150
　　──の利点　151
希釈性アシドーシス　123
機能的循環血液量　161
機能的毛細血管密度　26
球状コロイド　11,21
急性貧血患者　150
凝血塊弾性　76
凝血塊溶解時間　78
凝固因子濃度低下　71
凝固機能　127
凝固促進　73
凝固点降下法　22
凝集　33

虚血病変　103
筋肉内投与　98

〔く〕
クエン酸中毒　145
くも膜下麻酔　148
クリオプレシピテート　83
グリセロール　167
グルコシダーゼ　130
クレアチニンキナーゼ　152
クレアチニンクレアランス　87
クンケル反応　93

〔け〕
経腸的栄養補給　148
血圧低下予防　148
血液型　145
　　──と出血傾向　150
　　──判定　33
血液希釈　26,78,155,163
　　──の限界　143
血液凝固　67
　　──時間　71
血液酸塩基平衡　123,129
血液増量効果　58
血液中滞留時間　123
血液中補体活性　163
血液粘度　26,78,155
　　──低下　161
血液流出速度　78
血液量　78
　　──維持　123
　　──増加　154,161
血管外移行　133
血管外組織　76
血管外肺水分量　143
血管拡張　143,161
血管損傷　78
血管透過性　57,143
　　──亢進　57,161
血管内圧　55
血管内滞留時間　21
血管内皮　76
　　──細胞　91
血管柄付き皮膚移植　159
血管壁収縮性　78

血管壁性状　57
血管壁膨化　102
血漿アルブミン量　94
血漿交換　87
血漿晶質浸透圧　52
血漿スキミング　33
血漿増量効果　50
血漿蛋白濃度　93
血漿蛋白変性　163
血漿 chitotriosidase 値　87
血漿中アミラーゼ値　37
血漿中アミラーゼ濃度　105
血漿中接着因子　103
血漿粘度　26
血小板接着　103
血小板凍結保存　168
血小板内 Ca イオン　70
血小板内部蛋白　68
血小板 P-selectin 発現　103
血小板表面受容体　70
血小板表面被覆　67,70
血小板付着能　67
血漿量　133,161
　　——増量効果　21,51,101,142
血清 IgA　99
血清 IgE　98
血清 IgG　97
血清アスパラテートアミノトランスフェラーゼ値　93
血清アラニンアミノトランスフェラーゼ値　93
血清アルブミン濃度　94
血清グルタミン酸オキザロ酢酸トランスアミナーゼ値　93
血清グルタミン酸ピルビン酸トランスアミナーゼ値　93
血清クレアチニン値　89
血清トリパーゼ値　99
血清ビリルビン　128
　　——値　93
血清フィブロネクチン　97
血清補体 C3　97
血清補体 C4　97
血清 Mg 濃度　125
血栓形成　159
血栓症発生　150
血流改善効果　161
血流解離力　31
血流遮断　155
ゲル状　84
限外ゲル濾過法　20
限界投与量　83
限界ヘモグロビン値　150
嫌気性代謝　144

〔こ〕

抗 Rh 抗体標識赤血球　96
高アミラーゼ血症　105
抗炎症反応　105
高 Cl アシドーシス　123
高カリウム血症　145
高カロリー輸液　148
抗凝固作用　157
抗原性　98
高膠質浸透圧液　90,101
高 C2/C6 比　122
膠質液粘度　20
膠質浸透圧
　　11,23,50,54,133,143
高浸透圧蘇生液　162
厚生労働省指針　71,141,145
抗体産生　98,169
好中球　96
　　——回収操作　78
　　——回転　103
　　——血管内皮接着　103
　　——遊走性　103
　　——輸血　169
高張食塩液　125,161
　　——HES 製剤　150,155
高 DS 値　122
抗ヒスタミン薬投与　92
高ビリルビン血症　128
高分子　122
　　——製剤　169
　　——HES 製剤　20,150,155,169
硬膜外麻酔　148
抗利尿ホルモン　52
呼吸性放電　96
骨髄凍結保存　168
固有粘度　29
コラーゲン　76
コロイド　11

〔さ〕

催奇形性　107
サイクロスポリン　87
細胞外液補充液　141
細胞外液量　54
細胞外凍害保護作用　167
細胞内シグナル伝達系　104
細胞内凍害保護作用　167
酢酸　130
　　——リンゲル液　123
サブスタンスP　92
酸素運搬能　120
酸素摂取率　144

〔し〕

糸球体　83,84
シグナル伝達　70
止血機構　67
止血機能　120,146
　　——維持安全使用量　146
自己血クリオプレシピテート　147
死産率　107
四肢麻痺　103
持続硬膜外麻酔　160
ジメチルスルホキシド　167
修飾ゼラチン　3,31,101
重量平均分子量　22
手術後胸腔内出血量　165
手術後呼吸障害　163
手術部位　143
受精卵着床率　107
出血傾向　146
出血時間　67
出血時投与　58
出血ショック　125,145
循環血液量　141
　　——維持　147
晶質液　55,141
晶質浸透圧　54
小児　152
小胞体結合型リポソーム　94
静脈圧　78
静脈系内圧　56
静脈血管拡張　78
少量液蘇生　147
少量蘇生液　54,125
　　——治療　161
食細胞　96
　　——作用　83
食道エコー　152
ショック症状　99
腎機能　83
　　——障害者　52
　　——低下　57
腎クリアランス　50
神経症状　155,157
腎血流量　84

心原性ショック　161
人工アルブミン液　9
人工膠質液　9
心室血液充填量　161
心室充填量　145
腎障害　84
新生児　152
真性多血症　150
新鮮凍結血漿　83,147
　——使用　71
新鮮ヘパリン化血液　163
浸透圧性腎症　84
浸透圧法　22
腎尿細管周囲細胞間質液　90
心拍出量増加　78,144
心拍数　143
腎皮質萎縮　87
心不全　150
心弁膜症患者　150

〔す〕

水結合能　131
膵臓ランゲルハンス島細胞凍結保存　168
水分再吸収　84
水分子共軛結合　167
水分バランス　54
水分補給　85
水抱合能　11,21,23
数平均分子量　22
ズリ速度　33

〔せ〕

製剤粘度　127
脆弱凝血塊　75
正常血液量時投与　58
星状神経節ブロック　159
精神活動能力　165
生体防御機能　94
製品安定性　123
製品均一性　123
製品酸性度　130
製品不安定性　130
生理食塩液　81,163
脊髄障害　103
脊柱側彎症　152
赤血球 ATP 放出　144
赤血球回収率　167
赤血球凝集　32
　——解除　161
赤血球均等分布　159

赤血球皺曲力　31
赤血球集合　31,163
　——解離　157
　——計　32
赤血球製剤　141
赤血球沈降速度　21,22,32
赤血球泥化　161
赤血球表面荷電　31
赤血球分散　120
赤血球輸血開始点　145
絶対的循環血液量減少　161
絶対粘度　29
ゼラチン　3
線維素溶解　77
栓効果　101,103,161,166
線状構造　127
線状コロイド　11,21
專断弾性係数　75
剪断力　143

〔そ〕

臓器水分量　164
臓器保存　167
相対粘度　29
総ビリルビン値　93
即時型反応　98
組織液灌流　159
組織間液　55
組織酸素代謝　120
組織酸素分圧　120,159
組織水分量　101
組織沈着　83,123,169

〔た〕

第Ⅰ因子　71
第Ⅱ因子　71
第Ⅴ因子　71
第Ⅶ因子　71
　——製剤　147
第Ⅷ因子　71,80
　——活性　151
第Ⅹ因子　71
第Ⅻ因子　71
第XIII因子　74,78
体外循環回路充填　163
体外循環使用手術　90
胎児体重　107
胎児体長　107
代謝性アシドーシス　123
代謝速度　51
大腸菌　96

大動脈弁狭窄症　152
体内水分バランス　54
体内分布・排泄　39
胎盤通過性　107,149
大量投与　84
多血症　163
脱顆粒試験　92
脱髄軸索　92
脱水状態　54,85
多電解質液　81
多面体コロイド　11
単回投与　43
単球　96
蛋白サイズ　57

〔ち〕

チモール混濁反応　93
中心血液量　56
中心静脈圧監視　58
中心静脈圧測定　152
中大脳動脈　155
中分子 HES　20
中分子デキストラン　31
長期間投与　84
貯血式自己血輸血　154
沈降反応　98
沈降法　168

〔て〕

帝王切開　148
泥化現象　31
低 Ca 血症　81,145
低酸素環境順応性　144
低張液　52
低 DS　120,122
低粘度　157
低分子　122
　——HES　20
　——化　120
　——デキストラン　84
　——デキストラン液　163
低 Mg 血症　125
適合性　145
デキストラン　3,4,68,76,169
　——40　141
　——150　101
　——再吸収　84
デスモプレシン　73
転写因子　104

〔と〕

凍害防止　167
等軸性コロイド　11
糖蛋白Ⅱb/Ⅲa　70
疼痛緩和　157
トウモロコシ澱粉　17,29,82
　　──HES　119
投与基準量　83
投与禁忌　83
投与速度、投与時間　54
突然死　125
トロポニン　152
トロンビン時間　78
トロンビン・フィブリノゲン反応　73
トロンボエラストグラム　67
トロンボプラスチン　80
　　──時間　133
貪食機能　96

〔な〕

内因性ヘパリン様物質　73
内毒素　57,94

〔に〕

乳酸脱水素酵素値　93
乳酸リンゲル液　123
乳濁液　11
尿細管　83,84
　　──機能　87
尿浸透圧　84
尿中アミラーゼ値　37
尿中アミラーゼ排出　105
尿中排泄量　48
尿粘張度　84
尿比重　84

〔ね〕

熱射病　125
熱傷　57,101
　　──患者　101
粘度　26,127
　　──係数　29
　　──平均分子量　22

〔の〕

脳活動　155
脳虚血　155
脳血液量　157
脳血流量　157

脳梗塞　155
脳内圧　157
脳内出血　83

〔は〕

肺換気機能　101,143
肺機能　101
敗血症　57,101,161
　　──患者　90
　　──性ショック　125,161
肺コンプライアンス値　101
媒質　11
肺水分量　164
排泄　48
　　──速度　52
肺胞マクロファージ　96
肺毛細管内径　102
肺リンパ流量　102
バソプレシン　147
薄荷・樟脳合剤　92
白血球　83,96
　　──回収　32,168
　　──増殖因子　169
　　──表面受容体　104
発熱反応　169
パラアミノ馬尿酸クリアランス　87
馬鈴薯澱粉　29,82
　　──HES　126
半透膜　23
反復投与　43,44,45

〔ひ〕

光散乱法　22
微小血管血流量　78
微小血管収縮性　78
微小循環　78
　　──系灌流改善　120
ヒスタミン　98
　　──遊離　57
非選択的凝固因子　71
非等軸性コロイド　11
皮内反応　98,99
非ニュートン流体性　33
比粘度　29
皮膚移植　157
皮膚潰瘍治療　157
皮膚神経周囲細胞　91
皮膚瘙痒症　90,123
氷結晶　167
氷点降下法　22

〔ふ〕

フィブリノゲン　67,71,169
　　──製剤　147
　　──値　73
　　──量　75
フィブリン塊強度　75,78
フィブリン重合　73
フィブリン線維重合　74
腹膜炎性敗血症　161
浮腫　143
　　──発生　101
部分トロンボプラスチン時間　151
プロトロンビン時間　71
分散体　11
分散度　22
分散媒　11
分子柔軟性　22
分子表面荷電　25
　　──性　131
分子量と粘度　27
糞便中排泄　48

〔へ〕

併用晶質液量　142
βアミラーゼ　17,34

〔ほ〕

乏血時投与　58
傍神経細胞　92
歩行距離　157
補体反応　99

〔ま〕

マクロファージ　91
末梢血管抵抗　78
末梢循環改善　146,155,163
末端基測定法　22
慢性貧血患者　150
マンヌロン酸　3

〔み〕

右-左シャント　150
水・電解質維持量　142

〔む〕

無フィブリノゲン血症　83,147

〔め〕

免疫　98

――グロブリン　98
――的反応　169
――抑制薬　87

〔も〕

毛細管分布率　78
毛細管壁厚　102
毛細血管臨界開放圧　26
盲腸穿孔性腹膜炎　101
網内系　94

〔ゆ〕

有茎弁付き皮膚移植　159

有効使用期間　145
遊離アミラーゼ　107
輸血拒否　145
輸血削減効率　152
輸血料　154

〔よ〕

溶液粘度　145
溶解液　52,81,123
溶血　163
溶存酸素　143
溶媒　11,23,52,81,123
容量血管系　52

容量効果　50

〔り〕

リソソーム蓄積症　87
流産率　107
リン酸基　83,126

〔れ〕

連銭現象　31
連続的遠心分離白血球回収　168

〔ろ〕

肋骨変形　107

欧　文

〔A〕

absolute viscosity　29
acetyl starch　130
acetyl 基　18
ACS200/0.5　130
acute normovolemic hemodilution　149
adenosine diphosphate　67
ADP　67
aerosol　11
afibrinogenemia　83
agglutination　32,33
aggregation　31
ALT　93
aminopyrine N-demethylase 活性　93
amylase-starch complex　37,107
amyloglucosidase　17
amylopectin　17,127
amylose　17,127
ANH　149
aniline hydroxyalse 値　93
anisometric colloid　11
anthrone 試薬　20
anti-CD62P　70
aPTT　151
――値　73
artificial colloid solution　9
ASAT　93
ATP　145

〔B〕

Bayliss　3
Biogel p-300®　20

〔C〕

C2/C6 比　20,34,36,80,120,126
――と粘度　27
Ca イオン　81,124
capillary density　78
carboxymethyl starch　131
carboxymethyl 基　18
CD42b　68
Cerny　3
^{14}C 標識ブドウ糖　46
^{14}C 標識 HES　46
chitotriosidase　87
colloid　11
colony stimulating factor　169
Committee on Plasma and Plasma Substitutes　4
corn　17
――starch HES　119
couette 粘度計　32
critical Hb 値　150
critical openning pressure　26
cryoprotection　167
CSF　169
cytokine-induced neutrophil chemoatractant　104

〔D〕

D-dimer　78
Da Nang's syndrome　4
degree of substitution　19

demyelinated axon　92
Dialfo PM10®　23
Diaflo PM30®　23
dimethyl sulfoxide　157
dispersant　11
dispersed particle　11
dispersion medium　11
Donnan 効果　131
DS　19,80,120
――値　36,105

〔E〕

E-selectin　103
ECF replacer　141
elastic modulus　76
Elhoes®　87
eloHAES®　101
Elohäst®　69,70
emulsion　11
endo-enzyme　34
epidural anesthesia　148
erythrocyte aggregometer　32
exo-enzyme　34
extracorporeal circuit priming　163

〔F〕

factor Ⅷ activity　151
fibrinolysis　77
flexibility　22
fMLP　103
formyl methyionyl leucyl phenylalanine　103
functional capillary density　26

〔G〕

Gaussian coil　22
Gelofundol®　70
Gelofusin®　70, 101
GFR 値　90
Gibbs-Donnan 効果　131
Grönwall　3

〔H〕

Haemaccel®　70
Haes steril®　24, 107
HAES-steril®　80, 103, 127
Hb 酸素親和性　144
heart rate　143
Hecht　3
hemodilutional autologous blood transfusion　149
Hemohes®　96, 130
heparin-like-glycosaminoglycan　76
HES200/0.5　70
HES450/0.7　68
HES アミラーゼ結合体　37, 105
HES 分子血漿中滞留時間　105
HES 分子量　105
　——と止血機能　78
HES 分子と凝固因子結合　73
HES 分子組織沈着　157
HES 分子体内蓄積　157
HES 血中半減期　39
HES 血中滞留時間　41
Hespan®　96, 99, 101, 103, 123, 125, 165
Hespander®　23, 32, 119, 157, 159
HES 製剤使用限界　143
HES 製造原料と粘度　29
HES 特異反応性免疫グロブリン　99
HES 臓器内濃度　45
Hetastarch®　78, 81, 93, 94, 99, 101, 148
Hextend®　70, 81, 123, 125, 152
Hogan　3
Hurwitz　3
hydroexyethyl 基　34
hydroxybutyl 基　18
hydroxyethylamylum　155
hydroxyethylation　17
hydroxypropyl 基　18
hyperamylasemia　105

HyperHaes®　54, 125, 147, 163
hypertonic-hyperoncotic　163
　——製剤　147
hypervolemic hemodilution　154

〔I〕

ICAM-1　103
Infukoll®　82, 127
intrinsic viscosity　29
integrin　103
isometric colloid　11

〔K〕

KryoHAES®　168

〔L〕

Langerhans 細胞　91
LDH　93
leukapheresis　32, 168
limiting viscosity　127
Ludwig　3

〔M〕

maize　17
　——starch HES　119
Mark-Houwink plot　29
medium　11
Mg イオン　125
modified gelatin　70
molar substituion　19
molecular exclusion filtration　20
Morgan 法　19
MS　19
　——値の測定　19
Mw/Mn 比　22
myeloperoxidase 値　104

〔N〕

neutrophil rolling　103
NF-κB　104
NIH ガイドライン　145
NO　143

〔O〕

O 型血液　150
organ preservation　167
osmotic nephrosis　84
oxygelatin　70

〔P〕

P-selectin　67

PAS 染色　83
Pentafraction®　22, 102, 164
PentaLyte®　74
Pentastarch®　22, 78, 101
pinocytosis　83
plasma skimming　33
Plasmafusion®　23
Plasmalyte®　164
Plasmanate®　152
plasmapheresis　87
Plasmasteril®　70, 90, 96, 99
plasminogen activator　77
platelet mediated force　76
plugging effect　103
$P_{O_2}/F_{I_{O_2}}$　101
polymerization　74
polyvinylpyrrolidone　3, 168
potato starch HES　126
Psudomonas 毒素　57
pulmonary vascular hydrostatic pressure　57
PVP　3, 168

〔R〕

relative viscosity　29
respiratory burst　96
Rheohes®　24, 96
Rheomacrodex®　43

〔S〕

S-100β 蛋白　165
Sagarose 600®　20
Salinhes®　124
Salmonella enteritidis　95
Schwann 細胞　92
sealing effect　101, 103, 161, 166
Sephadex G-75®　20
septic shock　161
sequestration　4
SGOT　93
SGPT　93
shear elastic modulus　75
shear rate　33
shear stress　143
skin transplantation　157
sludging　31, 161
small volume resuscitation　147, 161
　——fluid　54, 125
spinal anesthesia　148
starch 原形　18

Starling の法則　55
Straphyloccus aureus　96
stroke volume　143

〔T〕

tacrolimus　87
Tai 法　20
Terashima　4
teratogenicity　107
Tetraspan®　125
Tetrastarch®　125
third space　4
thrombin receptor activator peptide　67
thrombin-antithrombin Ⅲ 結合体　73
TRAP　67
trigger point　145

two compartment model　43

〔U〕

ulcer therapy　157
uncontrollable bleeding　147
urea-linked gelatin　70

〔V〕

van Hoff の式　23
Varihes®　165
VCAM-1　103
viscosity coefficient　29
viscosity gradient index　33
viscosity number　29
VitaHES®　127
volume expanding effect　51
Voluven®　70, 74, 80
von Willebrand 因子　67, 73, 76

——抗体濃度　151
——restocetin cofactor 活性　151
vWF：Ag　151
vWF：RCof　151

〔W〕

water binding capacity　11, 21, 131
waxy maize starch　17
wet lung syndrome　4
Wiedersheim　4

〔Y〕

Yoshida 法　20

〔Z〕

Z 平均分子量　22

ギリシャ文字

α amyalse　4, 17
β amylase　17

数　字

1-4αD-glucan　17
1-6αD-glucan　17
1 回拍出量　143, 145
2 相分画モデル　43
2.3 DPG 量　150
5％ブドウ糖液　163
25％アルブミン液　101
Ⅰb/4X　76
Ⅰb-Ⅸ　68
Ⅱb/Ⅲa　67, 68, 76, 125
Ⅷ：C 値　73
Ⅷ/vW Factor complex　151
Ⅷ因子　73

代用血漿剤 HES　　　　　　　　　　　　　　　　　　　<検印省略>

2010年2月17日　第1版第1刷発行

定価（本体7,000円＋税）

著　者　高　折　益　彦
発行者　今　井　　　良
発行所　克誠堂出版株式会社
〒113-0033　東京都文京区本郷3-23-5-202
電話（03）3811-0995　振替00180-0-196804
URL　http://www.kokuseido.co.jp

ISBN 978-4-7719-0364-7 C 3047 ￥7000E　　印刷　三報社印刷株式会社
Printed in Japan ©Masuhiko Takaori, 2010

・本書の複製権・翻訳権・上映権・譲渡権・公衆送信権（送信可能化権を含む）は克誠堂出版株式会社が保有します．

・JCOPY <（社）出版者著作権管理機構　委託出版物>
本書の無断複写は著作権法上での例外を除き禁じられています．複写される場合は，そのつど事前に（社）出版者著作権管理機構（電話03-3513-6969，Fax 03-3513-6979，e-mail：info@jcopy.or.jp）の許諾を得てください．